LE GRAND LIVRE
DE
L'HOMÉOPATHIE

Groupe Eyrolles
61, bd Saint-Germain
75240 Paris Cedex 05

www.editions-eyrolles.com

Ce livre a bénéficié d'un reconditionnement à l'occasion de sa deuxième édition
(nouvelle couverture et nouvelle maquette intérieure).

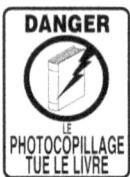

© Groupe Eyrolles, 2007, 2012
ISBN : 978-2-212-55382-6

Docteur Dominique-Jean Sayous

LE GRAND LIVRE DE L'HOMÉOPATHIE

Deuxième édition

EYROLLES

Du même auteur

Se soigner, avec Christelle Daniel, Collection Secrets de grand-mère, 2008, Eyrolles

La cosmétique bio, avec Julie Chevallier, Collection Eyrolles pratique, 2008, Eyrolles

Homéopathie et sexualité, Collection Eyrolles pratique, 2007, Eyrolles

Dans la même Collection

Le grand livre des aliments santé, de Patricia Bargis, avec la collaboration du Docteur Laurence Lévy-Dutel, 2012, Eyrolles

Le grand livre de la naturopathie, de Christian Brun, 2011, Eyrolles

Merci à Virginie Choné et Régine Sayous pour leur aide
et leur patience inégalable

Sommaire

Partie III
LES REMÈDES

Introduction

Je vous invite à découvrir la seconde édition de ce livre sur l'homéo-pathie. La première édition date de 2007 ; et en seulement cinq ans, plusieurs événements majeurs sont intervenus dans le monde du médicament, allant du scandale sur la toxicité cachée d'un coupe-faim au retrait pour « bénéfice/risque » défavorable de bon nombre de médicaments.

Comment expliquer le retrait d'un médicament, prescrit en parti-culier chez l'enfant, plus d'un demi-siècle après son autorisation ! L'AMM – autorisation de mise sur le marché – sensée être une garantie ne représenterait qu'une sécurité toute relative…

De plus, qu'un traitement visant à améliorer, voire guérir, certaines pathologies graves ait de nombreux inconvénients, tout le monde peut le comprendre ; mais qu'un traitement pour des pathologies bénignes puissent induire des effets nocifs, cela est difficilement acceptable.

Ces événements majeurs renforcent l'intérêt de médecines dites « alternatives » comme l'homéopathie, la gemmothérapie ou l'oli-gothérapie, qui, sur des pathologies mineures, proposent un traite-ment sans toxicité ni effet secondaire.

D'ailleurs, selon une étude publiée récemment[1], plus d'un Français sur trois se soigne aujourd'hui régulièrement à partir de médica-ments homéopathiques, principalement utilisés pour lutter contre les maladies hivernales, les traumatismes, le stress, les poussées dentaires ainsi que les allergies. Cette nouvelle étude confirme une progression continue du nombre d'utilisateurs et une confiance grandissante des Français vis-à-vis de l'homéopathie.

---

1. Étude IPSOS sur « Les Français et les médicaments homéopathiques », commandée par les Laboratoires Boiron, menée en juin 2010, en France, avec un échantillon national représentatif de 1200 hommes et femmes âgés de 18 ans et plus.

L'homéopathie trouve aussi ses grandes indications dans les problèmes de traitement de terrain, les pathologies récidivantes, mais aussi en complément de certains traitements plus lourds en atténuant les effets secondaires que ces derniers peuvent engendrer.

Cependant l'homéopathie a toujours eu ses détracteurs plus ou moins agressifs. Déjà en 1835, Guizot, alors ministre de l'Instruction publique, avait répondu en ces termes aux membres de l'Académie de médecine qui avaient souhaité l'interdiction de l'homéopathie en France :

La science doit être pour tous.
Si l'homéopathie est une chimère ou un système
sans valeur propre, elle tombera d'elle-même.
Si elle est au contraire un progrès,
elle se répandra malgré toutes nos mesures de
préservation, et l'Académie doit
le souhaiter avant tout autre,
elle qui a la mission de faire avancer
la Science et d'encourager les découvertes.

Près de deux siècles plus tard, toutes les études récentes concluent à un niveau de confiance grandissant des Français vis-à-vis de l'homéopathie et aujourd'hui près de 80 % font autant confiance à l'homéopathie qu'à la plupart des médicaments ou des vaccins.

Cet ouvrage vous donne une approche théorique et surtout pratique sur les traitements homéopathiques possibles en automédication. Pour optimiser ce traitement homéopathique, deux disciplines voisines et complémentaires sont aussi exposées, l'oligothérapie et la gemmothérapie.

L'action des remèdes homéopathiques peut être analysée par les méthodes scientifiques de pointe, même si celles-ci ne peuvent pas fournir tous les éléments nécessaires à la compréhension de tous les mécanismes de l'homéopathie.

L'oligothérapie, médecine connue et reconnue, consiste en l'apport d'oligo-éléments à doses infimes pour favoriser la relance de l'activité enzymatique au niveau des cellules, et permettre à l'organisme de fonctionner de manière optimale.

La gemmothérapie ou médecine des bourgeons, discipline peu connue et récente, est une branche de la phytothérapie (traitement par les plantes). En utilisant le bourgeon de la plante, la gemmothérapie mobilise les énergies biologiques potentielles contenues dans cette forme embryonnaire du végétal et permet un drainage et une régénération cellulaire efficace et souvent utile pour consolider une guérison.

Ces trois méthodes seront exposées dans cet ouvrage de la façon suivante : la première partie relatera l'histoire de l'homéopathie, de la gemmothérapie et de l'oligothérapie ainsi que leurs modes d'utilisation. Un tableau d'entrées par maladies et problèmes divers sera ensuite proposé pour permettre un accès direct aux pathologies qui vous intéressent (elles sont répertoriées de A à Z dans la deuxième partie du présent ouvrage). Enfin, une liste détaillée de tous les remèdes vous est fournie pour connaître la spécificité de chacun et se rapporter ensuite, si besoin est, aux problèmes correspondants. Vous trouverez en fin d'ouvrage un petit cahier « trousse de secours » adapté à des situations précises (vacances, sports, etc.).

Les termes suivis d'un astérisque sont expliqués dans le glossaire en fin d'ouvrage.

PARTIE 1

TOUT SAVOIR SUR
L'**HOMÉOPATHIE,**
L'**OLIGOTHÉRAPIE**
ET
LA **GEMMOTHÉRAPIE**

L'homéopathie

Petite **histoire** de l'**homéopathie**

C'EST HIPPOCRATE QUI LE premier, dès l'Antiquité, évoque la «loi de similitude». Selon lui, «l'application des semblables fait passer de la maladie à la santé», ce qui, en d'autres termes, signifie, comme en témoigne l'expression populaire «soigner le mal par le mal», qu'un remède peut guérir des symptômes analogues à ceux qu'il peut produire.

Paracelse, à la fin du Moyen Âge, découvre à son tour cette loi et en fait le principe de la médecine dite «spagyrique», médecine qui applique la «théorie des signatures» pour combattre les désordres à l'origine de la maladie.

Mais c'est Samuel Hahnemann, médecin allemand, qui, à l'aube du XIXᵉ SIÈCLE (1796), redécouvre le principe de similitude et fonde l'homéopathie lorsqu'il réalise que l'écorce de quinquina provoque les mêmes symptômes que la «fièvre tierce». La médecine d'alors, encore très proche de celle croquée dans les pièces de Molière, entre dans une ère nouvelle : celle du champ de l'expérience. En 1810, il publie *Organon der heilkunst*, véritable bible des homéopathes, qui connaîtra six éditions successives dont une posthume.

À la fin de sa vie, Hahnemann exerça à Paris où, déjà à l'époque, son talent était reconnu par les patients mais sa pratique haïe par l'Académie de médecine qu'il dérangeait. La dépouille de Samuel Hahnemann repose aujourd'hui au Père-Lachaise.

C'est dans les années 1830 que l'homéopathie commence à se répandre en France, mais ce n'est qu'au début du xxᵉ siècle qu'elle prendra son essor grâce à l'industrialisation de sa production.

Qu'est-ce que l'**homéopathie ?**

Selon la définition officielle, «l'homéopathie est une substance médicamenteuse capable de déterminer des troubles pathologiques dans un organisme en bonne santé, qui peut guérir des troubles analogues dans un organisme malade.»

Homéopathie

Étymologiquement, l'homéopathie ou homœopathie vient du grec ομοιος (*hómoios*) qui signifie «similaire», et παθος (*pathos*) qui signifie «souffrance», s'opposant ainsi à l'allopathie qui, associant «souffrance» à αλος (*alos*), «autre», s'appuie sur le «principe des contraires».

Par extension sémantique, l'adjectif «homéopathique» est utilisé dans le langage courant pour désigner une dose minime d'un produit, alors que l'origine étymologique du mot «homéopathie» tient bien dans la similitude. À ce faux sens, on peut ajouter un contresens fréquent concernant la phytothérapie dont le mode de fonctionnement est une méthode de soin allopathique, bien que rarement perçue comme telle.

Les **principes** de l'**homéopathie**

La loi de **similitude**

La loi dite de « similitude » constitue la base de l'homéopathie : pour guérir une affection, on choisit le remède parmi ceux qui auraient provoqué les mêmes symptômes chez un individu sain.

Par exemple, lorsqu'un patient a un accès de température, on utilise le remède BELLADONNA. De la même façon, la belladone prise à dose toxique donne de la fièvre.

Cette loi, découverte par Hippocrate durant l'Antiquité et vérifiée par Hahnemann à la fin du XVIIIe siècle, aboutit au *simillimum* qui est au centre de la consultation homéopathique. Ce dernier tient en trois postulats :

◼ Toute substance prise par un individu sain produit un ensemble de symptômes caractéristiques de cette substance, symptômes qui diffèrent selon l'état et la constitution de l'individu en question.

◼ Tout individu malade présente un ensemble de symptômes caractéristiques de son mode de réaction face à la maladie. Par exemple, lors d'une grippe, chaque individu développe différemment une réaction avec une température plus ou moins élevée et des courbatures plus ou moins intenses.

◼ La substance qui, à faible dose, permet la guérison, est appelée *simillimum* : elle provoque chez l'individu sain les mêmes symptômes que chez l'individu malade.

Une affaire de **dosage**

En expérimentant de multiples substances toxiques sur un individu sain, validant à l'infini le principe de similitude, Hahnemann a l'idée de réduire les doses pour diminuer les effets secondaires. Il constate alors que loin de nuire à l'activité du remède, la dilution de ce dernier a même tendance à renforcer son action. Pour homogénéiser le mélange lors de chaque dilution, on procède à ce que l'on appelle la « dynamisation », qui consiste à secouer efficacement plus de 100 fois la préparation. Bien qu'à un certain niveau de dilution il ne reste plus de substance de base, de nombreux essais ont prouvé l'effet clinique et biologique des très hautes dilutions : l'eau étant un maillage complexe de milliards de molécules reliées mais toujours en mouvement, il est possible qu'elle soit influencée durablement par l'introduction de la substance de base et les turbulences de la dynamisation.

À noter

La thermoluminescence accrédite l'effet de l'homéopathie. Habituellement utilisée pour la datation archéologique, la thermoluminescence est une propriété de tous les solides d'émettre de la lumière après irradiation et chauffage ; les chercheurs ont comparé l'eau dynamisée avec une substance homéopathique à celle de l'eau neutre, et ont pu constater des changements permanents, même à des niveaux de dilution où aucune molécule de la substance de base n'était plus présente.

Une **prise en compte globale** du patient

Contrairement à la médecine classique allopathique qui fragmente l'acte médical en de multiples spécialités associées aux fonctions vitales de l'organisme, l'homéopathie s'intéresse au patient en tant que personne dans son ensemble.

C'est ce qui explique la spécificité de la consultation homéopathique : au-delà des symptômes qui poussent le patient à consulter, le médecin explore dans son interrogatoire la maladie et ses modalités d'apparition, mais aussi le contexte psychologique, le mode de vie et même l'histoire du patient. C'est tout autant des détails qui peuvent paraître anecdotiques que des symptômes apparemment plus importants qui permettront ensuite à l'homéopathe de déterminer le remède le plus adéquat, clé de l'efficacité du traitement.

Les **prédispositions** aux pathologies

IL EXISTE TROIS GRANDS types de dispositions aux pathologies : la psore, la sycose et la luèse. Chaque individu est plus ou moins prédisposé à présenter certains types de pathologies de manière récurrente et/ou chronique. Les causes de ces pathologies sont nombreuses : il y a les facteurs héréditaires, les effets liés à la médication ou aux maladies connues aux époques antérieures, mais aussi le mode de vie et l'environnement de l'individu en question.

La **psore**

La psore est le mode réactionnel le plus fréquemment rencontré parmi les quatre diathèses*. À l'origine, Hahnemann considérait la psore comme induite par la gale, terme englobant la gale elle-même mais aussi les diverses affections cutanées qui se caractérisent par une démangeaison, une desquamation ou un suintement. La psore peut être déclenchée par certains facteurs liés au mode de vie comme la sédentarité, la pollution, une alimentation trop riche, l'alcool et le tabac. Le mode réactionnel psorique concerne la peau, les muqueuses et les séreuses. Les symptômes sont les suivants :

■ récidive périodique des manifestations cutanées ou des problèmes au niveau des muqueuses ;
■ peau souvent malsaine, d'aspect rugueux ou sujette à l'eczéma, aux furoncles, etc. ;
■ alternance avec d'autres sphères atteintes comme les sphères ORL, pulmonaire, digestive et génito-urinaire ;
■ aggravation des symptômes au contact de l'eau ou par forte chaleur.

Les deux grands remèdes de la psore sont Sulfur et Psorinum.

La **sycose**

Hahnemann reliait la sycose aux suites de blennorragie. Depuis, la connaissance des causes de la sycose a beaucoup évolué, et l'on estime à l'heure actuelle que les facteurs déclenchants sont liés aux effets de la vaccination et de certains médicaments comme les antibiotiques et les corticoïdes. Le mode réactionnel sycosique a les caractéristiques suivantes :

■ propension à l'obésité avec rétention d'eau ;
■ catarrhe chronique des muqueuses et tendance aux infections uro-génitales ou rhino-pharyngées récidivantes (ORL) ;
■ production de petites tumeurs cutanées avec une prédisposition aux verrues et aux condylomes ;

- évolution vers les rhumatismes;
- tendance à un état psychique dépressif;
- aggravation des symptômes par le froid et l'humidité.

Les remèdes les plus importants préconisés pour la sycose sont THUYA, SILICEA, CAUSTICUM et MEDORRHINUM.

La luèse

Hahnemann rattachait la luèse aux effets de la syphilis. Depuis, l'étiologie de la luèse s'est considérablement élargie. Les chercheurs ont découvert que la prédisposition à la luèse pouvait par exemple être une conséquence de l'alcoolisme héréditaire des générations lointaines. Parmi les facteurs déclenchants, on trouve souvent des intoxications diverses à l'alcool, aux drogues et aux médicaments. Le mode réactionnel luétique a des caractéristiques similaires à celles des diathèses psorique et sycosique, notamment lorsque les organes sont particulièrement affectés. Les symptômes des sujets luétiques sont les suivants:

- instabilité générale, tendance à une certaine perversité, mauvais vieillissement des fonctions cérébrales;
- relâchement des tissus élastiques (vaisseaux, ligaments conjonctifs);
- sécheresse et fissure de la peau et des muqueuses;
- atteinte cardiovasculaire (hypertension, artérite), atteinte rhumatologique (arthrose, pathologie discale, fragilité des ligaments);
- aggravation des signes pendant la nuit.

Les principaux remèdes utilisés en cas de luèse sont MERCURIUS SOLUBILIS, AURUM METALLICUM, PLUMBUM et FLUORICUM ACIDUM.

Le tuberculinisme

Le mode réactionnel dit «tuberculinique», qui n'a aucune relation directe avec la tuberculose, est à rattacher au terrain psorique. Parmi les facteurs déclenchants, on retrouve les facteurs infectieux (hépatite virale, mononucléose et certaines vaccinations, notamment le BCG), les facteurs psychologiques comme le surmenage ou les chocs affectifs. Les signes de tuberculinisme, que l'on trouve le plus souvent chez l'enfant ou le jeune adulte, sont les suivants:

▨ sujets longilignes, nerveux, hypersensibles et qui se fatiguent rapidement ;

▨ infections ORL et pulmonaires à répétition (otite, bronchite, rhino-pharyngite, sinusite) ;

▨ affections génitales accompagnées de troubles des règles et de secrétions génitales ;

▨ faim excessive avec une tendance à l'amaigrissement ;

▨ aggravation des troubles en bord de mer et amélioration en montagne.

Les grands remèdes du tuberculinisme sont CALCAREA PHOSPHORICA, NATRUM MURIATICUM, SILICEA, PHOSPHORUS, PULSATILLA, et bien sûr TUBERCULINUM.

Les différents types de **constitution**

L E CONCEPT DE « constitution » est apparu au début du XXe siècle. L'objectif était de créer une classification des patients afin de décrire les constitutions physiques qui prédisposent à certains types de maladies.

Trois constitutions sont classiquement décrites, mais beaucoup d'individus ont des constitutions mixtes. Pour chacune d'elles, on observe des constantes physiques et psychologiques ainsi que des sensibilités et réactions communes aux affections et aux traitements, mais le choix d'un traitement se fait toujours et avant tout à partir des symptômes physiques et fonctionnels que présente le patient lors de l'observation clinique ; la constitution d'un sujet n'est qu'un outil supplémentaire mis à la disposition du médecin pour lui permettre de préconiser les remèdes les mieux adaptés.

La **constitution carbonique**

Le sujet carbonique a une morphologie plutôt trapue, des dents alignées bien carrées et des doigts courts. Il présente une hypolaxité ligamentaire (articulations peu souples), ce qui lui donne un aspect plutôt rigide avec une démarche régulière et de la précision dans l'action.

D'un tempérament souvent opiniâtre et régulier, le sujet carbonique est conformiste, respectueux des règles, peu enclin aux nouveautés et fidèle à ses engagements.

Ses pathologies sont souvent liées au mode réactionnel de la psore (maladies de la peau, allergies et infections respiratoires), et les patients de ce type ont tendance à être sujets à la sclérose et/ou à l'embonpoint.

Les principaux remèdes préconisés pour ce type de sujets sont CALCAREA CARBONICA, SULFUR et LYCOPODIUM.

La **constitution phosphorique**

Contrairement au type précédent, le phosphorique est un individu à silhouette longiligne et élancée; ses doigts sont longs et ses dents sont plus hautes que larges. Ses articulations présentent une laxité ligamentaire normale qui se traduit par une attitude souple avec des gestes amples et élégants.

Spontané et hypersensible, le phosphorique est un sujet particulièrement émotif, et il n'est pas rare qu'il alterne des périodes d'abattement et d'enthousiasme.

Ses pathologies sont souvent liées au mode réactionnel du tuberculinisme (maladies infectieuses ou virales et grande nervosité). En outre, les sujets phosphoriques sont enclins aux problèmes concernant les systèmes nerveux et cardiovasculaire, ainsi qu'à une grande fatigabilité.

Les grands remèdes utilisés pour améliorer la santé de ces patients sont CALCAREA PHOSPHORICA, NATRUM MURIATICUM et PHOSPHORUS.

La **constitution fluorique**

Le sujet fluorique présente des caractéristiques de dystrophie*, d'asymétrie et d'hyperlaxité ligamentaire (articulations très souples), ce qui lui donne une silhouette irrégulière voire déséquilibrée, avec des dents souvent mal plantées et sujettes aux caries.

En général, le fluorique est intuitif, sujet à l'anxiété voire à l'instabilité. Ce trait de caractère lui confère des prédispositions artistiques, assorties parfois d'un mode de vie asocial. Il peut, dans certains cas, manifester des comportements pervers.

Ses pathologies s'expliquent la plupart du temps par les effets de l'hyperlaxité et la fragilité des tissus de soutien ; il peut ainsi avoir des problèmes ostéo-articulaires (propices aux luxations, aux tendinites, etc.), des varices et un mauvais vieillissement de la peau.

Les remèdes pour ce type de sujets sont Calcarea Fluorica, Mercurius Solubilis, Argentum Nitricum et Baryta Carbonica.

Les remèdes homéopathiques

Les substances de base

Les remèdes homéopathiques sont fabriqués à partir de substances provenant des trois règnes de la nature : minéral, végétal et animal. Les souches sont obtenues par trituration (broyage des produits non solubles) ou par macération dans l'alcool (pour les produits solubles). La souche est ensuite divisée au 1/100 dans un solvant hydrosoluble, en général de l'alcool à 70 degrés.

L'ORIGINE MINÉRALE

On utilise les souches minérales sous forme de sels naturels, de produits chimiques ou de métaux, par exemple le sel marin, le soufre, le phosphore, le calcium, le magnésium, le fluor, etc.

L'ORIGINE VÉGÉTALE

Pour constituer les remèdes, on prépare des extraits alcooliques de plantes appelés « teintures-mères », en macérant la plante (par exemple l'arnica, le thuya…) dans de l'alcool pendant quelques jours.

C'est la source de plus de la moitié des remèdes, d'où l'expression usuelle – mais impropre puisque ce n'est pas la seule – de « médecine par les plantes » pour qualifier l'homéopathie.

L'ORIGINE ANIMALE

Pour obtenir des souches à base animale, on utilise soit l'animal entier (on broie par exemple l'abeille pour obtenir de l'Apis), soit une partie de l'animal (le Lachesis est produit à partir du venin de serpent), soit ses sécrétions, comme le remède Sepia fabriqué avec de l'encre de seiche.

À noter

Les remèdes homéopathiques existent en différentes présentations : il y a les triturations, les formes liquides (gouttes ou ampoules buvables), les formes pâteuses (suppositoires et pommades), et enfin les granules ou doses de globules (petites sphères de sucre ou saccharoses) qui sont aujourd'hui la forme la plus communément utilisée.

LES BIOTHÉRAPIQUES

Les biothérapiques sont des substances issues de sécrétions ou d'excrétions qui apparaissent lors de certaines maladies comme le pus ou les squames de gale par exemple. Ils peuvent également être fabriqués à partir de secrétions de tissus animaux ou de matière végétale.

Les isothérapiques sont un cas particulier de biothérapiques car ils sont préparés à partir d'une souche fournie par le malade lui-même (cela est interdit en France).

Les méthodes de fabrication

LA DYNAMISATION : ÉTAPE FONDAMENTALE DE LA FABRICATION D'UN REMÈDE HOMÉOPATHIQUE

Lors de l'élaboration d'un médicament homéopathique, la substance de base est diluée dans un solvant neutre, généralement l'eau, au 1/100. Le produit est alors fortement agité : c'est la dynamisation. La « dilution homéopathique » est à nouveau diluée au 1/100, puis dynamisée à nouveau, etc.

LES DILUTIONS HAHNEMANNIENNES

Pour obtenir la première dilution 1 CH (centésimale hahnemannienne), il faut diluer 1 part de substance dans 99 parts d'un solvant neutre (eau ou alcool), puis dynamiser en agitant au moins cent fois le flacon. Pour obtenir la dilution en 2 CH, on répète l'opération en prélevant une part de la solution 1 CH et en la mélangeant à 99 parts du solvant, et ainsi de suite...

LA MÉTHODE KORSAKOVIENNE

Dans un flacon, on verse une part de la substance à diluer pour 99 parts de solvant; on agite énergiquement pour la dynamisation et l'on obtient la première dilution en mesure korsakovienne, c'est-à-dire 1K. Pour fabriquer une solution en 2K, on vide le flacon sans le rincer, lequel sera à nouveau rempli de solvant, puis on le secoue.

Les différents types de dilution

Les remèdes homéopathiques existent en différentes dilutions. Selon le mal observé (aigu ou chronique, mais aussi localisé ou plus général), on détermine le choix de la dilution à utiliser.

LES BASSES DILUTIONS (4 OU 5 CH)

Elles seront prescrites pour soigner les maladies aiguës et localisées. Les prises doivent être répétées tout au long de la journée (souvent toutes les 15 minutes), puis être espacées dès que l'on note une amélioration.

LES MOYENNES DILUTIONS (7 À 9 CH)

Elles seront prescrites pour soigner les maladies plus générales. Comme pour les basses dilutions, il faut d'abord répéter les prises tout au long de la journée, puis les espacer avant de s'arrêter lorsque la guérison est totale.

LES HAUTES DILUTIONS (15 À 30 CH)

Elles seront prescrites pour soigner les pathologies psychiques. Les traitements varient et peuvent durer plusieurs semaines voire plusieurs mois.

À noter

Choisir au milieu de trente dilutions centésimales peut paraître complexe. En fait, il faut raisonner en fonction du niveau de similitude, relativement aux signes observés et à la catégorie des symptômes. Plus les symptômes sont localisés, plus les dilutions sont faibles (de 4 à 7 CH). De même, plus les symptômes sont multiples et généralisés, notamment lorsqu'il s'agit de la sphère psychique, plus les dilutions sont hautes (de 15 à 30 CH). Lorsqu'on se trouve dans un cas intermédiaire, on utilise la dilution en 9 CH.

Dans tous les cas, le niveau de dilution du remède, c'est-à-dire son intensité, doit correspondre à la nature de la pathologie (générale, locale, psychologique ou physique): le degré du remède se mesure en fonction du degré de la pathologie.

La **consultation homéopathique**

Pourquoi recourir à l'homéopathie ?

Souvent nommée «médecine globale ou holistique», l'homéopathie fait porter l'attention du médecin sur le patient en tant que personne, malade ou bien portante, dans l'unité de son être et la spécificité de ses réactions. Lorsqu'une pathologie est avérée, l'organisme est déréglé et l'homéopathie apporte alors son soutien, non pour anéantir la maladie mais pour aider à la combattre.

On peut utiliser l'homéopathie pour soigner un certain nombre de pathologies sensibles, mais également l'associer à un traitement allopathique pour le compléter et/ou amoindrir des effets secondaires. On peut également avoir recours à l'homéopathie régulièrement pour conserver la forme et une bonne santé.

Comment détecter les symptômes ?

La recherche systématique de la totalité des symptômes présentés par le patient, ajoutée au passage en revue de l'ensemble de ses particularités génétiques, physiques et réactionnelles ainsi que de ses modalités et de son mode de vie, caractérise la consultation homéopathique.

Le dialogue qui s'établit entre le médecin et son patient lors d'une première consultation est un balayage à 360° de ce qu'est le patient (tout et parties) ; il fait appel à une écoute active et à l'intuition du médecin, c'est pourquoi le diagnostic peut prendre un certain temps. Le praticien applique ainsi le célèbre «principe de similitude» en recherchant consciencieusement le remède le plus semblable.

Le traitement prescrit à l'issue de la consultation est donc totalement personnalisé : il prend en compte la manifestation pathologique mais aussi le patient dans sa globalité.

Les symptômes, simplement interprétés sur le plan diagnostique par la médecine classique, sont, dans le cadre homéopathique, observés également en tant que manifestations par l'organisme d'une adaptation difficile à un stimulus extérieur. Le symptôme s'exprime alors comme une tentative de guérison mais aussi comme un moyen de communication globale, traduisant dans sa diversité et dans son ensemble l'originalité réactionnelle d'un individu.

La variété des réactions observées chez les différents patients à un même stimulus avait poussé Hahnemann à faire varier un à un les paramètres de l'expérimentation, ce qui a conduit à définir la **sémiologie homéopathique**. Ainsi, les symptômes provoqués par l'administration d'une substance sont décrits en fonction du patient (sexe, âge, poids…), mais aussi selon les caractéristiques de l'expérience (doses, fréquence, etc.). C'est de cette façon que l'on réalise l'étude complète d'une « drogue » expérimentée, nommée la « pathogénésie » d'un médicament.

On appelle «**modalités**» les conditions d'amélioration ou d'aggravation d'un signe (la douleur par exemple) par différents facteurs généraux tels la température extérieure, la position du patient, les aliments, etc., ou des facteurs plus précis comme le mouvement, le repos ou le ressenti au toucher. Ces indications, ayant peu d'intérêt pour la médecine classique, sont souvent très utiles à l'homéopathe pour identifier le remède adéquat pour traiter son patient. Un symptôme banal devient un signe homéopathique lorsqu'il traduit le mode de réaction de l'organisme face à la maladie.

À noter

La notion de «diathèse*» représente le mode réactionnel général d'un sujet; l'identifier a pour but d'élaborer une thérapeutique de fond, c'est-à-dire de traiter le terrain ou les pathologies chroniques.

Les **limites** de l'**homéopathie**

L ES LIMITES DE L'HOMÉOPATHIE sont de deux ordres. Elles concernent d'une part les indications purement médicales (l'homéopathie ne remplace pas une chirurgie ou ne guérit pas certaines maladies graves comme le cancer), et d'autre part, l'homéopathie dépend de l'expérience du praticien. En effet, la complexité de la sémiologie homéopathique (voir toutes les notions décrites plus haut qui interviennent dans l'établissement du diagnostic et de la définition du traitement personnalisé) nécessite une grande expérience de la pratique homéopathique.

L'homéopathie peut néanmoins accompagner une chirurgie en apportant des bénéfices pré et postopératoires; elle peut également prévenir l'apparition de certaines maladies graves en traitant le terrain des patients dont la prédisposition d'occurrence est avérée. De même, certains homéopathes chevronnés obtiennent des résultats surprenants sur des pathologies difficiles à soigner et pour lesquelles il n'existe pas de traitement allopathique.

Les **traitements homéopathiques**

Les **traitements symptomatiques**

Pour chaque manifestation des symptômes lors d'une observation clinique, on distinguera les traitements dits «de base» ou «de première intention» qui s'appliquent à tous pour une même pathologie. Ils traitent les symptômes apparaissant sans prendre en compte le terrain du patient (par exemple, le remède ARNICA est indiqué dans tous les traumatismes avec hématomes).

À noter

Les spécialités homéopathiques sont des mélanges de plusieurs remèdes, en général cinq à dix, associés pour leur capacité à avoir une action fonctionnant en synergie. Ces remèdes, dont le concept même peut sembler assez contradictoire avec l'approche personnalisée du traitement homéopathique, sont souvent utilisés dans le cadre de l'automédication; c'est alors l'organisme de chaque patient qui «fait le tri».

Les traitements de fond

La notion de traitement de fond est fondamentale en homéopathie. Il existe, chez chaque individu, un «terrain» particulier qui contribue à la défense de l'organisme contre les agressions extérieures. Lorsque l'organisme se trouve débordé, il faut essayer de le faire réagir plus efficacement. Le traitement de fond a un rôle curatif, mais on peut également lui faire jouer un rôle préventif, ce qui permet d'éviter les rechutes. Au-delà des symptômes locaux (passés et présents), le traitement de fond prend en compte la personne dans sa globalité avec ses particularités. «Il n'y a pas de maladies, il n'y a que des malades.»

Moment des prises et durée du traitement

Globalement, plus on est dans une pathologie aiguë et locale, plus les prises doivent être rapprochées: c'est le cas pour les infections et les douleurs aiguës (pour lesquelles les prises peuvent aller d'une prise par heure à une prise par jour); ce traitement sera de courte durée, jusqu'à amélioration puis guérison.

En revanche, plus on est dans des pathologies présentant des symptômes chroniques sans caractère violent, plus on espace les prises (en allant d'une prise par semaine à une prise par mois), et plus le traitement sera long.

Il faut retenir aussi que plus une pathologie s'améliore, plus il faut espacer les prises.

À noter

Dans la pratique courante, les granules sont volontiers plus utilisés pour les prises quotidiennes, et les doses-globules sont mieux adaptées aux prises espacées. Cela dit, en pratique, dix granules équivalent à une dose. C'est le nombre de prises journalières plus que le nombre de granules qu'il importe de respecter, surtout dans les cas de pathologies aiguës.

Précautions d'emploi

■ Prendre les granules à distance des repas solides, c'est-à-dire 15 minutes avant le repas ou une heure après.

■ Ne pas toucher ou manipuler les granules avec les doigts mais les verser directement sous la langue pour les laisser fondre lentement.

■ Ne pas manger de menthe au moins 45 minutes avant la prise (ni utiliser de dentifrice à la menthe ou au menthol) et ne pas fumer (ni avant ni après la prise).

L'automédication

L'homéopathie est une médecine qui se prête plutôt bien à l'auto-médication en ce sens qu'elle ne peut pas être toxique. Cependant, l'automédication a ses limites. En effet, il n'est pas toujours aisé d'établir un diagnostic juste à partir des symptômes observés et ressentis. En outre, la finesse de la sémiologie de l'homéopathie requiert un grand savoir et le recul nécessaire pour identifier le remède pertinent. Aussi, tout ouvrage ne doit en aucun cas remplacer une consultation chez le médecin ; la consultation médicale reste toujours nécessaire pour éliminer une pathologie grave nécessitant une intervention plus adaptée.

Toutefois, le but de cet ouvrage est de vous permettre de soulager des maux aigus ou chroniques en vous aidant à identifier, grâce à des signes simples et parfois surprenants, les pathologies et leurs remèdes associés.

L'homéopathie aujourd'hui

Une médecine « officielle »

Chaque année, de nouveaux pays accordent un officiel aux médicaments homéopathiques.

En Europe, l'harmonisation de la législation concernant les médicaments homéopathiques a franchi une étape avec une reconnaissance officielle du médicament homéopathique dans l'ensemble des pays de l'Union. Après la première directive « médicament » adoptée par l'Union européenne en 1965, le statut du médicament homéopathique a été reconnu officiellement en 1992 par l'adoption de deux directives portant sur les médicaments homéopathiques à usages humain et vétérinaire.

Cette reconnaissance communautaire témoigne de l'intégration du médicament homéopathique dans l'univers médical et pharmaceutique européen.

Aux États-Unis, la FDA (*Food and Drug Administration*) reconnaît depuis 1938 la pharmacopée homéopathique américaine.

Au Canada, le contexte réglementaire des médicaments homéopathiques a évolué depuis 2003 : tout en gardant un numéro d'enregistrement, le médicament homéopathique est entré depuis le 1er janvier 2004 dans la catégorie des produits de santé naturels.

Au Brésil, l'homéopathie est une spécialité médicale reconnue depuis 1980 par le *Conselho Federal de Medecina*.

Dans les Émirats arabes unis, le ministère de la Santé a mis en place une réglementation homéopathique en 2001, constituant une zone d'influence pour plusieurs pays de la région.

En Inde, plus de 250 000 praticiens homéopathes et 75 000 auxiliaires médicaux prescrivent de l'homéopathie. Cette spécialité est inscrite dans le système national de santé indien à côté de la médecine.

La recherche en homéopathie

Depuis les années 1950, la recherche expérimentale en homéopathie s'est progressivement organisée selon des critères scientifiques de plus en plus rigoureux. Des scientifiques et des universitaires d'horizons divers s'intéressent aujourd'hui aux mécanismes de l'homéopathie, et le nombre de publications scientifiques de qualité est sans cesse croissant.

La question est de savoir si les principes de l'homéopathie ne correspondent pas à des lois plus générales que l'on retrouve à différents niveaux de la recherche, et que l'homme n'a jamais voulu voir avant la perception d'Hahnemann.

Différentes études biologiques ont montré l'effet de certaines substances lorsqu'elles sont hautement diluées. En voici quelques-unes :

■ **Sensibilisation allergique.** Des recherches *in vitro* ont été menées et l'on a constaté que l'histamine à dose homéopathique pouvait réduire la sensibilisation des basophiles impliqués dans les phénomènes allergiques.

■ **Aspirine et saignement.** L'aspirine utilisée à dose allopathique modifie le temps des saignements en fonction de la dilution utilisée.

■ **Intoxication par les métaux lourds.** Une étude sur l'intoxication des rats par de l'arsenic a démontré l'intérêt de celui-ci employé à dose homéopathique (ARSENICUM ALBUM 7 CH) pour augmenter l'élimination de ce métal toxique dans l'organisme.

À noter

Hahnemann est le premier des chercheurs en homéopathie. C'est en testant sur lui, puis sur des proches, les symptômes provoqués par l'absorption de faibles doses de quinquina qu'Hahnemann découvre que cette substance provoque toxicologiquement des accès fébriles sur un corps sain, semblables à ceux pour lesquels il est employé comme agent thérapeutique sur un corps souffrant du paludisme.

L'oligothérapie

L'importance des **oligo-éléments** dans l'**organisme**

BIEN QU'ILS SOIENT EN très faible quantité dans l'organisme, les oligo-éléments ont une importance primordiale. En jouant un rôle de catalyseurs enzymatiques dans les réactions biochimiques de l'organisme, ils permettent d'activer les métabolismes ; leur présence est donc indispensable.

Depuis une cinquantaine d'années, la plupart des médecins sont convaincus de l'efficacité des oligo-éléments, notamment dans les pathologies dites « fonctionnelles ». L'oligothérapie cherche à rééquilibrer un organisme dans sa totalité et à améliorer son fonctionnement général dans sa globalité, selon le type de chaque malade.

Les oligo-éléments jouent un rôle potentialisateur, activateur des enzymes et également dans la synthèse des protéines. La plupart des oligo-éléments sont qualitativement et quantitativement repérables dans les liquides biologiques, les tissus et les phanères.

Les oligo-éléments devraient être apportés par nos aliments, mais ceux-ci sont souvent eux-mêmes carencés et ne remplissent plus le rôle essentiel qui leur est dévolu. Ainsi, près de 10 % de la population est carencée en zinc, en sélénium ou en fer. Les enfants, les femmes enceintes et les personnes âgées sont particulièrement touchés par cette carence.

À noter

L'oligothérapie est assez éloignée de l'homéopathie, car même si les doses d'oligo-éléments prescrites sont extrêmement faibles, elles sont tout de même pondérables et loin d'être infinitésimales.

Malgré leurs conceptions théoriques et leurs applications pratiques bien différentes, ces deux disciplines thérapeutiques sont parfaitement compatibles et souvent complémentaires.

Un peu d'histoire

Au début du XXe siècle, on commence à comprendre le rôle des biocatalyseurs dans les transformations chimiques des tissus vivants ; le terme « oligo-élément » apparaît à cette époque.

En 1932, la mise au point par le Dr Jacques Ménétrier de différentes solutions d'oligo-éléments fait naître une médecine de terrain. Cette nouvelle méthode thérapeutique ne s'élabore plus à partir des symptômes mais en fonction des causes tissulaires et métaboliques des maladies. Les bases de la médecine fonctionnelle sont jetées.

Ces échanges peuvent être influencés par certains oligo-éléments tels que le manganèse, le cuivre, l'or, l'argent, le cobalt, le zinc ou le nickel. Le Dr Ménétrier vérifie l'état des malades à partir de prélèvements sanguins : si le sang est acide et réduit, les malades sont « Manganèse » ; ceux dont le sang est alcalin et réduit sont « Manganèse-Cobalt ». C'est ainsi qu'il élabore le concept de « diathèse ».

À noter

En 1942, Jacques Ménétrier donne les grandes indications propres à chaque oligo-élément ainsi que les grandes incidences thérapeutiques : « Je constatais qu'il n'existait que quatre combinaisons physico-chimiques possibles dans le règne vivant, soit : l'oxydation, la réduction, l'acidification ou l'alcalisation. »

Les différentes types de terrains

La classification du Dr Ménétrier distingue quatre grands types de terrains qu'il a baptisés « diathèses », auxquels s'ajoute le « syndrome de désadaptation », qui n'est pas en lui-même une diathèse mais qui peut se coupler à l'une d'elles déjà existantes.

Les diathèses sont issues d'une classification des grands types de malades selon leurs facteurs héréditaires et leurs antécédents familiaux, leur réceptivité ou leur résistance aux maladies, leur comportement physique, intellectuel et psychologique, les troubles auxquels ils sont sujets dans chacune des grandes fonctions de l'organisme.

À chaque diathèse correspondent des oligo-éléments simples ou associés susceptibles d'agir de façon générale.

À noter

Dans la réalité, il y a des combinaisons plus complexes qui demandent de la part du médecin oligothérapeute finesse, doigté et jugement. Les deux premières diathèses sont dites « primitives » en ce sens qu'elles constituent la disposition naturelle d'un sujet sain qui va, devant un type d'agression donné, réagir dans telle ou telle direction.

Voici les caractéristiques essentielles des quatre diathèses et du syndrome de désadaptation. Les diathèses portent le nom d'un oligo-élément.

Diathèse 1 : **allergie**

Oligo-élément régulateur : Manganèse

CONTEXTE
Le plus souvent chez des sujets jeunes souffrant de pathologies aiguës mais peu graves.

PRINCIPALES CARACTÉRISTIQUES
▨ **Physique** : asthénie générale du matin améliorée par l'activité, voire par une hyperactivité.
▨ **Psychologique** : nervosité, irritabilité, agressivité sur fond d'optimisme, dynamisme, volontarisme avec émotivité, timidité, trac et tendance aux tics.
▨ **Cardiovasculaire** : palpitations et tachycardies émotionnelles, variabilité de la tension.
▨ **Génital** : règles abondantes et douloureuses sans cause organique.
▨ **Rhumatologie** : articulation inflammatoire, névralgie* sciatique, névralgie crurale, intercostale.
▨ **Système endocrinien** : tendance à l'hyperthyroïdie.
▨ **Allergies** : migraines, urticaire, rhinites, œdème de Quincke, asthme, eczéma sans infection, allergie alimentaire.

Diathèse 2 : **hyposthénie**

Oligo-élément régulateur : Manganèse-cuivre

CONTEXTE
Fragilité générale avec faible résistance à l'effort, qu'il soit physique ou intellectuel. Les affections liées à cette diathèse sont souvent chroniques.

PRINCIPALES CARACTÉRISTIQUES
▨ **Physique** : asthénie physique qui augmente le soir.
▨ **Psychologique** : fatigabilité intellectuelle avec inattention et difficultés de concentration, manque de volonté sur fond de pessimisme et d'instabilité psychique et psychomotrice.
▨ **Pulmonaire et ORL** : phénomènes à répétition, rhinites et rhino-pharyngites, bronchites, otites, sinusites, laryngites et trachéites.

■ **Appareil génito-urinaire**: cystites à répétition, règles peu abondantes, leucorrhées.

■ **Système endocrinien**: tendance à l'hypothyroïdie.

■ **Syndromes infectieux chroniques**, séquelles de tuberculose.

■ **Allergies**: eczéma, asthme évoluant sur fond de bronchites chroniques.

Diathèse 3 : **dystonie**

Oligo-élément régulateur: Manganèse-cobalt

CONTEXTE
La diathèse 3 ou dystonie est une évolution de la diathèse 1 ou 2.

PRINCIPALES CARACTÉRISTIQUES
■ **Physique**: asthénie générale, impression de vieillissement prématuré.

■ **Psychologique**: diminution des capacités intellectuelles, troubles de la mémoire récente sur fond d'hyperémotivité, hypersensibilité au bruit, impatience vis-à-vis de l'entourage, amplification des soucis et contrariété sur fond d'angoisses avec spasmes, boule à la gorge ou estomac noué, tendance névrotique avec paniques irraisonnées, agoraphobie, claustrophobie, tendance à l'autodépréciation et peur de ne pas atteindre le but fixé.

■ **Cardiovasculaire**: sensation d'oppression thoracique, instabilité de la tension artérielle.

■ **Troubles circulatoires**: hémorroïdes, varices, jambes lourdes, œdème des membres inférieurs, engourdissement des membres et des extrémités, fourmillements, crampes, bouffées de chaleur post-ménopausiques.

■ **Digestif**: gastrites, ulcères (surtout du duodénum), colites.

■ **Appareil génito-urinaire**: altération des reins avec augmentation de l'urée, lithiases urinaires, règles trop abondantes, tendance aux fibromes, impuissance.

■ **Rhumatologie**: goutte, arthrose.

■ **Allergies**: eczémas, urticaire, rhumes des foins, œdème de Quincke, allergies apparaissant en période ménopausique.

Diathèse 4 : **asthénie**

Oligo-élément régulateur : Cuivre-or-argent

CONTEXTE
Mauvaise défense contre les agressions microbiennes ou psychiques, absence de toute réaction de l'organisme, vieillissement et perte brutale de vitalité.

PRINCIPALES CARACTÉRISTIQUES
▧ **Physique** : fatigue générale, baisse de la vitalité et du dynamisme.
▧ **Psychologique** : tendance dépressive avec perte de volonté, recherche de solitude, impression d'absurdité de l'existence, idées suicidaires, voire tentatives de suicide.
▧ **Digestif** : rectocolite hémorragique, maladie de Chron, fistule anale.
▧ **Dermatologie** : acné, psoriasis, furoncles à répétition.
▧ **Rhumatologie** : arthrose, polyarthrite rhumatoïde, spondylarthrite.
▧ **ORL** : otites et infections purulentes.

Diathèse 5 : **le syndrome de désadaptation**

Oligo-éléments régulateurs : Zinc-cuivre, Zinc-nickel-cobalt

CONTEXTE
Le syndrome de désadaptation vient compléter les quatre diathèses précédentes.

PRINCIPALES CARACTÉRISTIQUES
Le Zinc-Nickel-Cobalt est adapté au traitement des états prédiabétiques, des crises d'hypoglycémie accompagnées de « coup de pompe » entre les repas avec perturbation de la glycémie, de la digestion lente et difficile, des ballonnements intestinaux, de l'impuissance ou de la frigidité.

Le Zinc-Cuivre a une action sur les organes génitaux de la femme et de l'homme et est indiqué pour les troubles fonctionnels génitaux :

puberté, ménopause, syndrome prémenstruel, incontinence, énurésie, aménorrhée primaire de la jeune fille, retards pubertaires.

Ne pas utiliser en cas de tuberculose évolutive et/ou de cancer déclaré.

Mode d'emploi

Posologie

En fonction des oligo-éléments, la posologie conseillée est de l'ordre du milligramme ou de la fraction de milligrammes. La prescription des oligo-éléments à doses élevées est limitée à quelques cas particuliers de la pathologie organique comme le traitement de l'ostéoporose par le fluor ou celui de l'arthrite psoriasique par le sulfate de zinc par exemple.

Comment utiliser les oligo-éléments ?

Les oligo-éléments se présentent sous différentes formes spécialisées, mais les solutions buvables et les comprimés sublinguaux sont les plus courants. Conserver le liquide pur ou le comprimé **sous la langue** pendant environ deux à trois minutes permet l'absorption directe des ions catalytiques dans le sang. Le contact avec les sucs digestifs acides entraînerait une certaine dégradation des oligo-éléments.

Chez le jeune enfant, il suffit de le verser sur un morceau de sucre dans une cuillère en plastique pour éviter le contact avec un autre métal susceptible d'altérer les oligo-éléments.

La voie locale cutanée n'est utilisée que pour l'association Manganèse-Cuivre, comme cicatrisant et anti-inflammatoire.

l'oligothérapie

Quand prendre les **oligo-éléments ?**

Le meilleur moment pour prendre les oligo-éléments est le matin à jeun. Quand plusieurs oligo-éléments (ou associations) sont nécessaires, les prises sont alternées tout au long de la semaine à raison d'une seule catégorie par jour (rappelons que l'oligothérapie se marie parfaitement à toute autre thérapie et vise essentiellement à rééquilibrer l'organisme et à améliorer son fonctionnement général).

À noter

Les doses d'oligo-éléments ne varient pas, quel que soit l'âge ou le poids du malade. En revanche, la fréquence des prises et la durée du traitement sont variables. Habituellement, la prise d'un oligo-élément ou d'une association tous les trois jours est suffisante.

La **gemmothérapie**

Qu'est-ce que la **gemmothérapie ?**

L'UTILISATION DE BOURGEONS DANS la pharmacopée traditionnelle remonte au Moyen Âge, à l'ère des alchimistes. On se servait par exemple des bourgeons du peuplier pour la confection d'onguent et de ceux du sapin pour la fabrication de sirops à usage pectoral. Mais ce n'est qu'au cours des années 1960 que le Dr Pol Henry (1918-1988), un médecin belge, s'inspire des découvertes sur les cellules embryonnaires d'origine animale pour jeter les bases de ce qu'il allait nommer la « phytoembryothérapie ».

Au cours des années 1970, l'homéopathe Max Tétau rebaptise la « phytoembryothérapie » en « gemmothérapie », du terme latin *gemme* qui signifie à la fois « bourgeon » et « pierre précieuse ».

La gemmothérapie est une méthode thérapeutique à part, s'inspirant de la phytothérapie mais également de la réflexion homéopathique. Elle utilise des extraits de végétaux en croissance – bourgeons, jeunes feuilles ou radicelles – recueillis frais.

Ces extraits embryonnaires de plantes ont une activité pharmacologique bien plus importante que les substances tirées des plantes adultes. Les bourgeons embryonnaires sont composés d'oligo-éléments, de minéraux, de vitamines et de facteurs de croissance (hormones et enzymes). Ils contiennent toute la puissance et l'énergie de la future plante, ce qui explique la grande efficacité des extraits de bourgeons, supérieurs et différents de la plante elle-même.

Par exemple, le cassis était connu jusqu'ici pour la richesse de ses feuilles et de ses baies en vitamines ; le bourgeon de cassis révèle l'activité anti-inflammatoire liée à une stimulation de la corticosurrénale. C'est un remède bénéfique en rhumatologie, mais également dans toute pathologie allergique.

En phytothérapie classique, on emploie essentiellement des plantes adultes (fleurs, tiges, feuilles ou racines), souvent séchées et réduites en poudre, alors qu'en gemmothérapie, les bourgeons ou les parties les plus jeunes de la plante sont mis à macérer à l'état frais (la partie embryonnaire du végétal s'étant révélée beaucoup plus active et complète sur le plan thérapeutique).

Autre exemple : le tilleul, qui était connu pour ses vertus sédatives légères, est aujourd'hui employé en gemmothérapie dans les cas d'insomnies et d'angoisses, et permet de réaliser le sevrage de certains tranquillisants pharmaceutiques puissants.

Le mode de **préparation**

La récolte des bourgeons – jeunes pousses, radicelles, écorce interne des racines de différentes parties de plantes – est mise à macérer dans un mélange de glycérine et d'alcool pour une durée de trois semaines, puis elle est filtrée.

Le liquide obtenu est dilué dans un mélange d'eau, d'alcool et de glycérine (10 % de liquide pour 90 % de mélange). On obtient alors une dilution de 1/10, par exemple Fraxinus Excelsior bmgd1 (bourgeons macérât glycériné).

C'est ainsi que la majorité des remèdes gemmothérapiques en France est préparée. Cette dilution garantit une parfaite tolérance et une activité régulière.

La **posologie**

La posologie est généralement de 50 gouttes par jour dans un verre d'eau.

À noter

En Belgique, les remèdes sont plus souvent présentés sous forme de macérât-mère ou macérât unitaire, c'est-à-dire qu'ils ne sont pas dilués. La posologie est de 5 à 7 gouttes par jour dans un verre d'eau.

Les **drainages gemmothérapiques**

Qu'est-ce que le **drainage ?**

Drainer vise à désintoxiquer l'organisme en stimulant les fonctions d'élimination de certains organes bien spécifiques. Ce travail est souvent très positif dans les pathologies chroniques.

De nombreuses maladies se développent sur un organisme fragilisé, encrassé, où les éliminations se font mal du fait d'un vieillissement naturel de l'organisme, mais également à cause d'une accumulation de toxines issues de la pollution ou de la dégradation de substances peu naturelles comme les conservateurs, les colorants et autres…

Les **différents types** de drainages

Il existe différents types de drainages qui correspondent aux organes-cibles qui font problème. Ces drainages sont les suivants :

- **Drainage général :** Betula pubescens, Quercus pedonculata.
- **Drainage du foie :** Rosmarinus officinale, Juniperus communis.
- **Drainage des reins :** Betula pubescens, Juniperus communis.
- **Drainage de la vessie :** Vaccinium vitis idæa.
- **Drainage des intestins :** Vaccinium vitis idæa.
- **Drainage de l'estomac :** Ficus carica, Alnus glutinosa.
- **Drainage des poumons :** Viburnum lantanum, Coryllus avellana.
- **Drainage du cœur :** Cratægus oxycantha, Cornus sanguinea, Syringa vulgaris.
- **Drainage des artères :** Populus nigra, Cornus sanguinea.
- **Drainage des veines :** Sorbus domestica, Castanea sativa.
- **Drainage de la peau :** Ulmus campestris, Cedrus libani.
- **Drainage des nerfs :** Tilia tomentosa, Ficus carica.

PARTIE II

LES **PATHOLOGIES**

Tableaux récapitulatifs des principaux problèmes

Chez l'adulte

Sphères pathologiques	Problèmes
Sphère psychologique et émotionnelle	Anorexie mentale Anxiété, angoisse Alcoolisme Colère Crise de nerfs Insomnie Jalousie obsessionnelle Phobies Spasmophilie (spasmes et hyperexcitabilité musculaires) Susceptibilité et vexation Tics de la face Timidité Trouble obsessionnel compulsif (TOC)
Sommeil	Apnée du sommeil Cauchemar Impatiences nocturnes (jambes sans repos) Insomnie Somnanbulisme Somnolence
Système digestif	Aérophagie Ballonnements Boulimie, hyperphagie, grignotage Chron, maladie de (rectocolite hémmoragique) Colite abdominale (intestin irritable) Constipation Diarrhée Dyspepsie (indigestion) Estomac (brûlures d', douleurs d') « Gueule de bois » Haleine (mauvaise) Hémorroïdes Hoquet Reflux gastro-œsophagien, éructation

Sphères pathologiques	Problèmes
Système respiratoire	Asthme Bronchite aiguë Bronchite chronique Pleurésie (inflammation de la plèvre) Toux
Système ORL	Acouphènes (bourdonnements d'oreille) Angine Anosmie (perte de l'odorat) Aphonie (extinction de voix) Épistaxis (saignements de nez) Laryngite (inflamation du larynx) Otites moyennes aiguës (inflammation des muqueuses de l'oreille interne) Otites séreuses (inflammation des muqueuses des cavités de l'oreille interne) Rhinite allergique (rhume des foins) Rhinite chronique Sinusite (inflammation des sinus) Vertige
Système cardiovasculaire	Hypertension artérielle Hypotension artérielle Palpitations
Circulation sanguine	Acrocyanose (cyanose des mains ou des pieds) Varices
Dermatologie	Abcès cutané Acné Brûlures Cicatrice Coup de soleil Couperose Eczéma Fissures et gerçures Furoncle (petit abcès) Herpès Prurit (démangeaison de la peau) Psoriasis (maladie inflammatoire de la peau) Transpiration (problèmes de) Pityriasis versicolore (mycoses du cou, du décolleté et du thorax) Urticaire Varicelle Verrue Zona

Sphères pathologiques	Problèmes
Rhumatologie	Arthrose Courbature Crampe Entorse Fibromyalgie (douleurs généralisées) Fracture Névralgie cervico-brachiale (irritation du nerf de la colonne cervicale) Névralgie faciale (troubles de la sensibilité d'une moitié du visage) Sciatique Torticolis
Ophtalmologie	Conjonctivite Fatigue oculaire Orgelet (tuméfaction inflammatoire des paupières)
Allergies	Allergies diverses Allergie au soleil Œdème de Quincke (crise d'urticaire profonde) Urticaire
Problèmes buccaux-dentaires	Abcès dentaire Aphtes Bruxisme (grincement des dents) Caries à répétition Dents (rage de) Gingivite Haleine (mauvaise)
Gynécologie	Aménorrhée (absence de règles) Bouffées de chaleur Bartholinite (inflammation de la glande de Bartholin située au bord des lèvres) Fausse couche Fibrome (tumeur de l'utérus) Grossesse (problèmes pendant la) Gynécomastie (hypertrophie de la glande mammaire chez l'homme) Herpès génital Leucorrhées (pertes vaginales) Mastodynie (douleur des seins) Mycose vaginale Ovaires (douleur des) Règles (trouble des) Sécheresse vaginale

Sphères pathologiques	Problèmes
Urologie/ Andrologie	Cystite, infection urinaire Impuissance, dysfonctionnement érectile Prostate hypertrophiée Prostatite chronique (inflammation de la prostate)
Maladies infectieuses	Grippe Oreillons Varicelle
Endocrinologie	Hyperthyroïdie Hypothyroïdie Rétention d'eau Soif
Autres problèmes	Céphalée (mal de tête) Chaleur (intolérance à la) Coup de chaleur Insolation Intervention chirurgicale (faciliter l') Mémoire (troubles de la) Jet lag (décalage horaire) Mal des transports Migraine Vaccination (réaction de la)

Pédiatrie

Sphères pathologiques	Problèmes
Grossesse	Accouchement (faciliter l') Allaitement
Système digestif	Diarrhée Nourrisson (difficultés digestives du)
Urologie/ Andrologie	Cystite, infection urinaire Énurésie « pipi au lit »
Dentition	Bruxisme (grincement des dents) Caries à répétition Dents (poussée dentaire)

Sphères pathologiques	Problèmes
Système ORL	Angine Épistaxis (saignements de nez) Laryngite (inflammation du larynx) Otites moyennes aiguës (inflammation des muqueuses de l'oreille moyenne) Otites séreuses (inflammation des muqueuses de la cavité de l'oreille moyenne) Rhinite allergique (rhume des foins) Rhinite chronique Sinusite (inflammation des sinus)
Système respiratoire	Asthme Bronchiolite (inflammation des bronches) Toux
Troubles du sommeil	Somnambulisme Terreurs nocturnes
Psychologie	Bégaiement et troubles de l'élocution Crise de nerfs Difficultés scolaires Spasme du sanglot (blocage respiratoire lors d'un sanglot) Susceptibilité et vexation
Rhumatologie	Entorse Fracture Torticolis
Dermatologie	Brûlures Eczéma Verrue
Maladies infectieuses	Grippe Oreillons Varicelle
Autres problèmes	Acétonémie (mauvais métabolisme des graisses) Croissance (troubles de la) Fièvre Vaccination (réaction de la)

Abcès cutané

Les **grands repères**

L'abcès est défini comme une collection de pus qui se forme au niveau de la peau. L'apparition des abcès est favorisée par la chaleur, la macération et les frottements, la surinfection de lésions (boutons grattés, plaies non nettoyées), ou surviennent à la suite d'une piqûre septique (clou rouillé, ronce).

On voit apparaître une douleur modérée puis une tuméfaction ferme, chaude et rouge. Au bout de deux jours, l'abcès va arriver à maturation. La douleur devient intense et lancinante, la tuméfaction se ramollit en son centre et reste chaude et rouge, avec parfois l'apparition d'un point blanc en son milieu. En l'absence de soin, l'abcès s'ouvre spontanément et le pus sort de manière incomplète avant de se reformer.

Toute aggravation avec l'apparition de fièvre ou une augmentation de l'abcès en profondeur et en surface nécessite une consultation médicale.

Le **traitement homéopathique**

Prendre 3 granules 3 fois par jour des deux ou trois remèdes les plus ressemblants jusqu'à disparition :

ABCÈS NAISSANT

Le remède HEPAR SULFURIS 15 CH peut faire régresser l'abcès au tout début.

ABCÈS CONSTITUÉ

▩ PYROGENIUM 9 CH : à utiliser systématiquement.
▩ BELLADONNA 5 CH : préconisé en cas de peau rouge et chaude, de douleurs battantes.
▩ HEPAR SULFURIS 5 CH : indiqué pour faire mûrir l'abcès.

Les **traitements complémentaires**

GEMMOTHÉRAPIE
Mélanger 50 gouttes (chez l'adulte) ou 1 goutte par kilo (chez les enfants) de chaque remède à prendre le matin dans un verre d'eau :

- Ulmus Campestris bmgd1
- Juglans Regia bmgd1

OLIGOTHÉRAPIE
Prendre Cuivre-or-argent oligo-élément tous les jours jusqu'à disparition.

À noter

Une bonne hygiène permet d'éviter l'apparition des abcès. Il faut désinfecter toute plaie, aussi minime soit-elle, par un savon ou un antiseptique. Pendant la période de constitution, utilisez des compresses alcoolisées à 70° pour le faire mûrir plus rapidement et diminuer la durée de l'infection. Le traitement de l'abcès lorsqu'il est mûr peut se terminer par une incision en son centre pour obtenir l'évacuation du pus et de la coque de l'abcès.

Abcès dentaire

Les **grands repères**

Un abcès dentaire est une infection de la pulpe dentaire entraînant une suppuration. Le traitement nécessite une consultation chez un dentiste. L'homéopathie trouve sa place en traitement complémentaire dans les abcès chroniques ou récidivants.

Le **traitement homéopathique**

Prendre 3 granules toutes les 5 minutes des deux remèdes les plus ressemblants, puis espacer si amélioration :

■ MERCURIUS SOLUBILIS 5 CH : abcès avec gencives enflées, saignant au contact de tout objet (brosse à dents, etc.) avec mauvaise haleine, hypersalivation.

■ HEPAR SULFURIS 7 CH : abcès en voie de formation, avec gencives enflées.

■ SILICEA 7 CH : abcès dentaires à répétition.

■ CAUSTICUM 7 CH : abcès dentaire récidivant.

Les **traitements complémentaires**

GEMMOTHÉRAPIE

Mélanger 50 gouttes (chez l'adulte) ou 1 goutte par kilo (chez les enfants) du remède Ribes Nigrum bmgd1 dans un verre d'eau, à prendre le matin jusqu'à amélioration.

OLIGOTHÉRAPIE

Prendre le remède Cuivre-or-argent oligo-élément 1 fois par jour jusqu'à amélioration.

À noter

□ Appliquez de la glace pour limiter le gonflement.

□ Surtout pas de chaud !

□ Consultez très rapidement votre dentiste.

Accouchement (faciliter l')

Les **grands repères**

L'accouchement est la période de la mise au monde d'un nouveau-né qui arrive neuf mois après la date de la conception ou quarante semaines après la date des dernières règles. Le premier accouchement dure environ huit à douze heures après le début des premières contractions ; le second accouchement peut être beaucoup plus rapide.

L'intérêt de l'homéopathie est indéniable, tant au niveau de la préparation de l'accouchement que dans les suites directes.

Le **traitement homéopathique**

PRÉPARATION À L'ACCOUCHEMENT

Deux remèdes sont utiles, à commencer 4 semaines avant la date prévue, avec 3 granules par jour de chaque :

- ACTEA RACEMOSA 9 CH
- CAULOPHYLLUM 5 CH

SI STRESS ET ANGOISSES

Prendre les deux remèdes suivants :

- GELSEMIUM 30 CH : prendre 5 granules par jour.
- IGNATIA 7 CH : prendre 10 granules par jour.

PENDANT LE TRAVAIL

Prendre 5 granules toutes les demi-heures des deux remèdes suivants :

- ACTEA RACEMOSA 9 CH
- CAULOPHYLLUM 9 CH

APRÈS L'ACCOUCHEMENT

Prendre 5 granules 3 fois par jour des trois remèdes suivants :

- ARNICA 9 CH : prendre 1 dose.
- MILLEFOLIUM 7 CH
- CHINA RUBRA 7 CH

À noter

Étant donné qu'il a été un organe vital du bébé pendant tant de mois, une place spéciale est donnée au placenta dans certaines civilisations. Dans quelques cultures, il existe une coutume consistant à creuser un trou, à y enterrer le placenta et à y planter un arbre au premier anniversaire de l'enfant. Dans d'autres populations, il est préparé puis mangé cérémonieusement par la famille du nouveau-né.

Acouphènes

Les grands repères

Les acouphènes sont des (faux) bruits perçus dans les oreilles de type tintements de cloche, sifflements de cigales ou bruits de la mer. Une consultation chez un ORL est indispensable pour faire un bilan et un diagnostic précis.

Les acouphènes surviennent surtout après l'âge de cinquante ans, souvent dans une situation de stress. Il faut s'en inquiéter et consulter dès leur apparition, même s'ils ne sont pas permanents.

Le traitement homéopathique

Prendre 3 granules des deux ou trois remèdes les plus ressemblants jusqu'à amélioration :

■ Actea Racemosa 9 ch : indiqué en cas d'acouphènes avec une hypersensibilité aux bruits.

■ Glonoinum 9 ch : préconisé en cas d'acouphènes pulsatiles (le patient entend battre son cœur).

■ China Rubra 7 ch : à utiliser chez une personne fatiguée, épuisée, les acouphènes étant souvent associés à une céphalée temporale.

■ Hydrastis 5 ch : conseillé en cas d'acouphènes chez un sujet présentant une congestion de la sphère ORL avec des sécrétions épaisses et jaunes.

■ Lachesis 9 ch : indiqué en cas d'acouphènes en période de ménopause, avec des troubles vasculaires (avoir trop chaud), le nez bouché, une sensation d'oreille bouchée.

Les traitements complémentaires

GEMMOTHÉRAPIE

Mélanger 50 gouttes (chez l'adulte) de chaque remède dans un verre d'eau, à prendre matin et soir jusqu'à amélioration :

■ Sorbus Domestica bmgd1

■ Rosa Canina jpd1

OLIGOTHÉRAPIE

Prendre les deux remèdes suivants jusqu'à amélioration :
- Manganèse oligo-élément : 1 prise par jour.
- Magnésium oligo-élément : 1 prise par jour.

À noter

Les grands principes de prévention des acouphènes sont les suivants :

☐ Éviter la prise de médicaments comme certains antibiotiques, les diurétiques, l'aspirine, etc., qui peuvent aggraver ces bourdonnements.

☐ Arrêter de fumer.

☐ Consommer l'alcool en petite quantité.

☐ Faire attention aux endroits où les bruits peuvent être intenses (concerts de rock, boîtes de nuit, casque audio mais aussi coups de fusil...) et se méfier des téléphones mal réglés en intensité.

Acétonémie

Les grands repères

L'acétonémie ou la crise d'acétone est due à une présence de corps cétonique dans le sang à jeun, se manifestant par une odeur caractéristique au niveau de l'haleine et des urines. Les nausées, les vomissements accompagnés de douleurs abdominales sont les principaux signes.

Les crises d'acétone touchent surtout certains enfants entre trois et dix ans mais peuvent aussi survenir lors de jeûnes prolongés.

Le traitement homéopathique

PENDANT LES JOURS DE CRISES

Prendre toutes les minutes les trois remèdes les plus évocateurs jusqu'à amélioration :
- SENNA 4 CH : c'est le remède le plus adapté à la crise acétonémique.
- NUX VOMICA 4 CH : indiqué en cas d'états nauséeux, de langue chargée, de mauvaise haleine.

▨ VERATRUM ALBUM 5 CH : préconisé en cas de vomissements avec diarrhée et/ou de malaise lors des crises.

▨ ARSENICUM ALBUM 5 CH : à utiliser si soif vive d'eau froide et vomissements après avoir bu.

REMÈDE DE FOND

Prendre 1 dose par semaine des remèdes les plus ressemblants jusqu'à amélioration :

▨ LYCOPODIUM 9 CH : remède de fond à donner en dehors des crises chez des sujets présentant facilement des troubles digestifs. Se retrouve souvent chez des enfants à forte personnalité.

▨ SEPIA 9 CH : remède de fond qui s'adresse généralement aux filles fatiguées ayant le visage pâle, les yeux cernés, n'aimant pas le lait.

▨ IGNATIA 9 CH : à utiliser lorsque l'enfant a tendance à ne pas manger lors des contrariétés ou des émotions.

Les traitements complémentaires

GEMMOTHÉRAPIE

Mélanger 50 gouttes (chez l'adulte) ou 1 goutte par kilo (chez les enfants) de chaque remède dans un verre d'eau, à prendre matin et soir jusqu'à amélioration :

▨ Ficus Carica bmgd1

▨ Betula Alba bmgd1

OLIGOTHÉRAPIE

Prendre les deux remèdes suivants jusqu'à amélioration :

▨ Cuivre-or-argent oligo-élément : 1 prise par jour.

▨ Magnésium oligo-élément : 1 prise par jour.

À noter

Gardez l'enfant au repos. Donnez-lui 1 à 2 gorgées d'eau minérale sucrée (ou de jus de fruits) froide toutes les 10 minutes. Complétez les repas par des bouillons de légumes salés.

Acné

Les grands repères

L'acné correspond à une inflammation des glandes sébacées sécrétant le sébum en excès. Il prédomine au niveau du visage, du tronc et du dos. Cet acné est très fréquent au moment de l'adolescence.

La peau peut présenter des comédons (points noirs), des pustules et des petits kystes (sous la peau).

Le traitement homéopathique

TRAITEMENT DE BASE

Prendre les trois remèdes suivants jusqu'à amélioration :
- KALIUM BROMATUM 5 CH : prendre 5 granules par jour.
- EUGENIA JAMBOSA 4 CH : prendre 5 granules par jour.
- THUYA 5 CH : prendre 5 granules par jour.

TRAITEMENTS SPÉCIFIQUES

- NATRUM MURIATICUM 15 CH : prendre 1 dose par semaine si l'adolescent est réservé voire intériorisé, avec une peau grasse ou si l'acné côtoie le cuir chevelu.
- SULFUR IODATUM 9 CH : prendre 1 dose par semaine en cas d'acné invétéré ou de peau malsaine. Acné ayant tendance à suppurer. Sujet ayant souvent trop chaud.
- SILICEA 9 CH : prendre 1 dose par semaine en cas d'acné enkysté, avec ou sans suppuration. Adolescent maigre, frileux, pieds souvent froids.
- SEPIA 9 CH : prendre 1 dose par semaine si humeur maussade, yeux cernés, transpiration émotive avec acné souvent localisé autour de la bouche et aggravé avant les règles.

Les traitements complémentaires

GEMMOTHÉRAPIE

Prendre le remède le plus approchant jusqu'à amélioration :
- Ribes Nigrum bmgd1 : 50 gouttes le matin à mélanger dans un verre d'eau.

■ Juniperus communis bmgd1 : 50 gouttes (chez l'adulte) ou 1 goutte par kilo (chez l'adolescent) le soir à mélanger dans un verre d'eau.

OLIGOTHÉRAPIE

Prendre les deux remèdes suivants jusqu'à amélioration :
■ Cuivre-or-argent oligo-élément : 1 prise par jour.
■ Manganèse-cobalt oligo-élément : 1 prise par jour.

À noter

Pour éviter l'acné, il faut diminuer l'alimentation grasse, réduire le sucre et favoriser les aliments riches en zinc (fruits de mer, épinards, champignons), les acides gras polyinsaturés (huile de colza, poissons gras et légumes).

Acrocyanose

Les grands repères

L'acrocyanose est un trouble circulatoire essentiellement féminin, atteignant surtout les jeunes filles pendant et après la puberté. Elle entraîne une cyanose avec coloration bleue violacée de la peau au niveau des doigts de la main ou des pieds. Elle peut déborder et atteindre les cuisses et les avant-bras.

Ce phénomène est non douloureux s'il n'est pas associé à une engelure lors de l'exposition au froid. Il serait provoqué par une vasoconstriction artérielle, c'est-à-dire une fermeture des artères et consécutivement une dilatation des toutes petites artères appelées « capillaires ». On peut constater également la présence de transpiration et le refroidissement de la peau. L'acrocyanose s'aggrave en cas d'émotion et au froid.

Le **traitement homéopathique**

Lors des crises, prendre 3 granules toutes les 5 minutes des deux remèdes les plus ressemblants:

■ PULSATILLA 7 CH: à utiliser si les extrémités des mains sont froides et rosées, ce qui se retrouve souvent chez les femmes ayant constamment froid aux mains et aux pieds.

■ SILICEA 9 CH: indiqué chez les femmes maigres très sensibles au froid, n'arrivant jamais à se réchauffer les mains.

■ AGARICUS 7 CH: indiqué si les extrémités sont rouges avec une sensation d'aiguilles glacées ou de fourmillements.

■ CARBO VEGETALIS 7 CH: à utiliser si les extrémités sont bleues avec les doigts endormis et transpirant facilement.

■ ARISTOLOCHIA 5 CH: indiqué si les extrémités sont froides, cyanosées, si les veines et les varices sont distendues avec des œdèmes des extrémités, notamment avant les règles.

Les **traitements complémentaires**

GEMMOTHÉRAPIE

Mélanger 50 gouttes (chez l'adulte) ou 1 goutte par kilo (chez les enfants) de chaque remède dans un verre d'eau, à prendre matin et soir jusqu'à amélioration:

■ Populus Nigra bmgd1
■ Cornus Sanguinea bmgd1

OLIGOTHÉRAPIE

Prendre les deux remèdes suivants en alternance jusqu'à amélioration:

■ Manganèse-cobalt oligo-élément: 1 prise les jours impairs.
■ Cobalt oligo-élément: 1 prise les jours pairs.

À noter

Les causes de l'acrocyanose ne sont pas connues avec précision, mais il semble exister un ralentissement de la circulation veineuse située sous la peau. L'évolution est habituellement bénigne et l'amélioration survient spontanément avec le temps.

Aérophagie

Les grands repères

L'aérophagie, signifiant littéralement «manger de l'air», est un phénomène physiologique désignant la déglutition d'une certaine quantité d'air qui pénètre dans l'œsophage et l'estomac. Dans certains cas, elle est excessive et devient gênante.

Elle peut entraîner une flatulence, un ballonnement, un hoquet; les éructations apportent souvent un soulagement.

Le traitement homéopathique

Prendre 3 granules avant les principaux repas des deux remèdes les plus approchants jusqu'à amélioration:

▓ ARGENTUM NITRICUM 4 CH: indiqué en cas d'éructations en rafale sans odeur particulière chez des sujets précipités, mangeant très vite.

▓ AMBRA GRISEA 5 CH: préconisé en cas d'aérophagie et de ballonnements à la première bouchée.

▓ ASA FŒTIDA 4 CH: conseillé en cas d'éructation putride, fétide.

▓ NUX VOMICA 4 CH: indiqué en cas d'éructation acide avec une sensation de poids sur l'estomac.

▓ CHINA RUBRA 4 CH: à utiliser en cas d'aérophagie et de diarrhée associée, l'éructation ne soulageant pas.

▓ CARBO VEGETALIS 4 CH: à utiliser après un repas trop lourd avec un goût d'aliment, soulagé par l'éructation.

▓ ARNICA 4 CH: préconisé en cas d'éructation avec une odeur d'œuf pourri.

Les traitements complémentaires

GEMMOTHÉRAPIE

Mélanger 50 gouttes (chez l'adulte) ou 1 goutte par kilo (chez les enfants) de chaque remède dans un verre d'eau, à prendre avant les repas jusqu'à amélioration:

▓ Ficus Carica bmgd1

▓ Juglans Regia bmgd1

OLIGOTHÉRAPIE

Prendre le remède Zinc-nickel-cobalt oligo-élément 1 fois par jour.

À noter

☐ Prenez vos repas dans le calme et sans précipitation.
☐ Mastiquez longuement et lentement et n'avalez pas tout rond vos aliments.
☐ Ne consommez pas de façon excessive des boissons gazeuses (bière, champagne, eau gazeuse...).
☐ Ne mastiquez pas à longueur de journée des chewing-gums.

Alcoolisme

Les grands repères

L'alcoolisme correspond à une consommation trop importante et régulière d'alcool, entraînant un mécanisme de dépendance. Trois verres par jour chez l'homme et deux verres chez la femme sont les doses à ne pas dépasser au quotidien.

Une psychothérapie, voire une cure de désintoxication, est souvent nécessaire lorsque la dépendance est trop avancée, avec des troubles du comportement associés. L'homéopathie trouve une place de soutien pouvant aider à corriger ce trouble comportemental.

Le traitement homéopathique

PROBLÈMES DE COMPORTEMENT SOUS L'EMPRISE DE L'ALCOOL

Prendre 5 granules le soir des deux remèdes les plus ressemblants :

▪ NUX VOMICA 9 CH : à utiliser chez les sujets nerveux, coléreux, impulsifs et impatients, avec souvent une tendance aux excès. Ce remède est également une aide pour prévenir la gueule de bois.

▪ LACHESIS 15 CH : indiqué en cas d'« alcoolisme de l'âge mûr », vers la cinquantaine, avec un visage rouge, chez les sujets qui ont toujours trop chaud, ne supportant plus les vêtements qui serrent au niveau du cou (col roulé, cravate, collier), ayant un caractère suspicieux, fréquemment accompagné d'une tendance à beaucoup parler.

▪ AGARICUS 15 CH: préconisé en cas d'alcool joyeux, de loquacité profuse avec emphase et chansons faciles accompagnée de tics.

▪ VERATRUM ALBUM 15 CH: conseillé en cas de délire érotique ou religieux lors des prises d'alcool.

▪ ARSENICUM ALBUM 15 CH: à utiliser si le sujet a le vin triste, l'alcool faisant ressortir le côté pessimiste du personnage qui a la critique facile.

▪ AURUM METALLICUM 15 CH: à utiliser si le sujet est autoritaire, mélancolique, voit tout en noir, s'exaspère facilement, ne supportant pas la contradiction et/ou entrant dans des colères folles.

TROUBLES DIGESTIFS ET ALCOOL

Prendre 5 granules avant les prises d'alcool du remède le plus évocateur:

▪ NUX VOMICA 5 CH: pour éviter la gueule de bois.

▪ KALIUM BICHROMICUM 5 CH: indiqué en cas de troubles digestifs des buveurs de bière.

▪ SULFURICUM ACIDUM 5 CH: œsophagite et gastrite provoquées par l'alcool chez le sujet qui n'aime pas boire de l'eau froide (ce qui lui provoque une sensation de froid dans l'estomac) et qui éprouve un désir d'alcool. Remède utile dans les sevrages.

▪ ZINCUM METALLICUM 5 CH: à utiliser si le sujet a horreur de l'alcool, ne le supporte pas, chez qui boire du vin déclenche des maux de tête et des nausées.

▪ CARBOLIC ACIDUM 5 CH: à utiliser si le sujet a peu d'appétit, un désir d'alcool et de tabac, des troubles gastriques.

TROUBLES HÉPATIQUES LIÉS À L'ALCOOL

Prendre 10 granules 1 fois par semaine du remède le plus ressemblant et commencer un sevrage sans tarder:

▪ PHOSPHORUS 9 CH: à prescrire en cas de cirrhose ou de pancréatite, avec un arrêt obligatoire de toute prise d'alcool.

▪ ETHYLICUM 9 CH: à utiliser chez les sujets ayant un gros foie, des brûlures œsophagiennes, un manque d'appétit, des tremblements des mains (surtout à jeun), des troubles du caractère.

▪ CADNIUM SULFURICUM 9 CH: à utiliser si le sujet est affaibli, frileux, avec un foie hypertrophié, l'estomac irrité avec des éructations gastriques, des nausées. Aggravation par la consommation de bière.

Les **traitements complémentaires**

OLIGOTHÉRAPIE

Prendre le remède Manganèse-cuivre oligo-élément 1 fois par jour.

À noter

L'alcoolisme est un phénomène fréquent dans notre pays et touche tous les niveaux sociaux et culturels. Beaucoup de personnes consommant plus de trois verres par jour refusent de se considérer comme alcooliques. Or, le fait de reconnaître cette dépendance est le premier pas pour se sortir de ce processus.

Pour les bons vivants, la meilleure solution est d'éviter de boire tous les jours en maintenant deux à trois jours par semaine sans alcool du tout ; cela permet d'éviter la création de la dépendance. Lorsque les sujets sentent qu'ils commencent à être « accrochés » à un alcool plus spécifique (vin, whisky...), un bon moyen pour désamorcer la tendance est d'éviter son alcool « préféré » et de le réserver pour des occasions festives. Il faut aussi éviter de boire seul systématiquement ; ce petit réflexe peut éviter le risque de dérapage.

Allaitement (faciliter l')

Les **grands repères**

Le lait maternel est l'aliment naturel adapté au nouveau-né. Il apporte des anticorps et permet la mise en place d'une flore intestinale équilibrée.

Sachez qu'une bonne hygiène quotidienne suffit pour l'hygiène des seins. Il est même conseillé, à la fin de la tétée, d'appliquer une goutte de lait sur chaque mamelon pour prévenir les crevasses. Les crevasses sont des fissures du mamelon extrêmement douloureuses. Elles sont principalement dues à un mauvais positionnement du bébé pendant la tétée.

Le **traitement homéopathique**

POUR FAVORISER LA MONTÉE DE LAIT

Prendre 3 granules 3 fois par jour des deux remèdes suivants :

- RICINUS 4 CH
- SILICEA 5 CH

POUR FAVORISER LE SEVRAGE OU L'EXCÈS DE LAIT

Prendre 3 granules 3 fois par jour des deux remèdes suivants :

- LAC CANINUM 15 CH
- PULSATILLA 15 CH

MAMELONS HYPERSENSIBLES À LA TÉTÉE

Prendre 1 granule de chaque remède avant les tétées jusqu'à amélioration :

- CHAMOMILLA VULGARIS 7 CH
- ARNICA 7 CH
- CROTON TIGLIUM 4 CH

PRÉVENTION DES ABCÈS

Si le sein s'engorge et devient tendu et chaud, prendre 3 granules 3 fois par jour de chaque remède jusqu'à amélioration :

- BRYONIA ALBA 7 CH
- HEPAR SULFURIS 7 CH
- RANA BUFO 5 CH

CREVASSES DU MAMELON

Prendre les deux remèdes suivants jusqu'à amélioration :

- PHYTOLACCA 5 CH
- CASTOR EQUI 5 CH (vous pouvez également utiliser une pommade à base de CASTOR EQUI).

ÉPUISEMENT PROVOQUÉ PAR L'ALLAITEMENT

Prendre les trois remèdes suivants jusqu'à amélioration :

- KALIUM PHOSPHORICUM 9 CH
- CHINA RUBRA 9 CH
- HELEONIAS 7 CH

ENTRETIEN ET SOIN DU MAMELON

Diluer 20 gouttes de teinture-mère CALENDULA dans un verre d'eau et nettoyer le mamelon avec une compresse.

À noter

La composition du lait dépend de l'alimentation. Lors de l'allaitement, aucun aliment n'est absolument interdit. Cependant, certains aliments stimulent la production de lait lors de l'allaitement (verveine, fenouil, lentilles, anis étoilé), et d'autres peuvent la diminuer comme le persil, l'oseille, la sauge ou le chou vert.

En ce qui concerne le café, le thé, le coca, l'alcool et le tabac, ils sont à éviter pendant l'allaitement, car leurs molécules passent dans le lait maternel. De même, demandez un avis médical avant de prendre un médicament en vente libre.

Boire suffisamment, principalement 2 à 3 litres par jour (eau, jus de fruits, tisanes).

Allergie

Les grands repères

L'allergie est une réaction de l'organisme à une substance qui, le plus souvent, ne présente pas de toxicité propre. Cette substance est appelée « allergène » et peut être retrouvée dans l'air inspiré (pollens, poils d'animaux, poussières), ou bien dans les produits que l'on ingère (aliments, médicaments, conservateurs alimentaires, etc.).

Lors des allergies de contact au niveau de la peau, toutes sortes d'agents sont incriminés : cosmétiques, ciment, latex… La suppression du contact à l'allergène est le premier réflexe à avoir pour éviter une amplification du phénomène.

Le traitement homéopathique

Prendre 3 granules par jour de chaque remède en prévention et 3 granules en début de crises :

- HISTAMINUM 9 CH
- POUMON HISTAMINE 7 CH
- POLLEN 30 CH : allergies saisonnières au pollen.
- BLATTA ORIENTALIS 15 CH : allergie aux poussières.

Les traitements complémentaires

GEMMOTHÉRAPIE

Prendre les deux remèdes suivants jusqu'à amélioration:

▪ Ribes Nigrum bmgd1: mélanger 50 gouttes (chez l'adulte) ou 1 goutte par kilo (chez les enfants) dans un verre d'eau, à prendre matin et soir par cure de 5 semaines.

▪ Fagus Sylvatica bmgd1: mélanger 50 gouttes (chez l'adulte) ou 1 goutte par kilo (chez les enfants) dans un verre d'eau, à prendre matin et soir jusqu'à amélioration.

OLIGOTHÉRAPIE

Prendre les deux remèdes suivants jusqu'à amélioration:

▪ Manganèse oligo-élément: 1 prise par jour.

▪ Soufre: 1 prise par jour.

À noter

L'allergie alimentaire augmente de plus en plus dans la population. Une des causes semble se trouver dans le fait que l'on diversifie trop tôt l'alimentation des nourrissons dans les pays industrialisés. Les principaux allergènes alimentaires sont l'œuf, l'arachide, les rosacées (prune, pomme, cerise, pêche...), les ombellifères (persil, carotte, céleri, fenouil...), les fruits à latex (kiwi, avocat, banane...), les fruits de mer (huîtres), les crustacés et les poissons.

Il n'y a pas de méthode miracle, mais certaines conduites semblent être efficaces pour éviter ce type d'allergies.

☐ Évitez une diversification alimentaire trop précoce (avant quatre mois); il vaut mieux attendre le septième mois.

☐ Lors de la diversification alimentaire, n'introduisez pas plus d'un nouvel aliment par jour, afin de pouvoir mieux l'identifier en cas d'allergie.

☐ Avant l'âge d'un an, n'introduisez pas certains produits allergisants tels que les fruits à poils (fraises et framboises), les fruits exotiques (kiwis, mangues), les œufs, les crustacés et les arachides.

☐ Attendez les trois ans de l'enfant pour donner de la cacahuète ou tout produit à base d'arachide (gâteaux d'apéritif par exemple). Évitez également les cacahuètes durant le dernier trimestre de grossesse et durant l'allaitement.

☐ Préférez l'allaitement maternel et évitez le lait de vache, surtout si les parents sont tous les deux allergiques.

Allergie au soleil

Les grands repères

L'allergie solaire se manifeste de deux manières :

L'urticaire solaire qui apparaît après quelques minutes d'exposition au soleil, puis régresse spontanément à l'ombre en quelques heures. L'organisme s'adapte au bout de quelques jours et devient plus tolérant aux rayonnements.

La lucite* estivale bénigne : elle se manifeste par une éruption qui démange, faite de vésicules et/ou de papules, le plus souvent après une exposition prolongée au soleil. Ce phénomène touche surtout les femmes et récidive généralement tous les ans.

La prévention repose tout simplement sur le principe suivant : éviter le soleil aux heures critiques et rester couvert tant que le soleil « tape ».

Le traitement homéopathique

EN PRÉVENTION DES CRISES

Quinze jours avant l'exposition au soleil et durant toute la durée de l'exposition, prendre les deux remèdes suivants :
- MURIATIC ACIDUM 9 CH : prendre 3 granules matin et soir.
- HISTAMINUM 15 CH : indiqué chez les personnes sujettes aux urticaires. Prendre 1 dose 1 fois par semaine.

AU MOMENT DE LA CRISE

Prendre les trois remèdes suivants jusqu'à amélioration :
- MURIATIC ACIDUM 5 CH : prendre 3 granules toutes les heures.
- APIS 5 CH : prendre 3 granules toutes les heures.
- URTICA URENS 7 CH : prendre 3 granules toutes les heures en cas de démangeaisons.

Les **traitements complémentaires**

GEMMOTHÉRAPIE
Mélanger 50 gouttes (chez l'adulte) ou 1 goutte par kilo (chez les enfants) de chaque remède dans un verre d'eau, à prendre jusqu'à amélioration :
- Juniperus communis bmgd1
- Ribes Nigrum bmgd1

OLIGOTHÉRAPIE
Prendre le remède Manganèse-cobalt oligo-élément 1 fois par jour jusqu'à amélioration.

À noter

Attention avec certains médicaments, notamment certains antibiotiques et anti-inflammatoires, car ils peuvent occasionner une photosensibilisation correspondant à une réaction allergique ou toxique au niveau de la peau.

Aménorrhée

Les **grands repères**

L'aménorrhée est l'absence de règles chez une femme en âge de procréer. 2 à 5 % de la population féminine serait touchée par l'aménorrhée.

Il s'agit d'un seul et même symptôme, mais beaucoup de problèmes peuvent être à l'origine. En effet, l'aménorrhée peut être tout à fait naturelle lorsque, par exemple, la femme est enceinte, allaite ou a atteint l'âge de la ménopause. Mais il peut également s'agir d'un signe révélateur de problèmes psychologiques, ovariens ou endocriniens.

Une consultation médicale est nécessaire, et nous ne donnerons ici qu'une série de remèdes à essayer en attendant un avis médical.

Le **traitement homéopathique**

AMÉNORRHÉE À LA SUITE D'UN CHOC ÉMOTIONNEL

Prendre 3 granules le soir au coucher des deux remèdes les plus approchants :

- IGNATIA 30 CH : à utiliser suite à une grande contrariété.
- ACONITUM NAPELLUS 30 CH : à utiliser suite à une grande peur.
- ACTEA RACEMOSA 30 CH : à utiliser suite à une grande émotion chez une personne plutôt extravertie, parlant beaucoup.
- NATRUM MURIATICUM 30 CH : à utiliser suite à une séparation ou à un grand choc sentimental chez une personne introvertie.
- STAPHYSAGRIA 15 CH : remède utile dans un contexte de frustration et de mal-être avec refoulement et colère intériorisée.
- PLATINA 15 CH : à utiliser suite à une déception, à une grande atteinte de l'amour-propre chez une personne très orgueilleuse.

POUR HARMONISER LE CYCLE HORMONAL

Prendre 1 dose par mois des remèdes les plus approchants :

- SEPIA 9 CH : c'est le remède majeur en gynécologie, utile dans un contexte de baisse du moral et de fatigue, avec une sensation de lourdeur au niveau de l'utérus.
- PULSATILLA 9 CH : indiqué en cas d'aménorrhée chez les jeunes femmes de caractère doux et sensible lors des premiers cycles, avec une mauvaise circulation veineuse.
- LACHESIS 9 CH : à utiliser si les règles sont irrégulières durant la période préménopausique, avec des bouffées de chaleur et une tendance à avoir trop chaud la nuit, chez des femmes ne supportant plus les vêtements qui serrent, notamment au niveau du cou.
- GRAPHITES 15 CH : préconisé en cas d'infiltration graisseuse, d'obésité, de cellulite, de ralentissement endocrinien, avec une frilosité et des règles peu importantes et irrégulières.

Les **traitements complémentaires**

GEMMOTHÉRAPIE

Mélanger 50 gouttes (chez l'adulte) de chaque remède dans un verre d'eau, à prendre matin et soir 20 jours par mois :

- Vaccinum Vitis Idea jpd1
- Rubus Ideaus jpd1

OLIGOTHÉRAPIE

Prendre les deux remèdes suivants en alternance :

- Zinc-cuivre oligo-élément : 1 prise les jours impairs.
- Manganèse-cobalt oligo-élément : 1 prise les jours pairs.

À noter

La pratique intensive du sport peut provoquer une aménorrhée qui guérit avec la diminution de l'entraînement. Devant toute aménorrhée d'apparition récente, il peut être judicieux de faire un test de grossesse pour s'assurer de ne pas être enceinte.

Angine

Les grands repères

L'angine est une inflammation de la gorge et des amygdales. Il convient de ne pas négliger une douleur de gorge car certaines angines peuvent générer des complications.

Si les symptômes persistent plus de 48 heures, consultez un médecin.

Le traitement homéopathique

Prendre 5 granules toutes les heures en alternance des deux remèdes les plus approchants jusqu'à la guérison :

- BELLADONNA 5 CH : indiqué en cas de rougeur et de sécheresse de la gorge avec une soif intense et un fond de gorge très congestionné. Les douleurs sont très vives en avalant et peuvent irradier vers l'oreille.
- MERCURIUS SOLUBILIS 5 CH : à utiliser en cas de douleurs aiguës en avalant, avec un besoin constant d'avaler.
- PHYTOLACCA 5 CH : préconisé en cas d'angine rouge, de gorge sèche et douloureuse, fond de gorge congestionné et de couleur rouge sombre. Les amygdales sont très enflées, entraînant une déglutition très difficile avec une irradiation dans les oreilles et des douleurs. L'angine est améliorée en buvant des boissons froides mais gênant l'alimentation.

■ LYCOPODIUM 5 CH : à utiliser si l'angine est améliorée en buvant des boissons chaudes. Au début, l'angine est à droite puis évolue vers la gauche.

■ ARUM TRIPHYLLUM 4 CH : conseillé en cas d'inflammation très doulou-reuse du pharynx.

Les **traitements complémentaires**

GEMMOTHÉRAPIE

En prévention des récidives, mélanger 50 gouttes (chez l'adulte) ou 1 goutte par kilo (chez les enfants) de chaque remède dans un verre d'eau, à prendre le matin, six jours sur sept :

■ Rosa Canina jpd1

■ Ribes Nigrum bmgd1

OLIGOTHÉRAPIE

Prendre les deux remèdes suivants jusqu'à guérison :

■ Cuivre oligo-élément : 3 prises par jour.

■ Bismuth oligo-élément : 1 prise par jour (uniquement chez l'adulte).

À noter

Concrètement, les angines virales et bactériennes sont contagieuses. Il est indispensable de :

☐ Avoir une hygiène correcte.
☐ Ne pas échanger les verres et les couverts à table.

☐ Les adultes malades ne doivent pas embrasser les enfants.
☐ Dans les collectivités, il faut penser à se laver les mains régulièrement, surtout lorsque des enfants sont malades.

Anorexie mentale

Les **grands repères**

L'anorexie mentale est une pathologie surtout féminine survenant au moment de l'adolescence. L'estimation d'un surpoids personnel entraîne un déni de l'amaigrissement provoqué et un refus de s'ali-menter correctement.

L'anorexie est souvent un passage de l'adolescence. Une aggravation de l'amaigrissement et un refus de l'alimentation nécessitent un suivi médical rapproché, voire une hospitalisation en milieu spécialisé pour éviter le pire.

L'homéopathie constitue une bonne aide mais ne remplace pas le suivi psychologique par un spécialiste.

Le traitement homéopathique

Prendre 5 granules le soir en alternance des deux remèdes les plus évocateurs jusqu'à amélioration:

ANOREXIE SUR FOND DE TRISTESSE ET MOROSITÉ

▨ MICA 15 CH: indiqué chez les personnes désespérées, trouvant inutile de manger, sensibles au froid et manquant de chaleur vitale.

▨ NATRUM MURIATICUM 15 CH: à utiliser si amaigrissement. C'est le remède des crises d'adolescence chez les introverties avec un désir d'absolu, un refoulement des déceptions, un fond jaloux. Cela s'accompagne souvent d'une soif constante et d'une recherche de sel.

▨ ARSENICUM ALBUM 15 CH: indiqué en cas d'anorexie chez les personnes amaigries, anxieuses, méticuleuses, maniaques.

▨ SEPIA 15 CH: à utiliser si le sujet est indifférent, recherche la solitude, avec un état moral aggravé avant les règles, un dégoût du lait, une indifférence à tout, les yeux cernés.

▨ PULSATILLA 15 CH: préconisé si le sujet a un caractère doux mais capricieux, des pleurs faciles et/ou un refus des aliments gras.

DÉGOÛT DES ALIMENTS OU DES ODEURS DE CUISINE

▨ ANTIMONIUM CRUDUM 15 CH: indiqué en cas d'anorexie alternée avec des phases de boulimie chez le sujet romantique, sentimental, sensible aux déceptions, avec l'humeur grognon.

▨ IPECA 9 CH: préconisé en cas d'état nauséeux constant que les vomissements n'améliorent pas, langue propre, manque d'appétit, absence de soif.

▨ IGNATIA 9 CH: indiqué si l'anorexie survient suite aux soucis ou aux chagrins, avec la sensation d'une boule dans la gorge, alternant avec des phases de boulimie. Amélioration par la distraction.

Les **traitements complémentaires**

GEMMOTHÉRAPIE

Mélanger 50 gouttes (chez l'adulte) de chaque remède dans un verre d'eau, à prendre jusqu'à amélioration :

- Ficus Carica bmgd1
- Tamarix Gallica jpd1

OLIGOTHÉRAPIE

Prendre les trois remèdes suivants en alternance jusqu'à amélioration :

- Manganèse-cuivre oligo-élément : 1 prise les jours impairs (le matin).
- Manganèse-cobalt oligo-élément : 1 prise les jours pairs (le matin).
- Lithium oligo-élément : 1 prise le soir au coucher.

À **noter**

Dans plus de la moitié des cas, l'anorexie mentale s'accompagne de phases de boulimie, ce qui correspond à un comportement compulsif de prise de nourriture. Cette boulimie peut être suivie de prises de médicaments ou de vomissements afin d'évacuer la nourriture pour ne pas grossir. Il est important de souligner que l'anorexique restrictive peut mettre sa vie en danger, notamment à cause des chutes drastiques de potassium dans le sang qui peuvent entraîner de sérieux problèmes rénaux, voire un arrêt cardiaque.

Les femmes représentent plus de 90 % des personnes anorexiques. 2 % des femmes auraient eu une période anorexique dans leur vie. Les cas d'anorexie se sont multipliés par 4, en passant de 1 pour 1 000 à 4 pour 1 000 depuis vingt ans. Si un membre de la famille souffre d'anorexie, le risque d'avoir un autre cas d'anorexie est 5 fois plus élevé.

Anosmie

Les **grands repères**

L'anosmie est une perte partielle ou totale de l'odorat, sens qui permet à l'homme et aux animaux de percevoir et de reconnaître les odeurs.

Il y a plusieurs facteurs dans les troubles de l'olfaction : les sinusites aiguës chroniques, les rhinites, les polypes* des fosses nasales, le tabagisme, l'utilisation de certains médicaments comme quelques neuroleptiques, certaines atteintes du système nerveux.

Le traitement homéopathique

PERTE TRANSITOIRE DE L'ODORAT

Prendre 2 granules 2 fois par jour des deux remèdes les plus proches jusqu'à amélioration :

▓ PULSATILLA 7 CH : à utiliser dans les suites ou pendant des maladies virales (grippe), avec une perte du goût associée à une perte de la soif.

▓ MAGNESIA MURIATICA 9 CH : indiqué en cas d'anosmie survenant après une rhinopharyngite chez une personne nerveuse, frileuse, sujette aux vertiges et aux polypes des narines.

▓ MERCURIUS SOLUBILIS 9 CH : indiqué s'il n'y a pas de perte du goût, en cas de rhinopharyngite avec la muqueuse très inflammée, une hypersalivation et/ou une sensation de brûlure.

PERTE CHRONIQUE DE L'ODORAT

Prendre 5 granules en alternance au coucher des deux remèdes les plus proches jusqu'à amélioration :

▓ AMMONIUM MURIATICUM 9 CH : indiqué en cas de coryza (rhume) chronique s'accompagnant de secrétions abondantes, irritantes, et d'une sensation d'obstruction des narines.

▓ KALIUM BICHROMICUM 7 CH : préconisé en cas de rhinite chronique avec une atrophie des muqueuses.

▓ TEUCRIUM MARUM 7 CH : indiqué en cas de sensation de démangeaisons dans le nez avec polypes* fréquents, nez bouché, éternuement, larmoiement.

À noter

On constate que, dès la deuxième semaine d'arrêt du tabac, les sens de l'odorat et du goût s'améliorent.

Anxiété, angoisse

Les **grands repères**

L'anxiété peut se définir par un état psychique de désarroi avec une sensation de peur imminente difficilement définissable.

L'angoisse correspond à toutes les manifestations physiques provoquées par une situation anxieuse avec palpitations, sueurs, tremblements, agitation, oppression respiratoire.

Le **traitement homéopathique**

TRAITEMENT DE LA CRISE AIGUË

Prendre le remède le plus approchant pendant la crise :

■ ACONITUM NAPELLUS 30 CH : indiqué si la crise d'angoisse apparaît brutalement, souvent la nuit avec des palpitations et/ou une sensation de mort imminente.

■ ARGENTUM NITRICUM 15 CH : anxiété d'anticipation, précipitation, peur de ses propres impulsions à certains actes, désir de compagnie, diarrhée de trac.

■ IGNATIA 7 CH : anxiété avec boule dans la gorge, poussée des soupirs, ressassement de ses ennuis, anxiété améliorée par la distraction.

TRAITEMENT DE FOND

Prendre le remède le plus approchant jusqu'à amélioration :

■ ARSENICUM ALBUM 15 CH : à utiliser si l'anxiété est ressentie à l'estomac chez les sujets méticuleux, pessimistes, critiquant beaucoup leur entourage.

■ SEPIA 15 CH : indiqué chez les sujets anxieux, se dépréciant, présentant des bouffées de chaleur émotives.

■ PHOSPHORUS 15 CH : indiqué chez les sujets à tempérament vite enflammé ou chez ceux ayant facilement des crises d'angoisse importantes avec des palpitations, des bouffées de chaleur entre les omoplates et une peur de l'avenir.

Les **traitements complémentaires**

GEMMOTHÉRAPIE

Mélanger 50 gouttes (chez l'adulte) ou 1 goutte par kilo (chez les enfants) de chaque remède dans un verre d'eau, à prendre au moment des crises :

- Ficus Carica bmgd1
- Cratægus Oxycantha bmgd1

OLIGOTHÉRAPIE

Prendre les trois remèdes suivants en alternance jusqu'à amélioration :

- Manganèse-cuivre oligo-élément : 1 prise les jours impairs (le matin).
- Manganèse-cobalt oligo-élément : 1 prise les jours pairs (le matin).
- Lithium oligo-élément : 1 prise le soir au coucher.

À noter

Pour maîtriser son anxiété, une bonne hygiène de vie est fondamentale :

☐ Faites de l'exercice régulièrement ; il vous procure une sensation de bien-être et permet une évacuation du stress.
☐ Soyez actif pour ne pas tomber dans une anxiété qui vous paralyse.

☐ Dormez suffisamment.
☐ Évitez l'alcool, le café ou l'abus de substances stimulantes qui peuvent aggraver l'anxiété.

Le maintien dans une situation de stress et d'angoisse au long terme peut favoriser un risque de dépression.

Aphonie

Les **grands repères**

Survenant surtout chez les adultes, les pathologies vocales bénignes sont des lésions résultant de traumatismes ou d'inflammation dus à un usage abusif de la voix. Elles se traduisent par un changement dans la qualité de la voix ou par des extinctions de voix récurrentes.

Pour certaines personnes, une petite fatigue ou le moindre rhume peuvent provoquer l'extinction de voix pour deux ou trois jours, voire une semaine. Dans l'ensemble, l'extinction de voix n'est pas douloureuse si elle n'est pas infectieuse. Cependant, il peut y avoir une sensation de gorge serrée, sèche, irritée, et continuer de parler malgré sa voix rauque demande un effort.

Lorsqu'une extinction de voix se prolonge au-delà d'une semaine ou qu'elle se répète fréquemment, une consultation médicale s'impose.

Le **traitement homéopathique**

Prendre 3 granules 3 fois par jour des deux remèdes les plus ressemblants jusqu'à amélioration :

SUITE DE SURMENAGE VOCAL

▨ DROSERA 7 CH : à utiliser s'il y a enrouement, voix rauque, toux aboyante, sensation de chatouillement au fond de la gorge, sensation de sécheresse au niveau du palais. Remède utile chez les orateurs quand parler devient un effort.

▨ SELENIUM 5 CH : indiqué surtout chez les chanteurs avec raclements de la gorge le matin et toux.

▨ ARNICA 7 CH : préconisé si l'extinction fait suite à un gros effort vocal (cris, chants), avec une sensation d'écorchure.

▨ RHUS TOXICODENDRON 7 CH : à utiliser si l'aphonie survient à la suite de gros efforts vocaux, la voix enrouée s'améliorant au fur et à mesure que l'on parle.

APHONIE AVEC DOULEUR

▨ MERCURIUS CYANATUS 7 CH : indiqué en cas d'enrouement chronique chez les professionnels de la voix avec douleur laryngée.

▨ ARUM TRIPHYLLUM 7 CH : à utiliser si la voix est bitonale et l'enrouement facile suite aux efforts vocaux ou à une infection. Indiqué chez les personnes qui utilisent leur voix en permanence.

▨ ARGENTUM NITRICUM 7 CH : préconisé dans les laryngites des chanteurs avec sensation d'écharde dans la gorge et besoin de racler souvent la gorge.

▨ ACONITUM NAPELLUS 5 CH : à utiliser si l'extinction de voix fait suite à un coup de froid.

Les **traitements complémentaires**

GEMMOTHÉRAPIE

Mélanger 50 gouttes (chez l'adulte) ou 1 goutte par kilo (chez les enfants) de chaque remède dans un verre d'eau, à prendre matin et soir jusqu'à amélioration :
- Alnus Glutinosa bmgd1
- Rosa Canina jpd1

OLIGOTHÉRAPIE

Prendre les deux remèdes suivants jusqu'à amélioration :
- Manganèse-cuivre oligo-élément : 1 prise par jour.
- Cuivre-or-argent oligo-élément : 1 prise par jour.

À noter

Une bonne hygiène de la voix est primordiale. Il est important de boire beaucoup d'eau pour bien lubrifier la gorge et les cordes vocales, et d'éviter les excès de café et d'alcool. Il faut apprendre à ne pas abuser de sa voix et s'avoir s'arrêter de parler pour la laisser se reposer, et surtout ne pas persister à forcer sa voix par-dessus une laryngite ou une extinction de voix.

Aphtes

Les **grands repères**

Les aphtes sont de petites ulcérations douloureuses sur la langue ou sur l'intérieur des joues. Certains aliments sont connus pour les favoriser : noix, gruyère, noisettes, fraises, amandes, ainsi que le tabac. Généralement anodins, les aphtes disparaissent en une dizaine de jours.

Le **traitement homéopathique**

Prendre 3 granules 3 à 5 fois par jour d'un ou plusieurs remèdes suivants jusqu'à amélioration :
- BORAX 5 CH : indiqué en cas d'aphtes saignant facilement avec une sensation de chaleur dans la bouche et une hypersalivation.

■ MERCURIUS SOLUBILIS 5 CH : préconisé en cas de mauvaise haleine, gencives enflées, ulcérations et aphtes au niveau de la bouche et du pharynx (remède de première intention).

■ NATRUM MURIATICUM 7 CH : à utiliser en cas d'aphtes à répétition, surtout chez les enfants.

■ SULFURICUM ACIDUM 7 CH : conseillé en cas d'aphtes chez les alcooliques.

■ MURIATIC ACIDUM 7 CH : indiqué en cas d'aphtes avec une sécheresse importante des muqueuses chez des personnes sujettes aux allergies au soleil.

■ MAGNESIA CARBONICA 7 CH : préconisé en cas d'aphtes douloureux sur les lèvres et la bouche, chez des sujets souvent spasmophiles et sensibles au niveau des intestins.

Les **traitements complémentaires**

GEMMOTHÉRAPIE

Mélanger 50 gouttes (chez l'adulte) ou 1 goutte par kilo (chez les enfants) de chaque remède dans un verre d'eau, à prendre matin et soir jusqu'à amélioration :
■ Ficus Carica bmgd1
■ Alnus Glutinosa bmgd1

OLIGOTHÉRAPIE

Prendre les deux remèdes suivants jusqu'à amélioration :
■ Manganèse-cuivre oligo-élément : 2 prises par jour.
■ Bismuth oligo-élément : 1 prise jour (uniquement chez l'adulte).

À noter

☐ Réduire l'alimentation pendant un ou plusieurs jours.

☐ Ne boire que de l'eau, seule ou additionnée d'un peu de chlorure de magnésium et de jus de citron bien mûr.

☐ On peut aussi faire des bains de bouche et des gargarismes avec des essences végétales naturelles très diluées (anis, badiane, benjoin, cannelle de Ceylan, girofle, menthe, romarin, citron, sauge...).

☐ Reprise progressive de l'alimentation en évitant l'excès de fruits acides, d'aliments farineux et sucrés, et surtout de condiments irritants (poivre, piment, curry, etc.).

Apnée du sommeil

Les **grands repères**

L'apnée du sommeil est une pathologie très étudiée depuis une quinzaine d'années. Elle est souvent observée chez les personnes de plus de quarante ans, obèses et ronfleuses, présentant un sommeil lourd. Les pauses respiratoires durant le sommeil diminuent l'oxygénation de l'organisme, et un engourdissement cérébral au réveil est souvent présent. Plusieurs types de traitements sont proposés, de l'assistant à la ventilation jusqu'au dentier étudié pour avancer la langue vers l'avant.

Le **traitement homéopathique**

Prendre 3 granules au coucher du remède le plus ressemblant jusqu'à amélioration :

■ AMMONIUM CARBONICUM 7 CH : à utiliser en cas d'obésité, de fatigue, de réveil en suffoquant la nuit pour reprendre sa respiration, de maux de tête au réveil.

■ OPIUM 7 CH : indiqué si le sujet est peu actif, présentant une constipation chronique.

■ GRINDELIA 9 CH : préconisé en cas de réveil dans la nuit pour reprendre sa respiration, de glaires pulmonaires fréquentes, de respiration sifflante.

■ KALIUM CARBONICUM 7 CH : indiqué si le sujet est fatigué, facilement essoufflé, frileux, ayant beaucoup de flatulences digestives et des bâillements fréquents.

■ LACHESIS 9 CH : indiqué chez les sujets ayant trop chaud, se sentant oppressés au niveau de la gorge ou de la poitrine avec une excitation cérébrale dans la journée, une attirance pour l'alcool, le réveil la nuit et un besoin d'air frais.

Les **traitements complémentaires**

GEMMOTHÉRAPIE

Mélanger 50 gouttes (chez l'adulte) ou 1 goutte par kilo (chez les enfants) du remède Æsculus Hipp bmgd1 dans un verre d'eau, à prendre le soir jusqu'à amélioration.

Arthrose

Les **grands repères**

L'arthrose est l'usure du cartilage qui recouvre les extrémités osseuses au niveau d'une articulation.

Le symptôme habituel de l'arthrose est la douleur. La raideur de l'articulation survient plus tardivement, caractérisée par une limitation des mouvements, que ce soit l'extension ou la flexion. Plus tardivement encore et témoignant d'une arthrose évoluée, une déformation de l'articulation peut se développer.

Le **traitement homéopathique**

Prendre 5 granules matin et soir des deux remèdes les plus approchants jusqu'à amélioration.

DOULEUR AMÉLIORÉE PAR TEMPS HUMIDE

■ CAUSTICUM 7 CH : douleur améliorée par temps humide avec craquement de l'articulation, hanches et genoux.

■ MEDORRHINUM 9 CH : arthrose située au niveau des grosses articulations (genoux, hanches, épaules). Amélioration en bord de mer.

DOULEUR AGGRAVÉE PAR TEMPS HUMIDE

■ DULCAMARA 7 CH : arthrose aggravée par temps humide avec une apparition brusque des douleurs améliorées par le changement de position et les périodes de temps sec.

■ THUYA 9 CH : articulations très raides, longues à dérouiller, arthrose située le plus souvent au niveau des petites articulations (pieds, mains et hanches).

▓ Natrum Sulfuricum 9 ch : arthrose lombaire, hanches et genoux, avec les articulations infiltrées et augmentées de volume.

DOULEUR AGGRAVÉE PAR LE MOUVEMENT

▓ Bryonia Alba 5 ch : à utiliser en cas d'épanchement au niveau de l'articulation, améliorée par le repos et par une pression forte (une genouillère par exemple dans le cas de l'arthrose du genou).

▓ Ledum Palustre 5 ch : articulation enflée et froide au toucher, aggravée par la chaleur et améliorée par les applications froides. Sensation de craquement de l'articulation.

DOULEUR AMÉLIORÉE PAR LE MOUVEMENT

▓ Rhus Toxicodendron 7 ch : à utiliser lorsque l'articulation a besoin d'être dérouillée. Il y a quelques douleurs au début puis une amélioration s'ensuit. En revanche, le repos et l'humidité aggravent la douleur.

▓ Kalium Iodatum 7 ch : arthrose avec articulation enflée et aggravation des douleurs la nuit, avec un besoin de bouger pour se soulager.

▓ Radium Bromatum 7 ch : indiqué en cas de douleurs articulaires ou osseuses indifférentes au temps froid et humide, améliorées par le mouvement continu, avec un besoin de s'étirer. Arthrose des genoux et du rachis lombaire.

Les traitements complémentaires

GEMMOTHÉRAPIE

Mélanger 50 gouttes (chez l'adulte) de chaque remède dans un verre d'eau, à prendre matin et soir jusqu'à amélioration :

▓ Ribes Nigrum bmgd1
▓ Pinus Montana bmgd1
▓ Rosa Canina jpd1

OLIGOTHÉRAPIE

Prendre les deux remèdes suivants en alternance jusqu'à amélioration :

▓ Manganèse-cobalt et soufre oligo-élément : 1 prise les jours impairs.
▓ Cuivre-or-argent et potassium oligo-élément : 1 prise les jours pairs.

À noter

Après 50 ans, l'arthrose du genou ou gonarthrose* est très fréquente. Ces atteintes du genou sont bilatérales dans près des deux tiers des cas. Les traumatismes à répétition associés à un surpoids sont des facteurs aggravants, mais parfois il n'y a aucune cause, l'arthrose survenant progressivement avec l'âge.

Asthme

Les **grands repères**

L'asthme est caractérisé par une difficulté respiratoire provoquée par un spasme des petites bronches au moment de l'expiration.

Une crise d'asthme arrive rarement sans signes d'alerte. Presque tous les asthmatiques ont des petits signes qui apparaissent avant le début de la crise d'asthme proprement dite : la toux, la fatigue, les yeux qui piquent ou qui pleurent, la gorge qui gratte, qui pique ou qui fait mal, des éternuements, un mal de tête, des cernes autour des yeux.

Une composante allergique est souvent retrouvée (pollens, poussières, poils d'animaux), mais on peut également retrouver un asthme dû au stress ou à l'effort.

L'homéopathie est une bonne aide complémentaire de l'allopathie qu'il ne faut pas arrêter sans avis médical.

Le **traitement homéopathique**

TRAITEMENT DE LA CRISE D'ASTHME

Prendre 3 granules toutes les 5 minutes des deux remèdes les plus ressemblants jusqu'à amélioration :

■ IPECA 5 CH : indiqué en cas d'asthme à toux sèche avec des vomissements provoqués par la toux.

■ ANTIMONIUM TARTARICUM 5 CH : préconisé en cas d'asthme avec toux grasse, poumons très encombrés, respiration pénible.

■ BLATTA ORIENTALIS 5 CH : à utiliser en cas d'asthme dû à l'allergie à la poussière de maison avec une expectoration glaireuse.

■ NATRUM SULFURICUM 7 CH : conseillé en cas d'asthme des foins et des moisissures dues à l'humidité dans des pièces fermées, avec des démangeaisons des ailes du nez, un raclement des fosses nasales postérieures. Aggravation en bord de mer.

■ IGNATIA 9 CH : indiqué en cas d'asthme lors d'un stress ou survenant suite à une émotion.

■ LOBELIA INFLATA 7 CH : préconisé en cas de sensation d'oppression thoracique avec une gêne respiratoire aggravée par le mouvement et le froid. C'est un remède intéressant dans les asthmes d'effort.

■ CUPRUM METALLICUM 9 CH : remède des spasmes importants provoqués en inspirant de l'air froid.

TRAITEMENT DE FOND

Ce traitement nécessite une consultation plus spécialisée. En attendant, prendre 1 dose par semaine d'un ou de deux remèdes les plus proches :

■ POUMON HISTAMINE 15 CH : à donner systématiquement en cas de contexte allergique.

■ CALCAREA CARBONICA 9 CH : à utiliser en cas d'alternance d'asthme et d'eczéma (notamment du cuir chevelu), si le sujet prend froid facilement.

■ NATRUM MURIATICUM 9 CH : asthme aggravé en bord de mer chez les sujets souvent introvertis, recherchant plutôt les aliments salés, avec la notion d'allergie au soleil souvent retrouvée.

■ SILICEA 9 CH : à utiliser lors des suites de vaccination chez les sujets à l'esprit vif mais ayant besoin d'être encouragés, plutôt maigres, avec une transpiration fréquente des pieds.

■ LACHESIS 9 CH : asthme en période de ménopause.

■ SULFUR 9 CH : asthme allergique chez les sujets actifs, joviaux, ayant souvent trop chaud, présentant une alternance entre des périodes d'asthme et des crises d'eczéma.

Les **traitements complémentaires**

GEMMOTHÉRAPIE

En traitement de fond, mélanger 50 gouttes (chez l'adulte) ou 1 goutte par kilo (chez les enfants) de chaque remède dans un verre d'eau, à prendre matin et soir, une semaine sur deux :

■ Coryllus Avellana bmgd1

- Viburnum Lantanum bmgd1
- Ribes Nigrum bmgd1

OLIGOTHÉRAPIE

Prendre les trois remèdes suivants en alternance :

- Phosphore oligo-élément : 1 prise un soir sur deux.
- Manganèse-cuivre oligo-élément : 1 prise un soir sur deux.
- Si contexte allergique : manganèse oligo-élément, 1 prise par jour.

À noter

La pollution de l'air favorise le développement de l'asthme et des allergies dès l'enfance, affirme une étude à grande échelle de l'Institut national de la santé et de la recherche médicale (Inserm), rendue publique en 2007.

Ballonnements

Les **grands repères**

Les ballonnements sont souvent perçus comme «de l'air dans le ventre», ce qui n'est cependant pas tout à fait correct: les ballonnements proviennent d'une formation accrue de gaz dans l'intestin produite par les bactéries remplissant leur mission au service de la digestion en décomposant les restes du bol alimentaire provenant de l'estomac. Normalement, les gaz sont absorbés à travers la paroi intestinale, d'où ils sont véhiculés par la circulation sanguine et finalement libérés par les poumons. Un excès de production de gaz peut provenir d'un dérèglement de l'équilibre de la flore intestinale, être aggravé par l'absorption d'une quantité excessive de nourriture ou une ingestion rapide d'aliments. L'influence des problèmes émotionnels semble aussi prendre part dans l'apparition de ce type de troubles.

Le **traitement homéopathique**

Prendre 5 granules matin et soir des deux remèdes les plus approchants jusqu'à amélioration:

▨ Asa Fœtida 4 CH: indiqué en cas de forte distension abdominale avec une sensation d'étouffement aggravée après les repas, éructation et gaz putrides, désir de vin.

▨ Lycopodium 4 CH: préconisé si les ballonnements sont plus fréquents le soir, avec un gonflement sous le nombril et des gaz inodores.

▨ Carbo Vegetalis 4 CH: à utiliser en cas de ballonnements dans la partie supérieure de l'abdomen pouvant gêner la respiration, aggravé par les repas trop gras et le vin. Cet inconfort est amélioré par l'émission de gaz.

▨ China Rubra 4 CH: à utiliser si les ballonnements et l'inconfort ne sont pas améliorés par l'émission des gaz.

▨ Kalium Carbonicum 5 CH: conseillé en cas de ballonnements dès que le sujet mange, gaz non fétides, constipation, transpiration facile.

▨ Graphites 5 CH: préconisé en cas de flatulences fétides et constipation avec une amélioration en mangeant et en consommant des boissons chaudes.

■ PULSATILLA 5 CH: indiqué en cas de digestion lente, intolérance aux graisses et aux glaces, coliques flatulentes, régurgitation rance, mauvaise haleine. Aggravation par la nourriture chaude, les graisses et les glaces.

Les traitements complémentaires

GEMMOTHÉRAPIE

Mélanger 50 gouttes (chez l'adulte) ou 1 goutte par kilo (chez les enfants) de chaque remède dans un verre d'eau, à prendre avant les deux principaux repas jusqu'à amélioration:
■ Vaccinum Vitis Idea jpd1
■ Juglans Regia bmgd1

OLIGOTHÉRAPIE

Prendre le remède Zinc-nickel-cobalt oligo-élément 1 fois par jour.

À noter

☐ Attention aux aliments indigestes qui contiennent trop de graisses animales, de protéines et de sucre.
☐ Certains produits laitiers sont aussi à réduire (le lait, la crème glacée et les fromages blancs).
☐ Évitez les boissons gazeuses et la bière.

☐ Après un repas, prenez des tisanes de camomille, de menthe ou de fenouil plutôt que du café ou du thé. Elles ont des propriétés qui aident à prévenir le ballonnement et la flatulence.
☐ N'oubliez pas d'arrêter de mâcher du chewing-gum!

Bartholinite

Les grands repères

Il s'agit d'une infection gynécologique qui se traduit par une inflammation de la glande de Bartholin située sur le bord des lèvres: la lèvre est gonflée et inflammée, ce qui est souvent très douloureux. L'évolution vers l'abcès nécessite une intervention chirurgicale.

Le traitement homéopathique est efficace dans les cas de bartholinite récidivante et chronique.

Le **traitement homéopathique**

Prendre 3 granules matin et soir des deux remèdes les plus approchants jusqu'à amélioration.

BARTHOLINITE DANS UN CONTEXTE INFECTIEUX, INFLAMMATOIRE ET AIGU

▦ MEDORRHINUM 9 CH : prendre une dose dès les premiers symptômes.

▦ MERCURIUS SOLUBILIS 5 CH : remède majeur contre l'inflammation infectieuse des organes génitaux féminins.

▦ SEPIA 5 CH : remède important qui aide à réguler les inflammations des organes génitaux de la femme.

▦ HEPAR SULFURIS 7 CH : à utiliser si un abcès se forme.

BARTHOLINITE DANS UN CONTEXTE CHRONIQUE

▦ SILICEA 7 CH : remède contre les inflammations chroniques et résistantes. Suppuration avec sensation de douleurs piquantes, comme une épine enfoncée.

▦ NITRICUM ACIDUM 5 CH : à utiliser dans un contexte inflammatoire avec ulcérations et condylomes. Muqueuses saignant facilement.

Les **traitements complémentaires**

GEMMOTHÉRAPIE

En prévention des récidives, mélanger 50 gouttes (chez l'adulte) de chaque remède dans un verre d'eau, à prendre le matin jusqu'à amélioration :

▦ Vaccinum Vitis Idea jpd1

▦ Alnus Glutinosa bmgd1

OLIGOTHÉRAPIE

Prendre les deux remèdes suivants jusqu'à amélioration :

▦ Cuivre-or-argent oligo-élément : 1 prise par jour.

▦ Soufre oligo-élément : 1 prise par jour.

À noter

Les glandes de Bartholin sont au nombre de deux et exactement situées entre les petites lèvres, à la partie postérieure de la vulve, c'est-à-dire la partie la plus proche de l'anus. Leur rôle, bien que mineur, est de lubrifier le vagin pendant l'acte sexuel. Le responsable de la bartholinite est un microbe le plus souvent banal, mais cette infection peut être aussi une MST, notamment un gonocoque.

Bégaiement et troubles de l'élocution

Les **grands repères**

Le bégaiement est un trouble de l'élocution souvent retrouvé dans l'enfance avant six ans, et plus fréquemment chez le garçon. Ce trouble touche 1 % de la population.

Deux types de pathologies se retrouvent : le bégaiement tonique avec accrochage sur les consonnes d, g, p, t, et le bégaiement clonique où l'on retrouve la répétition des syllabes.

Le **traitement homéopathique**

Prendre 5 granules tous les soirs au coucher en alternance des deux remèdes les plus approchants jusqu'à amélioration :

■ STRAMONIUM 15 CH : à utiliser en cas de bégaiement lors des peurs ou des émotions, chez les enfants ayant peur de l'obscurité et de la solitude, avec des nuits agitées et parfois des terreurs nocturnes.

■ HYOSCYAMUS NIGER 15 CH : indiqué chez les sujets ayant un caractère jaloux, querelleur, ayant peur de beaucoup de choses, ne pouvant trouver les mots adaptés quand ils parlent.

■ ARGENTUM NITRICUM 15 CH : indiqué chez les enfant anxieux, toujours agités, avec une précipitation dans le flux de la parole et qui veulent avoir tout fait avant d'avoir commencé, recherchant les aliments sucrés.

■ MERCURIUS SOLUBILIS 15 CH : à utiliser chez les enfants lents à répondre aux questions, ayant une faible mémoire avec l'oubli des noms propres, des noms de rue, etc., parlant précipitamment, se mettant facilement en colère quand on ne les comprend pas.

■ LYCOPODIUM 15 CH : indiqué chez les sujets qui se trompent de mots, qui ont des troubles de la parole lorsqu'ils perdent confiance en eux (bien qu'ils aient une intelligence souvent brillante), avec un caractère susceptible et se mettant facilement en colère.

■ RANA BUFO 15 CH : indiqué en cas d'infantilisme avec un intellect peu développé, un rire facile et non adapté à la situation, chez un sujet se mettant en colère facilement, à la parole confuse, qui mord quand il est en colère.

■ KALIUM BROMATUM 15 CH : à utiliser si le sujet est anxieux, pleurant facilement, avec des pertes de mémoire, l'oubli d'une syllabe en parlant ou d'un mot dans une phrase, s'il dit un mot pour un autre avec une parole lente et difficile. On remarque aussi une agitation constante des mains, un grincement des dents la nuit, des terreurs nocturnes.

■ BOVISTA 15 CH : préconisé en cas de sensation d'être gonflé et bouffi, une maladresse habituelle des mains, chez un enfant qui bégaie, ayant des mouvements lents, supportant mal les vêtements qui serrent autour de la ceinture, cas de boulimie, douleurs abdominales améliorées en mangeant, rhinite chronique.

À noter

Maîtriser l'angoisse et l'anxiété est très important pour arriver à une amélioration des troubles de la parole. Il ne faut donc pas hésiter à parler avec votre enfant de son bégaiement, lui dire que vous savez qu'il est inquiet, triste ou en difficulté. Il ne faut pas pas oublier de lui dire aussi quand vous entendez que sa parole est améliorée. Il est vivement conseillé de prendre contact avec les associations de bègues pour avoir des conseils et démarrer rapidement une rééducation précoce, adaptée et efficace.

Bouffées de chaleur

Les grands repères

Les bouffées de chaleur sont caractéristiques de la ménopause, mais elles peuvent apparaître avant l'arrêt définitif des règles. La majorité des femmes ressent une vague de chaleur subite, montant du thorax vers la face, accompagnée de sueurs chaudes ou froides avec parfois des frissons.

Le rythme des bouffées de chaleur, leur intensité, leur apparition varient en fonction des femmes. Les émotions, la digestion, les changements de température sont des facteurs favorisants indiscutables.

Le **traitement homéopathique**

Prendre 5 granules chaque soir au coucher et 5 granules lors des bouffées de chaleur du remède le plus approchant jusqu'à amélioration :

■ LACHESIS 9 CH : remède maître de la ménopause, surtout lorsqu'il y a des bouffées de chaleur jour et nuit. Les signes caractéristiques sont les suivants : la femme ne supporte plus les vêtements serrés, a toujours trop chaud, devient de plus en plus bavarde et ne se sent jamais bien.

■ SULFUR 9 CH : indiqué si les bouffées de chaleur débutent dans la poitrine chez des femmes joviales.

■ PHOSPHORUS 9 CH : à utiliser si les bouffées de chaleur débutent dans le dos chez des femmes longilignes. Aggravation des symptômes par les émotions.

■ SEPIA 9 CH : conseillé en cas d'asthénie, de malaises, de cernes sous les yeux lors des bouffées.

■ LILIUM TIGRINUM 9 CH : indiqué en cas de bouffées de chaleur accompagnées de sueur et/ou d'excitation sexuelle.

■ VERATRUM ALBUM 9 CH : à utiliser si les bouffées de chaleur sont doublées d'une tendance aux malaises, la rougeur de la face augmentant lorsque le sujet est en position assise.

■ ACONITUM NAPELLUS 15 CH : indiqué en cas de bouffées de chaleur très congestives chez une femme agitée, angoissée avec la peur de mourir. La peau est sèche, chaude.

■ BELLADONNA 15 CH : à utiliser si le visage est rouge, chaud, couvert de sueur.

Les **traitements complémentaires**

GEMMOTHÉRAPIE

Mélanger 50 gouttes de chaque remède dans un verre d'eau, à prendre jusqu'à amélioration :
■ Vaccinum Vitis Idea jpd1
■ Rubus Ideaus jpd1

OLIGOTHÉRAPIE

Prendre les deux remèdes suivants jusqu'à amélioration :
■ Manganèse-cobalt : 1 prise un matin sur deux.
■ Zinc-cuivre : 1 prise un matin sur deux.

À noter

Il vaut mieux éviter les éléments qui peuvent déclencher les bouffées de chaleur. Ce sont les aliments brûlants et épicés, l'alcool, le café, le thé, les changements brusques de température, les douches et les bains très chauds, le sauna. Tous ces éléments causent une vasodilatation à la surface de la peau et provoquent ainsi les bouffées de chaleur.

Il est également conseillé de porter des vêtements en fibres naturelles comme le coton, la laine et le lin qui permettent une meilleure ventilation du corps et laissent évaporer la sueur. Les fibres synthétiques ont tendance à emprisonner la chaleur, ce qui augmente les désagréments des bouffées de chaleur.

Boulimie, hyperphagie, grignotage

Les grands repères

Les troubles du comportement alimentaire sont souvent les conséquences de problèmes psychologiques sous-jacents.

L'homéopathie peut être une aide pour corriger ce trouble du comportement alimentaire. Chaque remède a ses particularités et nous ne donnerons ici que les principaux, avec les grandes caractéristiques évocatrices. Une consultation chez un homéopathe est conseillée pour déterminer le remède de terrain.

Les traitements homéopathiques

SUJET JAMAIS RASSASIÉ

Prendre 3 granules au coucher des deux remèdes les plus évocateurs:
- BOVISTA 15 CH: indiqué si la faim est continue, même après un repas. Somnolence après le repas, surtout le soir. Hoquet avant et après le repas. Sensation d'être bouffi et gonflé. Pas d'appétit au petit-déjeuner chez un nauséeux mais amélioré en mangeant. Désir de boissons froides.

■ Lac Caninum 15 ch : à utiliser chez le sujet ne pouvant satisfaire sa faim. Aversion pour tout ce qui est sucré. Désir d'une cuisine très relevée chez un sujet se servant très largement du sel, du poivre et de la moutarde. Soif considérable. Grand désir et consommation importante de lait. C'est aussi un remède utile dans les phases d'anorexie.

■ Graphites 15 ch : indiqué chez le sujet ayant une faim immodérée, préférant les aliments froids et bourratifs, avec une aversion pour la viande, les mets cuisinés, le sel. Une grande soif survient le matin et après les repas. La digestion est pénible et s'accompagne de somnolences, de gaz, de pesanteur. Sujet frileux et fatigué.

■ Natrum Carbonicum 15 ch : préconisé en cas de soif incessante, grand désir d'eau froide, faim vorace, surtout le matin, gloutonnerie. Sujet se levant la nuit pour manger. Aversion pour le lait qui occasionne de la diarrhée. Digestion médiocre s'accompagnant d'une mauvaise humeur. Distension et flatulences gastriques après les repas.

SUJET VITE RASSASIÉ, QUI MANGE SOUVENT, GRIGNOTE

Prendre 3 granules au coucher des deux remèdes les plus évocateurs :

■ Psorinum 9 ch : indiqué chez le sujet vite rassasié bien qu'il ait un fort appétit. Faim dans la soirée. Désir de bière. Soif constante. Aversion pour le porc. Désir d'acides. Sujet ayant des problèmes de peau et extrêmement frileux.

■ Petroleum 15 ch : préconisé en cas de boulimie rapidement rassasiée. Désir exagéré pour la bière. Voracité. Aversion pour la viande, le gras, les aliments chauds, le chou. Digestion laborieuse. Sujet présentant facilement un eczéma.

■ Lycopodium 15 ch : à utiliser en cas d'alternance de faim immodérée et de satiété soudaine. Sujet qui perd l'appétit dès la première bouchée puis qui présente un autre jour une faim voire une boulimie. Aversion pour les mets chauds ou cuits, le pain de seigle, la viande, le café, la fumée de tabac. Désir de sucreries, de mets sucrés. Alternance d'absence de soif et de soif ardente. Soif nocturne après les repas. Douleurs à la vésicule biliaire.

SUJET GROS MANGEUR ET BON VIVANT

Prendre 3 granules au coucher des deux remèdes les plus évocateurs :

■ Sulfur 9 ch : indiqué en cas d'accès de boulimie. Faim canine qui oblige à manger fréquemment. Désir de sucreries qui rendent malade. Désir démesuré de crudités et de salades. Sujet qui digère mal le lait, la viande, le gras, les acides, les farineux, le sucre. Soif continuelle, même la nuit, surtout pour la bière.

▨ Nux Vomica 9 ch : préconisé en cas de boulimie périodique l'après-midi. Aversion pour le pain, le lait, le café, le tabac. Désir d'alcool. Sensation que les aliments n'ont aucun goût. Mauvaise humeur, tête lourde, somnolence et anxiété après les repas.

SUJET QUI A DES ACCÈS DE BOULIMIE SUITE AUX CONTRARIÉTÉS OU AUX FRUSTRATIONS
Prendre 3 granules au coucher des deux remèdes les plus évocateurs :
▨ Staphysagria 15 ch : à utiliser en cas de voracité, de boulimie même après un repas. Désir de soupes, de vin, de tabac. Absence de soif.
▨ Antimonium Crudum 15 ch : indiqué chez le gros mangeur surtout lors d'une déception ou d'une contrariété. Désir d'acides. Soif, surtout la nuit. Sensation de faim le matin au réveil non satisfaite en mangeant. Lassitude après le repas avec abdomen tendu.
▨ Conium Maculatum 15 ch : absence totale d'appétit en cas de frustration, alternant avec une boulimie et une mauvaise digestion. Aversion et intolérance pour le pain. Désir de café, d'aliments acides et salés. Intolérance aux mets cuisinés avec du lait.

SUJET AYANT UN APPÉTIT CAPRICIEUX
Prendre 3 granules au coucher des deux remèdes les plus évocateurs :
▨ Lachesis 15 ch : indiqué en cas de troubles alimentaires pendant la ménopause. Indifférence complète pour les aliments et les boissons. Aversion pour le pain. Appétit irrégulier, alternant entre boulimie et anorexie. Bâillements et malaise si l'on ne mange pas immédiatement. Soif insatiable, langue souvent sèche. Désir de vin, de lait, d'huîtres.
▨ Sepia 15 ch : conseillé en cas de grande voracité avec boulimie, surtout avant les règles. Désir de vin et de bière. Aversion pour la viande et le lait qui occasionne la diarrhée. Quelquefois anorexie. Digestion pénible.

TROUBLES DE L'APPÉTIT AVEC UN DÉSIR DE SEL
Prendre 3 granules au coucher des deux remèdes les plus évocateurs :
▨ Natrum Muriaticum 15 ch : indiqué en cas de boulimie sans appétit. Désir d'acides. Anosmie (perte de l'odorat) et agnosie (perte du goût). Soif continuelle, souvent avec des nausées. Aversion pour le pain et la fumée de tabac. Vomissements de la grossesse.
▨ Veratrum Album 15 ch : à utiliser en cas de désir de glaces. Appétit vorace. Désir de fruits frais, du goût acide, de mets salés, de harengs, de sardines. Aversion pour les mets chauds. Soif insatiable avec désir de boissons froides.

■ Thuya 15 ch : préconisé en cas de désir de sel car les aliments ne sont jamais assez salés. Sensation de soif la nuit. Désir de boissons et de mets froids. Aversion pour la viande fraîche et les pommes de terre. Sujet rapidement rassasié en mangeant. Intolérance pour les mets gras et les oignons. Après les repas, grandes flatulences, angoisses, palpitations.

Les **traitements complémentaires**

GEMMOTHÉRAPIE
Mélanger 50 gouttes (chez l'adulte) ou 1 goutte par kilo (chez les enfants) de chaque remède dans un verre d'eau, à prendre avant les repas jusqu'à amélioration :
■ Ficus Carica bmgd1
■ Cratægus Oxycantha bmgd1

OLIGOTHÉRAPIE
Prendre le remède Zinc-nickel-cobalt oligo-élément 1 fois par jour.

À noter

L'hyperphagie est une prise d'aliments précis et choisis sans vomissement consécutif, d'une quantité de nourriture dépassant notablement ce que la plupart des personnes mangent dans le même temps et les mêmes circonstances. La personne n'a pas l'impression d'avoir le contrôle de sa prise alimentaire ni la possibilité de s'arrêter ; ces compulsions sont incontrôlables. Elles sont suivies d'un sentiment de dégoût et de honte. Les troubles du comportement alimentaire peuvent se retrouver dans un contexte de frustration chronique et révéler un état dépressif latent.

Bronchiolite

Les **grands repères**

La bronchiolite est une inflammation de l'extrémité des bronches due au virus respiratoire syncytial (VRS) qui est extrêmement contagieux.

La bronchiolite touche les nourrissons de moins de deux ans vivant en zone urbaine, entre octobre et février le plus souvent. Le tabagisme passif et la pollution sont des facteurs favorisants. La toux et la gêne à la respiration nécessitent des séances de kinésithérapie respiratoire. Les nourrissons de moins de trois mois ont des risques élevés de bronchiolite grave avec détresse respiratoire et apnées, nécessitant une hospitalisation.

Une consultation médicale est indispensable devant toute gêne respiratoire d'un nourisson.

L'homéopathie fournit ici un traitement préventif complémentaire des thérapeutiques classiques.

Le **traitement homéopathique**

Prendre 3 granules toutes les 5 minutes des deux remèdes les plus ressemblants, puis espacer dès amélioration:

▨ ANTIMONIUM TARTARICUM 5 CH: à utiliser si les bronches sont très encombrées, avec toux grasse.

▨ FERRUM PHOSPHORICUM 5 CH: à utiliser si la toux est sèche avec peu de température.

▨ BRYONIA ALBA 7 CH: indiqué si la toux est sèche, aggravée en buvant, avec les lèvres sèches et une sensation de soif.

À noter

De nombreuses personnes, adultes et enfants, sont infectées en période d'épidémie et peuvent contaminer les nourrissons. Les principales mesures de prévention consistent en quelques règles simples d'hygiène:

☐ Se laver les mains à l'eau et au savon, pendant au moins 30 secondes, avant de s'occuper des nourrissons.

☐ Ne pas embrasser les tout petits sur le visage. Il faut, en particulier, apprendre aux grands frères ou aux grandes sœurs qui ont le nez qui coule à ne pas embrasser le bébé.

☐ Éviter de sortir les enfants dès l'âge d'un ou deux mois dans les lieux fréquentés et confinés, comme les supermarchés ou les transports en commun.

☐ En cas de rhume, veiller à désobstruer régulièrement les voies nasales à l'aide d'instillation de sérum physiologique ou d'un mouche-bébé, pour éviter que le virus s'étende vers les bronches.

Bronchite aiguë

Les grands repères

La bronchite aiguë est une inflammation aiguë des bronches ou des bronchioles (petites bronches) d'origine infectieuse. Elle est le plus souvent due à un virus (dans près de 90 % des cas), rarement à une bactérie. La bronchite peut faire suite à une rhinopharyngite, une trachéite, une laryngite. L'incubation peut durer de quelques jours à quelques semaines en fonction du microbe en cause.

La toux sèche est associée à des douleurs brûlantes en arrière du sternum et à une hausse de la température. Lui succède alors une phase « humide » où la toux n'entraîne plus de douleurs mais devient productive : elle ramène des crachats gras pouvant être purulents.

La bronchite aiguë simple évolue spontanément vers la guérison en une dizaine de jours sans laisser de séquelles, mais dans certains cas, une toux peut persister pendant plusieurs semaines.

Le traitement homéopathique

BRONCHITE AVEC TOUX SÈCHE OU PEU GRASSE

Prendre 3 granules 3 fois par jour (loin des repas) des remèdes les plus approchants :

▓ ACONITUM NAPELLUS 5 CH : à utiliser en cas d'agitation, pas de transpiration, température, et pour les bronchites prises au tout début.

▓ BELLADONNA 5 CH : indiqué en début de bronchite avec une fièvre élevée, une sensation de soif et des sueurs.

▓ BRYONIA ALBA 5 CH : préconisé en cas de toux sèche, de soif, de bouche sèche et/ou de température.

▓ IPECA 5 CH : conseillé si l'expectoration est peu importante, visqueuse, difficile.

BRONCHITE AVEC TOUX GRASSE

Prendre 3 granules 3 fois par jour (loin des repas) des remèdes les plus approchants :

▓ ANTIMONIUM TARTARICUM 5 CH : indiqué en cas de présence de mucosités et toux grasse.

▨ Mercurius Solubilis 5 ch : à utiliser en cas de bronchite traînante avec de la fièvre et de la température la nuit et/ou une hypersalivation.

▨ Pulsatilla 5 ch : préconisé en cas de toux grasse, peu irritante le matin et plus sèche le soir.

▨ Phosphorus 5 ch : indiqué en cas de bronchite sévère avec une sensation de chaleur au niveau de la poitrine, une soif d'eau, une oppression dans la poitrine.

▨ Sulfur 5 ch : remède utile pour accélérer la guérison d'une bronchite aiguë.

EN PRÉVENTION DES BRONCHITES À RÉPÉTITION

Prendre les deux remèdes suivants :

▨ Aviaire 9 ch : prendre 1 dose une fois par mois si le sujet a tendance à prendre froid facilement.

▨ Thymuline 9 ch : prendre 1 dose par mois durant l'hiver.

Les **traitements complémentaires**

GEMMOTHÉRAPIE

Mélanger 50 gouttes (chez l'adulte) ou 1 goutte par kilo (chez les enfants) de chaque remède dans un verre d'eau, à prendre matin et soir jusqu'à amélioration :

▨ Ribes Nigrum bmgd1

▨ Rosa Canina jpd1

OLIGOTHÉRAPIE

Prendre le remède Cuivre oligo-élément 1 fois par jour.

À noter

Les antibiotiques sont le plus souvent inutiles (car inefficaces sur les virus) dans les bronchites aiguës. Ils ne doivent être prescrits que s'il y a surinfection par une bactérie agressive. De plus, l'utilisation abusive d'antibiotiques favorise l'apparition de germes (microbes) résistant aux antibiotiques.

Bronchite chronique

Les **grands repères**

La bronchite chronique simple correspond à une atteinte du tissu respiratoire. La bronchite chronique se définit par une toux grasse avec expectoration tous les matins pendant au moins trois mois de suite dans l'année. Elle est presque toujours due au tabac et évolue sur plusieurs années. La bronchite chronique obstructive est le stade encore plus dégradé. Les lésions acquises de la muqueuse bronchique sont alors irréversibles et une insuffisance respiratoire s'installe.

Le traitement repose sur l'arrêt du tabagisme actif et passif et un évitement de toute pollution agressive. L'arrêt du tabac au premier stade de la bronchite permettra en quelques années un retour à la normale de l'organisme.

Le **traitement homéopathique**

Prendre 5 granules tous les soirs au coucher en alternance des deux remèdes les plus approchants jusqu'à amélioration :

▪ KALIUM BICHROMICUM 7 CH : indiqué en cas de toux grasse avec une expectoration difficile et/ou des sinusites fréquentes.

▪ STANNUM METALLICUM 7 CH : à utiliser si la toux est grasse, l'expectoration facile, avec asthénie, frilosité et/ou enrouement facile.

▪ HYDRASTIS 7 CH : conseillé en cas de toux grasse, jaune, difficile à expectorer.

▪ NATRUM CARBONICUM 7 CH : préconisé en cas de toux grasse et de toux sèche en alternance avec une expectoration au goût salé, chez les sujets frileux qui s'enrhument facilement, avec une grande asthénie et une intolérance à la chaleur atmosphérique.

▪ MERCURIUS SOLUBILIS 7 CH : indiqué en cas de bronchite chronique avec une expectoration purulente, une fièvre nocturne plus importante, une transpiration ne soulageant pas, une haleine fétide, une hypersalivation.

▪ SILICEA 7 CH : à utiliser en cas d'expectoration abondante le jour, avec une tendance à l'emphysème* ou à l'asthme, la toux étant améliorée en consommant des boissons chaudes.

Les **traitements complémentaires**

GEMMOTHÉRAPIE

Mélanger 50 gouttes (chez l'adulte) ou 1 goutte par kilo (chez les enfants) de chaque remède dans un verre d'eau, à prendre matin et soir jusqu'à amélioration :

- Rubus Fructicosus jpd1
- Corylus Avellana bmgd1
- Ribes Nigrum bmgd1

OLIGOTHÉRAPIE

Prendre les deux remèdes suivants jusqu'à amélioration :

- Manganèse-cuivre oligo-élément : 1 prise par jour.
- Soufre oligo-élément : 1 prise par jour.

À noter

Le tabagisme est responsable de 90 % des bronchites chroniques. La pollution atmosphérique expliquerait que le nombre de bronchites chroniques soit en augmentation dans les villes. L'exposition professionnelle intense et prolongée aux agents irritants respiratoires comme le chlore, les acides ou d'autres produits chimiques sous formes de gaz, de fumées ou de particules, est aussi à l'origine de certaines bronchites chroniques.

Brûlures

Les **grands repères**

Les brûlures sont des lésions de la peau et des muqueuses provoquées par la chaleur ou par une substance chimique. La gravité dépend de l'étendue de la surface et de la profondeur d'atteinte du tissu, allant de la brûlure légère du premier degré à la brûlure grave du troisième degré. Une brûlure du second ou du troisième degrés ou une brûlure qui atteint 9 % de la surface corporelle impose le plus souvent l'hospitalisation.

Si la brûlure est due à de l'eau bouillante, arrêtez l'agression en versant de l'eau froide sur les vêtements ébouillantés. Ne pas appliquer de l'huile ou du beurre sur une brûlure, quel que soit son degré ou son étendue. Surtout, ne percez jamais les cloques qui risqueraient ainsi de s'infecter : la peau ayant un rôle de protection, la brûlure non traitée sera la porte ouverte à l'infection. Les brûlures doivent être désinfectées.

Le traitement homéopathique

AU MOMENT DE LA BRÛLURE

Prendre 3 granules toutes les 5 minutes des deux remèdes les plus ressemblants jusqu'à amélioration :

■ APIS 5 CH : indiqué en cas de peau rouge et gonflée, sans cloque, avec une douleur piquante.

■ BELLADONNA 5 CH : préconisé en cas de peau rouge, chaude, sans cloque.

■ RHUS TOXICODENDRON 5 CH : conseillé en cas de présence de petites cloques.

■ CANTHARIS 4 CH : s'il y a présence de grandes cloques sur la peau, ce remède facilite la cicatrisation.

APRÈS LA BRÛLURE

Prendre 5 granules 2 fois par jour du remède le plus approchant jusqu'à la guérison :

■ ARSENICUM ALBUM 5 CH : à utiliser si la brûlure est importante avec une évolution vers la gangrène.

■ CAUSTICUM 7 CH : indiqué en cas de brûlure cicatrisant mal, avec une plaie traînante.

À noter

Si le pourcentage des accidents par brûlures représente 3 % du total des accidents de la vie courante, il s'agit d'accidents graves qui touchent surtout les enfants de un à cinq ans (liquides bouillants) et les enfants de plus de huit ans (incendies, explosions).

Bruxisme

Les **grands repères**

Le bruxisme est une contracture inconsciente, nocturne ou diurne, des muscles élévateurs de la mâchoire, pouvant se produire aussi bien chez l'enfant que chez l'adulte. Pour être plus clair, il s'agit en fait de personnes qui serrent les dents plusieurs heures par jour ! Beaucoup de personnes ignorent totalement leur trouble. Leurs mouvements sont parfois inaudibles, parfois bruyants.

L'apparition du bruxisme serait d'origine psychologique et permettrait d'évacuer un stress. L'anxiété, le stress et le surmenage seraient des facteurs favorisants. Une mauvaise occlusion dentaire ne serait pas une cause mais une circonstance aggravante.

En général, le bruxisme est faible et temporaire, mais il peut devenir gênant voire douloureux, entraînant des maux de tête, certaines tensions musculaires et des douleurs articulaires. Il témoigne aussi d'une importante activité cérébrale pendant le sommeil. Il est souvent associé aux terreurs nocturnes.

Le **traitement homéopathique**

Prendre 3 granules matin et soir du remède le plus approchant jusqu'à disparition.

CHEZ L'ENFANT

- CINA 5 CH : indiqué souvent chez les enfants nerveux, sujets aux vers.
- CHAMOMILLA VULGARIS 7 CH : à utiliser lors des poussées dentaires.
- PODOPHYLLUM 7 CH : à utiliser lors des poussées dentaires avec un besoin de mâchonner.

CHEZ LES SUJETS ANXIEUX ET STRESSÉS

- COFFEA CRUDA 5 CH : indiqué surtout si l'on retrouve des névralgies* dentaires et une excitation cérébrale.
- KALIUM BROMATUM 5 CH : indiqué chez les sujets déprimés, anxieux, au sommeil difficile avec cauchemars et terreurs nocturnes et qui pensent à leurs soucis.

■ ARSENICUM ALBUM 7 CH : indiqué chez les sujets anxieux, agités, ne tenant pas en place, qui sont méticuleux et ont un besoin de s'occuper.

Les **traitements complémentaires**

OLIGOTHÉRAPIE
Prendre le remède Manganèse oligo-élément 1 fois par jour.

À noter

Le principal problème du bruxisme est une usure prématurée et excessive des dents qui se fendillent. La prise de conscience est déjà un début de traitement et permet une autosurveillance dans la journée. Quand cette usure devient trop grande, le port d'une gouttière dentaire en résine, qui protège les dents la nuit en empêchant vos mâchoires de se toucher, peut être nécessaire. Le traitement peut comporter le port d'un appareil dentaire.

Caries à répétition

Les **grands repères**

La place de l'homéopathie n'est pas dans le traitement de la carie banale, mais dans la carie à répétition qui touche certains types de patients. Cette maladie infectieuse se maintient toujours en tête des maladies malgré des progrès incontestables dans la prévention.

La carie dentaire est le résultat de la perte des minéraux qui contribuent à la santé des dents. Elle survient lorsque les bactéries naturellement présentes dans la bouche entrent en contact avec des aliments qui contiennent du sucre ou de l'amidon modifié. Les bactéries forment alors un acide qui attaque les dents, et la carie peut s'installer.

Certaines personnes sont plus à même de présenter des caries ; on dit qu'elles ont un terrain plus favorable au développement de lésions carieuses. Nous proposons ici quelques remèdes utiles, mais une consultation chez un dentiste spécialisé en homéopathie est fondamentale pour corriger ces problèmes de terrain.

Le **traitement homéopathique**

Prendre 10 granules 1 fois par semaine des deux remèdes les plus approchants durant plusieurs mois, jusqu'à disparition des apparitions à répétition des caries :

■ SILICEA 9 CH : préconisé en cas de carie du collet avec une déminéralisation et/ou des taches blanches sur les ongles.

■ CALCAREA FLUORICA 9 CH : à utiliser en cas de tendance à la spasmophilie chez un sujet frileux, dynamique, qui aime entreprendre, avec sueur à l'effort, ayant un mauvais émail dentaire.

■ LUESINIUM 9 CH : indiqué si l'inflammation des muqueuses est fréquente avec des insomnies chroniques, des difficultés de concentration, peu d'aptitude aux mathématiques, une mémoire faible (surtout des noms propres), une tendance à l'alcoolisme.

■ CALCAREA PHOSPHORICA 9 CH : indiqué si l'apparition de la carie fait suite à une poussée de croissance.

■ KREOSOTUM 9 CH : à utiliser en cas de dents cariées très précocement, de caries durant la grossesse, de caries du collet, de gencives saignantes, de caries des dents de lait.

■ STAPHYSAGRIA 9 CH : conseillé en cas de caries du collet à répétition dans un contexte de frustration et de désir de sucre.

Les traitements complémentaires

GEMMOTHÉRAPIE

Mélanger 50 gouttes (chez l'adulte) ou 1 goutte par kilo (chez les enfants) du remède Abies Pectinea bmgd1 dans un verre d'eau, à prendre le matin pendant plusieurs mois jusqu'à disparition des récidives.

OLIGOTHÉRAPIE

Prendre le remède Fluor oligo-élément 1 fois par jour pendant plusieurs mois, jusqu'à disparition des récidives.

À noter

Durant les deux à trois premières années après leur apparition, les dents sont particulièrement vulnérables à la carie. Il est donc important de bien préparer les dents des enfants pour faire face à cette situation en fournissant aux tout petits une alimentation pauvre en sucre et en amidon modifié, et riche en calcium, en protéines, en vitamines D et C (fruits), et ce dès la naissance.

Cauchemar

Les grands repères

Le cauchemar le plus courant est occasionnel ; c'est celui que tout le monde fait un jour ou l'autre, avec un scénario d'angoisse, de danger, de violence, le sentiment d'être poursuivi, la mort qui rôde...

C'est lorsque le cauchemar est répétitif qu'il devient problématique. Les nuits sont perturbées par des éveils consécutifs et l'angoisse du dormeur peut s'étendre à la journée. Il existe plusieurs périodes de sommeil et les rêves et les cauchemars se déroulent durant la phase appelée « sommeil paradoxal », qui se reproduit plusieurs fois au cours de la nuit. Ce genre de cauchemar répétitif n'est pas le plus courant mais pose plus de problèmes, dans la mesure où l'on a du mal à s'en débarrasser. La solution, en général, consiste à chercher l'origine du traumatisme fondateur avec l'aide d'un psychiatre ou d'un psychanalyste.

Le traitement homéopathique

Prendre 3 granules le soir au coucher du remède le plus approchant jusqu'à amélioration :

▨ STRAMONIUM 9 CH : à utiliser si le sommeil est agité et le cauchemar violent, avec peur du noir.

▨ LACHESIS 9 CH : à utiliser si le cauchemar est accompagné de rêves de mort et de serpents, chez un sujet jaloux et méfiant.

▨ BORAX 9 CH : indiqué chez un enfant nerveux et anxieux, ayant peur du tonnerre, sursautant aux bruits.

▨ KALIUM CARBONICUM 9 CH : à utiliser si le cauchemar s'accompagne de crampes des mollets la nuit et de rêves angoissés de mort et de voleurs.

▨ MAGNESIA MURIATICA 9 CH : à utiliser s'il y a des cris et des paroles durant le sommeil avec une difficulté à l'endormissement.

▨ NATRUM MURIATICUM 9 CH : indiqué si l'on rêve de soif et de situations querelleuses, avec paroles et sursauts durant le sommeil.

▨ NUX VOMICA 9 CH : à utiliser si l'endormissement est difficile, le sujet obsédé par son travail, l'esprit constamment occupé, rêvant de son travail, de travaux urgents, avec des courbatures le matin.

Les traitements complémentaires

GEMMOTHÉRAPIE
Mélanger 50 gouttes (chez l'adulte) ou 1 goutte par kilo (chez les enfants) du remède Tilia Tomentosa bmgd1 dans un verre d'eau, à prendre le soir jusqu'à amélioration.

À noter

Les cauchemars sont occasionnels chez les petits enfants. Ils augmentent avec l'âge et sont plus fréquents chez les filles.

Le cauchemar survient le plus souvent en seconde partie de nuit ; il s'accompagne d'un éveil où l'enfant retrouve rapidement une conscience normale et peut raconter ce « mauvais rêve ». Ces caractéristiques essentielles permettent de différencier les cauchemars des terreurs nocturnes.

Céphalée

Les **grands repères**

La céphalée est une douleur de la tête, de localisation et d'intensité variables, tandis que la migraine répond à des critères plus précis, avec notamment la notion de pulsatilité et d'unilatéralité de la douleur.

Le surmenage, le stress ainsi que les excès alimentaires sont les origines classiques des céphalées occasionnelles. Il faut consulter rapidement devant toute céphalée violente apparue suite à un effort physique. De même, toute céphalée chronique nécessite un avis médical.

Le **traitement homéopathique**

Prendre 3 granules 2 fois par jour des deux remèdes les plus évocateurs jusqu'à amélioration.

CÉPHALÉES, SURMENAGE ET STRESS

■ ANACARDIUM ORIENTALIS 7 CH : à utiliser si la douleur est pesante, rend irritable, et qu'elle se trouve calmée en mangeant. Céphalée déclenchée par l'effort intellectuel.

■ IGNATIA 7 CH : indiqué si la céphalée est décrite comme un clou enfoncé dans la tête, aggravée par les odeurs (fleurs, cuisine), par la fumée de cigarette, par une contrariété. Céphalée des sujets hypersensibles et excitables. La douleur s'améliore avec la distraction.

■ KALIUM PHOSPHORICUM 15 CH : indiqué en cas de céphalée du surmenage cérébral retrouvée chez les étudiants ou chez les personnes surmenées sur le plan intellectuel. Notion de fatigue intense, tant intellectuelle que physique.

■ PHOSPHORICUM ACIDUM 9 CH : préconisé en cas de céphalée avec tête lourde et pesante sur fond dépressif, survenant souvent après un épuisement intellectuel ou après des excès sexuels.

■ RUTA GRAVEOLENS 7 CH : indiqué si la céphalée est provoquée par un surmenage oculaire.

■ ZINCUM METALLICUM 7 CH : à utiliser si le sujet est fatigué tant sur le plan intellectuel que physique, avec une agitation des pieds et des jambes. Remède utile dans les céphalées déclenchées par l'absorption de vin blanc.

CÉPHALÉES ET TROUBLES DIGESTIFS

▨ CHELIDONIUM MAJUS 5 CH : à utiliser si les douleurs sont centrées sur l'orbite droite, avec une sensation d'indigestion et des nausées. La langue est jaunâtre et chargée.

▨ NUX VOMICA 5 CH : indiqué chez les sujets toujours pressés, débordés et colériques, lors de céphalées survenant après les excès de table, les repas trop riches. Céphalées soulagées par les vomissements.

▨ BRYONIA ALBA 7 CH : indiqué en cas de céphalée associée à une constipation opiniâtre, douleur aggravée par le mouvement avec la sensation que la tête va éclater. Céphalée améliorée par l'immobilité. Les douleurs diminuent par la pression forte.

▨ PULSATILLA 7 CH : à utiliser si les maux de tête surviennent suite à un repas riche en matières grasses.

Les traitements complémentaires

GEMMOTHÉRAPIE

Mélanger 50 gouttes (chez l'adulte) ou 1 goutte par kilo (chez les enfants) de chaque remède dans un verre d'eau, à prendre jusqu'à amélioration :

▨ Corylus Avellana bmgd1
▨ Ribes Nigrum bmgd1

OLIGOTHÉRAPIE

Prendre le remède Manganèse oligo-élément 1 fois par jour jusqu'à amélioration.

À noter

Céphalées et arthrose cervicale peuvent être liées en raison d'éléments anatomiques communs. Une perturbation au niveau de la colonne vertébrale, provoquée par exemple par une mauvaise position au travail, peut entraîner des céphalées. De même, certains maux de tête peuvent provenir d'un trouble de l'occlusion dentaire et d'une perturbation de l'articulation temporo-mandibulaire suite à une prothèse dentaire mal adaptée ou à une obturation récente de carie.

Chaleur (intolérance à la)

Les grands repères

Certaines personnes supportent mal la chaleur. On parle alors d'une intolérance à la chaleur. Les personnes plus âgées s'adaptent moins facilement aux grandes fluctuations de température. De même, les personnes atteintes de pathologies comme les maladies du cœur, du système circulatoire, du foie, des reins ou du métabolisme peuvent parfois présenter une intolérance accrue à la chaleur.

Les maladies infectieuses aiguës, l'absorption de drogues et d'alcool et le manque de sommeil favorisent l'intolérance à la chaleur.

Le traitement homéopathique

Prendre 5 granules matin et soir des deux remèdes les plus évocateurs :

▧ NATRUM CARBONICUM 5 CH : indiqué en cas de fatigue chez un sujet frileux avec une sensibilité au froid, une intolérance au soleil et au temps chaud, une hypersensibilité au bruit.

▧ SULFUR 5 CH : convient au sujet ayant toujours trop chaud et craignant la chaleur sous toutes ses formes, aggravée par l'état congestif et les troubles vasculaires.

▧ NATRUM MURIATICUM 5 CH : indiqué si le trouble est aggravé par la chaleur en bord de mer et si le sujet a toujours soif.

▧ ANTIMONIUM CRUDUM 9 CH : préconisé en cas de fatigue par temps chaud chez les gros mangeurs à la personnalité irascible et sentimentale.

▧ PODOPHYLLUM 5 CH : indiqué en cas d'aggravation par temps chaud, de faiblesse, d'assoupissement dans la journée, de céphalée chronique améliorée par une diarrhée.

▧ SELENIUM 5 CH : conseillé en cas de fatigue, désir de repos et de stimulants, petite tension, frilosité, crainte du vent, intolérance à la chaleur et au soleil, besoin de dormir longtemps.

▧ CARBO VEGETALIS 5 CH : indiqué en cas de perte d'énergie, de froideur du corps, de frilosité.

▧ BOVISTA 5 CH : à utiliser en cas de fatigue aggravée par temps chaud, de maladresse des mains, de petits saignements de nez le matin, de rhinite chronique, de céphalées et/ou d'une lenteur de compréhension.

À noter

En cas de canicule:

☐ Les vêtements qui gênent ou empêchent les échanges thermiques et l'évacuation par la sudation sont à éviter.

☐ Évitez de sortir à l'extérieur aux heures les plus chaudes.

☐ Essayez de passer au moins deux ou trois heures par jour dans un endroit frais.

☐ Prenez régulièrement dans la journée des douches ou des bains frais, sans vous sécher.

☐ Buvez régulièrement et sans attendre d'avoir soif, au moins un litre et demi à deux litres par jour.

☐ Ne consommez pas d'alcool qui altère les capacités de lutte contre la chaleur et favorise la déshydratation.

☐ Évitez les boissons à forte teneur en caféine (café, thé, cola) ou très sucrées (sodas), car ces liquides sont diurétiques.

Chron (maladie de)

Les grands repères

La rectocolite hémorragique ou maladie de Chron est une maladie digestive chronique très handicapante. Il y a 40 000 personnes qui souffrent de rectocolite hémorragique en France.

Elle touche surtout les adultes jeunes, vers trente ans, et provoque des diarrhées qui surviennent plusieurs fois par jour, parfois avec émission de sang et pouvant s'accompagner de douleurs abdominales intenses. On retrouve une inflammation de la muqueuse du rectum qui peut s'étendre tout le long du colon.

Un suivi médical spécialisé est nécessaire. L'homéopathie trouve sa place en traitement de fond complémentaire des thérapeutiques allopathiques.

Le traitement homéopathique

Prendre 3 granules par jour des deux remèdes les plus approchants jusqu'à amélioration:

▪ CHINA RUBRA 5 CH : indiqué si diarrhée épuisante et peu ou pas douloureuse.

▪ NITRICUM ACIDUM 5 CH : à utiliser en cas de diarrhée sanglante.

▪ MERCURIUS CORROSIVUS 5 CH : à utiliser en cas de colon très inflammatoire.

Les **traitements complémentaires**

GEMMOTHÉRAPIE

Mélanger 50 gouttes (chez l'adulte) du remède Vitis Vinifera bmgd1 dans un verre d'eau, à prendre matin et soir jusqu'à amélioration.

OLIGOTHÉRAPIE

Prendre le remède Zinc-nickel-cobalt oligo-élément 1 fois par jour jusqu'à amélioration.

À noter

Les probiotiques qui sont des bactéries utiles à l'organisme semblent exercer des activités positives dans les maladies inflammatoires de l'intestin et ont révélé des effets prometteurs sur la rémission et les récurrences des colites inflammatoires.

Cicatrice

Les **grands repères**

Sauf si elle est très superficielle, toute plaie, toute brûlure, toute incision chirurgicale, toute infection, toute lésion qui détruit le derme, laissera une cicatrice définitive et indélébile. S'il y a trop de tissu lors de la reconstruction, on parle de «cicatrice chéloïde».

La cicatrisation est un processus qui évolue pendant plusieurs mois. Dans les 4 à 8 semaines qui suivent, elle devient progressivement dure, rouge, légèrement boursouflée et s'accompagne de démangeaisons. Ce n'est qu'après ce délai qu'elle commence à blanchir, à ne plus démanger, à s'aplatir et à s'assouplir, pour prendre progressivement son aspect définitif et stable au bout d'un an environ.

C

Le **traitement homéopathique**

Prendre 3 granules tous les soirs du remède le plus ressemblant :
- CAUSTICUM 5 CH : à utiliser si la cicatrice est douloureuse, indurée.
- SULFURICUM ACIDUM 5 CH : remède utile pour une vieille cicatrice devenant rouge, inflammatoire, brûlante.
- GRAPHITES 5 CH : cicatrice chéloïde, indurée.
- FLUORICUM ACIDUM 5 CH : à utiliser si la cicatrice qui démange est dure.
- CANTHARIS 5 CH : indiqué si la cicatrice est due à une brûlure.

Les **traitements complémentaires**

GEMMOTHÉRAPIE
Mélanger 50 gouttes (chez l'adulte) du remède Populus Nigra bmgd1 dans un verre d'eau, à prendre le matin jusqu'à amélioration.

À noter

La cicatrisation doit être protégée du soleil, car une cicatrice fraîche peut bronzer, et si elle bronze, sa pigmentation sera définitive, ce qui est inesthétique sur une peau qui n'est plus bronzée.

Colère

Les **grands repères**

La colère est une émotion de mécontentement et s'accompagne d'irritation et d'emportement à l'égard d'un acte, d'une personne, d'une organisation ou d'une idée. Cet accès subi d'émotions incontrôlables, qui s'exprime à la fois de façon gestuelle et verbale, peut trouver son déclenchement dans la perception d'une situation vécue comme dévalorisante ou menaçante pour soi ou les siens.

Quelques remèdes en homéopathie permettent de diminuer la fréquence et l'intensité des colères.

Le **traitement homéopathique**

Prendre 10 granules 1 fois par semaine des deux remèdes les plus évocateurs jusqu'à amélioration.

COLÈRE AVEC TENDANCE À LA VIOLENCE

▧ CIMEX 15 CH : à utiliser si la colère est violente avec envie de briser les objets présents, si les muscles sont contractés et douloureux, avec un besoin de s'étirer.

▧ NUX VOMICA 15 CH : indiqué si la colère est explosive, pouvant être violente chez un sujet actif qui manifeste une tendance aux excès alimentaires et à l'alcool, avec un tempérament querelleur et intolérant. Aggravation par l'alcool.

▧ STRAMONIUM 15 CH : à utiliser si la colère est violente avec excitation, yeux brillants durant les crises, jalousie, chez un enfant qui frappe et qui peut mordre lors de contrariétés, ayant un caractère méchant et peureux.

COLÈRE AVEC PROPOS EXCESSIFS DANS LA PAROLE

▧ AURUM METALLICUM 15 CH : convient aux sujets autoritaires, intolérants à la contradiction, rentrant dans des colères folles mais les regrettant ensuite, peu sociables et misanthropes.

▧ ANACARDIUM ORIENTALIS 15 CH : indiqué si la colère est grossière, surtout chez un sujet qui n'a pas mangé et a faim, avec une hypersensibilité générale, un caractère soupçonneux.

▧ LYCOPODIUM 9 CH : à utiliser en cas d'explosion de colère chez un sujet qui parle en termes violents, extrêmement irritable et susceptible.

▧ CEREUS SERPENTINUS 15 CH : indiqué en cas de colère terrible avec grossièretés et jurons, troubles de l'élocution.

À noter

Vouloir faire disparaître la colère est illusoire car elle fait partie du répertoire fondamental de la vie émotionnelle. C'est une émotion normale qui, si elle est contrôlée, est saine en elle-même. Elle est nécessaire aux processus adaptatifs qui permettent de conduire notre vie et nos rapports avec les autres. Aussi, l'empêcher de s'exprimer crée une émotion refoulée avec toutes les somatisations que cela peut engendrer.

Colite abdominale

Les **grands repères**

La colite abdominale ou syndrome de l'intestin irritable traduit un ensemble de symptômes très incommodants qui touchent davantage les femmes que les hommes.

Même si la sensibilité aux émotions n'est pas une cause directe, elle peut expliquer que le problème se retrouve surtout chez les jeunes adultes soumis au stress, accompagné parfois de migraines et d'insomnie.

Il s'agit d'un intestin plus «capricieux» qui réagit, par des spasmes et des contractions, à des facteurs comme les situations stressantes, aux changements hormonaux ou à la consommation de certains aliments.

Le **traitement homéopathique**

Prendre 3 granules 3 fois par jour durant la crise parmi les deux remèdes les plus évocateurs:

▓ COLOCYNTHIS 4 CH: indiqué si la douleur abdominale est améliorée quand le sujet est plié en deux, ou par une bouillotte chaude, ou par les émissions de gaz, ou en appuyant sur l'abdomen, la douleur apparaissant après avoir mangé des fruits ou après une contrariété.

▓ MAGNESIA PHOSPHORICA 5 CH: à utiliser si l'on note une amélioration lorsque le sujet est plié en deux ou par l'effet de la chaleur.

▓ DIOSCOREA VILLOSA 5 CH: à utiliser si amélioration en cambrant les reins, en extension.

▓ CINA 5 CH: à utiliser si amélioration couché sur le ventre, avec une présence fréquente de vers.

▓ STAPHYSAGRIA 7 CH: indiqué si la douleur est aggravée après toute prise d'aliments et améliorée par une pression sur le ventre.

Les **traitements complémentaires**

GEMMOTHÉRAPIE

Mélanger 50 gouttes (chez l'adulte) ou 1 goutte par kilo (chez les enfants) de chaque remède dans un verre d'eau, à prendre matin et soir jusqu'à amélioration :
- Castanea Visca bmgd1
- Alnus Glutinosa bmgd1

OLIGOTHÉRAPIE

Prendre les deux remèdes suivants en alternance jusqu'à amélioration :
- Zinc-nickel-cobalt oligo-élément : 1 prise les jours impairs.
- Manganèse-cuivre oligo-élément : 1 prise les jours pairs.

À noter

Pour soulager la douleur, déposez une bouillotte d'eau chaude ou un coussin chauffant sur votre abdomen. Respirez profondément et détendez-vous.

Attention aux matières grasses qui ont tendance à stimuler les contractions de l'intestin. Méfiez-vous des aliments épicés et de ceux qui causent des flatulences (oignon, chou, haricots, brocoli et chou-fleur). Le café peut déclencher une colite sur un intestin fragile. De même, la bière et les tanins qu'on trouve dans le vin rouge risquent d'exacerber les symptômes.

Conjonctivite

Les **grands repères**

Une conjonctivite est une inflammation de la membrane recouvrant la face interne de l'œil et une partie du globe oculaire. L'irritation de la conjonctive est un problème courant provoqué le plus souvent par une infection bactérienne ou virale, une allergie, ou encore l'introduction accidentelle d'un produit chimique dans l'œil.

Le **traitement homéopathique**

Prendre 3 granules par jour des deux remèdes les plus approchants jusqu'à amélioration :

■ ACONITUM NAPELLUS 5 CH : indiqué en cas de conjonctivite survenant après un coup de froid sur l'œil.

■ BELLADONNA 5 CH : à utiliser en cas de conjonctivite douloureuse avec les yeux très rouges, gênés par la lumière.

■ ARNICA 5 CH : préconisé en cas de conjonctivite après un traumatisme.

■ MERCURIUS SOLUBILIS 5 CH : conseillé en cas de conjonctivite avec présence de pus.

■ ALLIUM CEPA 7 CH : indiqué en cas de conjonctivite avec larmoiement non irritant.

■ EUPHRASIA 7 CH : conseillé en cas de conjonctivite avec larmoiement irritant.

■ PULSATILLA 7 CH : à utiliser en cas de conjonctivite avec les paupières collées le matin, peu irritées.

■ ARSENICUM ALBUM 7 CH : préconisé en cas de conjonctivite allergique, souvent accompagnée d'une rhinite.

■ POUMON HISTAMINE 9 CH : indiqué en cas de conjonctivite allergique.

Les **traitements complémentaires**

GEMMOTHÉRAPIE
En cas de contexte allergique, mélanger 50 gouttes (chez l'adulte) ou 1 goutte par kilo (chez les enfants) du remède Ribes Nigrum bmgd1 dans un verre d'eau, à prendre matin et soir jusqu'à amélioration.

OLIGOTHÉRAPIE
Prendre le remède Manganèse-cuivre oligo-élément 1 fois par jour jusqu'à amélioration.

À **noter**

Chez les personnes sensibles, la fumée de tabac, les parfums de maison, les cosmétiques, les produits d'entretien, la colle des meubles en bois aggloméré favorisent l'apparition de conjonctivites et sont à rechercher dans toute inflammation revenant régulièrement.

Constipation

Les **grands repères**

La constipation est l'évacuation difficile des matières fécales qui sont compactes ou dures et déshydratées. Elle est considérée comme avérée si le nombre de selles est inférieur à trois par semaine.

La constipation peut être due à des troubles physiologiques divers, ou plus particulièrement à une mauvaise alimentation.

Le **traitement homéopathique**

CONSTIPATION PASSAGÈRE

Prendre 5 granules matin et soir du remède le plus approchant jusqu'à amélioration :

▦ MAGNESIA MURIATICA 4 CH : utile chez l'enfant lors de la sortie des dents.

▦ COLLINSONIA 4 CH : à utiliser si la constipation s'accompagne d'hémorroïdes. Remède également indiqué lors de la grossesse.

▦ NUX VOMICA 5 CH : indiqué en cas de constipation survenant suite aux excès d'alcool et de table, avec une sensation de plénitude du rectum accompagnée de faux besoins (constipation alternant avec des épisodes de diarrhée). Remède intéressant aussi lors des constipations survenant après l'abus de laxatifs ou lors de poussées hémorroïdaires.

▦ AMBRA GRISEA 9 CH : indiqué en cas de blocage intestinal en société, chez un sujet émotif.

▦ PLATINA 7 CH : préconisé en cas de constipation lors de voyages.

CONSTIPATION CHRONIQUE

Prendre 5 granules le soir du remède le plus approchant jusqu'à amélioration :

▦ CAUSTICUM 7 CH : indiqué si la paresse intestinale nécessite de grands efforts.

▦ ALUMINA 7 CH : indiqué en cas de sécheresse de la peau et des muqueuses, grossesse, selles dures, peu de besoins d'aller à la selle.

▦ LYCOPODIUM 7 CH : à utiliser en cas de besoins inefficaces, spasmes de l'anus, ballonnements.

▦ GRAPHITES 9 CH : pas de besoins et ballonnements.

▨ Opium 7 CH : à utiliser après un abus de laxatifs ou après un traite-ment médicamenteux.

▨ Bryonia Alba 7 CH : préconisé en cas de selle importante, sèche et dure, constipation persistante.

▨ Sepia 9 CH : remède utile pour lutter contre la constipation chez la femme, particulièrement nécessaire lors de la grossesse.

Les traitements complémentaires

GEMMOTHÉRAPIE

Mélanger 50 gouttes (chez l'adulte) ou 1 goutte par kilo (chez les enfants) du remède Vaccinum Vitis Idea jpd1 dans un verre d'eau, à prendre le matin jusqu'à amélioration.

À noter

Voici quelques conseils pour soulager votre constipation :

☐ Buvez 1,5 l d'eau par jour au minimum. L'apport de liquide ramollit les selles et favorise leur progression jusqu'au rectum. Privilégiez les jus d'agrumes au pouvoir laxatif d'autant plus puissant qu'ils seront pris à jeun.

☐ Mangez des aliments riches en fibres qui facilitent le transit intestinal. Faites le plein de fruits et de légumes frais ou secs (lentilles, haricots...). Optez pour les céréales complètes (pain, riz, pâtes, blé soufflé, etc.). Pensez aux pruneaux qui facilitent l'évacuation des selles.

☐ Ne vous retenez pas quand l'envie se fait sentir. Plus les selles séjournent dans le rectum, plus elles se déshydratent et plus les fèces sont difficiles à éliminer.

☐ Pratiquez régulièrement une activité sportive. L'exercice physique, en faisant travailler les muscles de la ceinture abdominale, facilite la défécation.

Coup de chaleur

Les grands repères

Le coup de chaleur appelé « hyperthermie maligne » apparaît lors d'efforts ou lors d'une exposition prolongée dans des conditions de forte chaleur.

Un manque d'hydratation régulier est un facteur favorisant majeur. Le coup de chaleur peut frapper un individu placé dans une ambiance surchauffée (une pièce, une voiture laissée en plein soleil, etc.), s'il est trop couvert ou lors d'un effort physique. Le coup de chaleur se manifeste par une augmentation de la température corporelle associée à des frissons et, si le cas est plus sérieux, par un délire, des obnubilations, voire un coma. Le coup de chaleur est une urgence médicale : l'hydratation et la nécessité de refroidir l'organisme sont impératifs.

Le **traitement homéopathique**

Prendre 3 granules toutes les 5 minutes puis toutes les heures du remède le plus approchant jusqu'à amélioration :

■ Belladonna 5 ch : convient au sujet congestionné et excité avec visage rouge, pupilles dilatées, mal de tête pulsatile, palpitations, intolérance à la lumière et au bruit, chaleur intense rayonnante, soif d'eau froide.

■ Glonoinum 7 ch associé à Belladonna 5 ch : à utiliser si les céphalées sont très importantes, associées à des bouffées de chaleur.

■ Gelsemium 7 ch : remède intéressant chez les personnes ne supportant pas les efforts au soleil. Fatigue musculaire, troubles visuels et tremblements sont retrouvés, ainsi qu'une absence de soif, pas d'accélération du rythme cardiaque, une sensation que le cœur va s'arrêter.

■ Natrum Carbonicum 7 ch : à utiliser si le sujet est facilement épuisé physiquement et mentalement, lors de grosses chaleurs atmosphériques.

À **noter**

Réflexes à adopter en cas de coups de chaleur :

☐ Rester dans un lieu frais.
☐ S'allonger et se déshabiller au maximum.
☐ Appliquer des compresses ou un linge humidifié à l'eau froide sur le visage et sur tout le corps.
☐ Boire de l'eau fraîche.
☐ Consulter systématiquement un médecin, même dans les cas simples où l'état de la victime s'améliore rapidement.

Comment éviter les coups de chaleur ?

☐ Ne laissez jamais, pas même pour quelques minutes, un enfant dans une voiture immobilisée en plein soleil.
☐ Ne couvrez pas les jeunes enfants, surtout lorsqu'ils ont une fièvre élevée.
☐ Ne faites pas d'exercices longs dans une atmosphère surchauffée.

Coup de soleil

Les **grands repères**

Les coups de soleil surviennent après une exposition au soleil sur une peau non préparée ou non protégée. L'effet néfaste immédiat le plus fréquent est une brûlure induite par les rayons ultraviolets. Une demi-heure sous le soleil de midi en été peut suffire à transformer votre peau en une plaque rouge et douloureuse. Attention, la gravité du coup de soleil se mesure en fonction du type de peau, de la durée et de l'intensité d'exposition, ainsi que de la localisation. Le coup de soleil disparaît dans les jours qui suivent en provoquant une desquamation (la peau « pèle ») et une zone dépigmentée.

Le **traitement homéopathique**

Prendre 3 granules toutes les 15 minutes des remèdes les plus évocateurs jusqu'à amélioration:

- CANTHARIS 5 CH: si aspect brûlé, avec cloques.
- APIS 5 CH: si peau rose se présentant comme un œdème.
- BELLADONNA 5 CH: si peau chaude, rouge, avec une température élevée.

À noter

Que faire en cas de coup de soleil? En premier lieu, il est indispensable de ne plus s'exposer et de se mettre à l'ombre. Il faut boire en abondance afin de combattre la déshydratation.

En cas de coup de soleil modéré (brûlure simple), il faut appliquer des crèmes apaisantes « après solaire » ou des émulsions spécifiques pour les brûlures. En cas de cloques, il ne faut pas les percer, mais les recouvrir d'un pansement stérile. Pendant les 48 heures qui suivent le coup de soleil, si les douleurs deviennent insupportables ou si une fièvre apparaît, il est nécessaire de consulter un médecin.

Pour éviter le coup de soleil, il est indispensable d'appliquer des crèmes solaires protectrices en rapport avec votre type de peau. Pour les enfants et les adultes à peau fragile, il faut porter un intérêt tout particulier aux premières expositions, qui peuvent être responsables des coups de soleil les plus sérieux.

Couperose

Les **grands repères**

La couperose est une affection touchant électivement les zones convexes du visage (nez, joues, front, menton). La couperose est caractérisée par un aspect rosé de la peau et par la présence de vaisseaux sanguins dilatés. L'acné rosacée se traduit par la présence de boutons inflammatoires sur un fond de couperose.

Le **traitement homéopathique**

Prendre 5 granules en alternance le soir des deux remèdes les plus évocateurs jusqu'à amélioration :

▓ SULFUR 9 CH : à utiliser si le sujet est intolérant à la chaleur, ayant toujours trop chaud, étant rougeaud. La couperose est alors congestive, aggravée par l'alcool.

▓ NUX VOMICA 9 CH : digestion difficile, chez un gros mangeur.

▓ CAPSICUM 9 CH : à utiliser en cas d'excès de poids chez un sujet frileux, la couperose étant aggravée par l'alcool.

▓ LEDUM PALUSTRE 9 CH : face rouge, bouffie, froide, avec de petites dilatations veineuses.

▓ LACHESIS 9 CH : indiqué en cas d'apparition de la couperose au moment de la ménopause.

▓ KALIUM BROMATUM 9 CH : indiqué en cas d'apparition de la couperose à la puberté, associée à de l'acné.

Les **traitements complémentaires**

GEMMOTHÉRAPIE
Mélanger 50 gouttes (chez l'adulte) de chaque remède dans un verre d'eau, à prendre le matin jusqu'à amélioration :

▓ Castenea Sativa bmgd1

▓ Æsculus Hyppocampus bmgd1

OLIGOTHÉRAPIE
Prendre le remède Zinc-nickel-cobalt oligo-élément 1 fois par jour jusqu'à amélioration.

C

À noter

Si vous êtes sujet à la couperose, quelques mesures de prévention s'imposent:

☐ Évitez l'exposition prolongée au soleil et au froid, ainsi que les longs bains chauds.

☐ Évitez également une consommation excessive et régulière d'alcool, les produits alcoolisés pour la peau, les lotions astringentes, les gels nettoyants, les masques à l'argile qui sèchent sur la peau, les exfoliants ou gommages granuleux, ainsi que la crème à la cortisone utilisée à trop long terme ou mal employée.

Courbature

Les grands repères

Les courbatures se traduisent par une douleur musculaire qui apparaît après l'exercice et peut durer entre 24 et 48 heures. Elles sont principalement dues à trois causes: des microtraumatismes entraînant une atteinte des cellules musculaires et la rupture des petits capillaires sanguins; une accumulation de déchets (acidité, ammoniaque...) dans le muscle; un épuisement des stocks de glycogène, sucre apportant l'énergie au niveau des cellules.

Le traitement homéopathique

PRÉVENTION CLASSIQUE

Prendre 5 granules avant l'effort et 5 granules après, à répéter 3 fois à une heure d'intervalle, parmi les remèdes les plus évocateurs:

■ ARNICA 5 CH: remède permettant la récupération des atteintes musculaires.

■ RHUS TOXICODENDRON 5 CH: à utiliser si les courbatures sont améliorées par le mouvement.

■ RUTA GRAVEOLENS 5 CH: indiqué en cas de sensation de meurtrissure au niveau des os et des muscles, avec un besoin de bouger pour se soulager.

CAS PARTICULIERS

Prendre 3 granules 3 fois par jour des remèdes les plus approchants jusqu'à amélioration :

■ GELSEMIUM 7 CH : indiqué en cas de courbatures non reliées à l'effort mais apparaissant avec la chaleur.

■ NUX VOMICA 7 CH : indiqué en cas de courbatures apparaissant après une mauvaise nuit ou une soirée bien arrosée.

■ SARCOLICUM ACIDUM 7 CH : indiqué dans les surmenages musculaires répétés.

■ BELLIS PERINIS 7 CH : préconisé en cas de courbatures au niveau de la musculature abdominale et du petit bassin.

Les traitements complémentaires

GEMMOTHÉRAPIE

Mélanger 50 gouttes (chez l'adulte) de chaque remède dans un verre d'eau, à prendre le matin jusqu'à amélioration :

■ Quercus Robus bmgd1

■ Vitis Vinifera bmgd1

OLIGOTHÉRAPIE

Prendre le remède Manganèse-cuivre oligo-élément 1 fois par jour jusqu'à amélioration.

À noter

Un bon bain chaud, des massages, des étirements doux ainsi qu'une alimentation adaptée permettent d'accélérer la disparition des courbatures.

Crampe

Les grands repères

L'apparition d'une crampe peut avoir plusieurs causes : elle peut survenir pendant ou juste après un effort, mais peut aussi apparaître alors que le corps est en repos, souvent la nuit, ou sous l'effet de la chaleur. Les crampes correspondent à une contraction involontaire et douloureuse d'un muscle ou d'un groupe de muscles.

Elles résultent probablement d'une insuffisance d'un des éléments intervenant et permettant cette contraction, notamment le glycogène musculaire, qui se trouve épuisé après un effort, mais aussi à cause de carences en vitamines et en minéraux.

Le **traitement homéopathique**

Prendre 3 granules avant et pendant les crises des remèdes les plus approchants :
▓ CUPRUM METALLICUM 5 CH : indiqué en cas de crampes des mollets souvent très douloureuses et améliorées par l'étirement.
▓ MAGNESIA PHOSPHORICA 7 CH : à utiliser dans les crampes des mains ou crampe des écrivains, mais aussi des mollets, améliorées en pliant le membre.
▓ ACTEA RACEMOSA 9 CH : préconisé en cas de crampes siégeant au niveau du dos, des épaules et de la nuque.

Les **traitements complémentaires**

GEMMOTHÉRAPIE
Mélanger 50 gouttes (chez l'adulte) de chaque remède dans un verre d'eau, à prendre le soir jusqu'à amélioration :
▓ Abies Pectinea bmgd1
▓ Juglans Regia bmgd1

OLIGOTHÉRAPIE
Prendre les deux remèdes suivants jusqu'à amélioration :
▓ Magnésium oligo-élément : 1 prise par jour.
▓ Manganèse-cobalt oligo-élément : 1 prise par jour.

Plusieurs mesures diététiques efficaces dans la lutte contre les crampes sont envisageables :

☐ Consommez suffisamment de glucides (sucre) avant l'effort, sans oublier une ration de récupération adaptée en fonction de l'effort fourni.
☐ Veillez à ne pas consommer trop de café ou de thé avant l'effort, la caféine pouvant favoriser l'apparition des crampes.
☐ Adoptez une alimentation équilibrée et variée afin d'éviter toutes carences vitaminiques et/ou minérales.
☐ Consommez régulièrement des légumes et fruits frais, le plus souvent possible crus, des céréales et dérivés complets.

Crise de nerfs

Les grands repères

La crise de nerfs est un terme plus populaire que médical. Elle se traduit par des pleurs, des cris et des hurlements, un comportement violent et une respiration saccadée.

Une crise de nerfs peut être un moyen de manifester une souffrance psychique et d'attirer l'attention sur soi. Elle peut également être une réaction exceptionnelle face à un choc émotionnel intense, une situation traumatisante ou une frustration.

Si les crises se répètent chez des personnes particulièrement fragiles sur le plan psychologique, il est recommandé de consulter un médecin. L'homéopathie décrit classiquement des personnalités ayant cette tendance.

Le traitement homéopathique

TRAITEMENT DE LA CRISE

Prendre 3 granules, toutes les 5 minutes, du remède le plus approchant en attendant l'accalmie :

■ MOSCHUS 15 CH : indiqué en cas de grande crise théâtrale en public lors d'une contrariété, avec rire mal contrôlé, oppression respiratoire, sensation de boule à la gorge.

▨ IGNATIA 15 CH : à utiliser suite à un choc émotionnel chez un sujet à personnalité introvertie, ruminant silencieusement, manipulant son entourage, avec une sensation de boule dans la gorge, une humeur très changeante lors des distractions.

▨ ASA FŒTIDA 15 CH : préconisé en cas de nervosité, d'intolérance à la douleur, de malaises à la moindre cause, de sensation de boule à la gorge, de palpitations, de grincement des dents, de sensation d'oppression à la poitrine.

TRAITEMENT DE FOND SI LES CRISES SONT FRÉQUENTES

Prendre 10 granules 1 fois par semaine des remèdes les plus évocateurs jusqu'à la disparition des crises :

▨ ACTEA RACEMOSA 15 CH : à utiliser si la loquacité est permanente avec passage du coq à l'âne, douleur et crispation aux niveaux dorsal et cervical.

▨ PLATINA 15 CH : indiqué si la personnalité est hautaine, orgueilleuse, méprisant tout le monde sauf les personnes admirées, avec une tendance facile au mensonge.

▨ PULSTATILLA 15 CH : à utiliser en cas de sautes d'humeur, surtout lors de la puberté, la consolation améliorant la crise.

▨ LACHESIS 15 CH : à utiliser si la crise de nerfs est sur fond de jalousie, surtout en période de ménopause.

Les traitements complémentaires

GEMMOTHÉRAPIE

Mélanger 50 gouttes (chez l'adulte) ou 1 goutte par kilo (chez les enfants) de chaque remède dans un verre d'eau, à prendre lors des crises jusqu'à amélioration :
▨ Tilia Tomentosa bmgd1
▨ Cratægus Oxycantha bmgd1

OLIGOTHÉRAPIE

Prendre les deux remèdes suivants jusqu'à amélioration :
▨ Manganèse oligo-élément : 1 prise par jour.
▨ Lithium oligo-élément : 1 prise le soir.

À noter

Devant une crise de nerfs, voici quelques précautions à observer:

☐ Restez calme et n'élevez pas la voix.
☐ Éloignez l'entourage ou isolez la personne dans un endroit tranquille et si possible faiblement éclairé. Allongez-la et parlez-lui pour la rassurer. Rafraîchissez-la éventuellement en appliquant sur son front des compresses d'eau froide.
☐ Ne jamais agir par la force (pas de gifle, de douche froide ni d'éclat de voix).
☐ Si la crise persiste après quelques minutes, appelez un médecin.

Croissance (troubles de la)

Les grands repères

La croissance s'opère par paliers et dépend beaucoup des facteurs nutritionnels, psychologiques, environnementaux et génétiques.

Les mesures du poids et de la taille de l'enfant sont primordiales. Le médecin soupçonne un trouble du développement staturo-pondéral dans deux circonstances: soit lorsqu'il y a une cassure de la courbe du poids et/ou de la taille, soit en cas de taille très inférieure ou très supérieure à la moyenne.

Les remèdes homéopathiques sont donnés à titre indicatif. Une consultation chez un médecin homéopathe permettra de les compléter en déterminant les remèdes de terrain spécifiques à l'enfant.

Le traitement homéopathique

Prendre 10 granules 2 fois par mois des remèdes les plus approchants.

SELON LA CONSTITUTION

■ CALCAREA CARBONICA 9 CH: à utiliser si la croissance est lente et irrégulière avec une morphologie souvent trapue, chez un sujet peu souple au niveau ligamentaire.

■ CALCAREA PHOSPHORICA 9 CH : indiqué chez les sujets longilignes, grandissant par poussées rapides, présentant des phases de fatigue alternées à des périodes d'euphorie, fatigables facilement.

■ CALCAREA FLUORICA 9 CH : à utiliser si le sujet présente une hyper-laxité ligamentaire avec des douleurs ligamentaires et articulaires.

QUELQUES REMÈDES INTÉRESSANTS

■ BARYTA CARBONICA 9 CH : approprié aux enfants de petite taille, pas très vifs intellectuellement, jouant aux jeux correspondant à un plus jeune âge, pouvant présenter quelques problèmes d'obésité.

■ SILICEA 9 CH : à utiliser si l'enfant est plutôt de petite taille, intelligent, frileux, maigre, présentant souvent des caries dentaires, des taches blanches sur les ongles, remuant et nerveux, avec des difficultés d'attention et le besoin d'être encouragé pour agir.

■ PHOSPHORICUM ACIDUM 9 CH : indiqué en cas de douleurs de croissance lors des poussées, chez un sujet souvent longiligne, fatigué.

Les **traitements complémentaires**

GEMMOTHÉRAPIE

Mélanger 50 gouttes (chez l'adulte) ou 1 goutte par kilo (chez les enfants) de chaque remède dans un verre d'eau, à prendre le matin, une semaine sur deux et en cure de trois mois, pendant la période de croissance :
■ Abies Pectinea bmgd1
■ Juglans Regia bmgd1

OLIGOTHÉRAPIE

Prendre les deux remèdes suivants, une semaine sur deux, pendant la période de croissance :
■ Manganèse-cuivre oligo-élément : 1 prise par jour.
■ Zinc oligo-élément : 1 prise par jour.

À noter

Les problèmes de croissance se manifestent par des douleurs diffuses dans un membre, le plus souvent la nuit, et dans les membres inférieurs. Elles ne durent généralement pas longtemps.

Ces douleurs se produisent quand l'enfant, entre quatre et douze ans, fait une poussée de croissance. Les douleurs de croissance ne sont pas graves.

Cystite, infection urinaire

Les **grands repères**

La cystite se manifeste par une douleur en urinant, une envie d'uriner fréquemment et des urines troubles, signes principaux d'une infection urinaire basse. Un traitement par antibiotiques est nécessaire après avoir isolé le germe lors d'une analyse d'urine.

C'est à partir de quatre crises annuelles que la cystite est considérée comme récidivante chez la femme. Un bilan doit alors être entrepris afin d'identifier la cause, mais dans la majorité des cas, aucune cause n'est retrouvée.

Le traitement homéopathique est efficace dans le cadre de cystites à répétition qui peuvent devenir chroniques, mais aussi pour les cystites dites « sans germe ».

Le **traitement homéopathique**

La posologie est de 3 granules, toutes les heures pour les cystites aiguës, et tous les soirs pour les cystites chroniques, des deux remèdes les plus évocateurs :

CYSTITES AIGUËS DANS L'ATTENTE DU TRAITEMENT ANTIBIOTIQUE

▪ CANTHARIS 5 CH : remède principal des cystites présentant une sensation de brûlure.

▪ MERCURIUS CORROSIVUS 4 CH : indiqué lorsque la sensation de brûlure est doublée d'une sensation de ténesme* du sphincter vésical.

CYSTITES À RÉPÉTITION OU CHRONIQUES

▪ LYCOPODIUM 7 CH : remède prescrit lorsqu'il y a présence de sédiments rouges dans les urines et en cas de cystites et de coliques néphrétiques à répétition, avec une perturbation du métabolisme des graisses et de l'acide urique.

▪ SEPIA 5 CH : indiqué en cas d'infections à répétition (avec une sensation de pesanteur de la vessie), utile dans le cas des cystites survenant pendant la grossesse.

▪ PAREIRA BRAVA 4 CH : indiqué lorsqu'on ressent un besoin constant d'uriner, accompagné de brûlures avec miction difficile. La douleur peut irradier vers les cuisses. Chez l'homme, on retrouve une sensation d'éclatement au niveau du gland. Chez la femme, on peut retrouver des douleurs spasmodiques irradiant vers l'utérus.

FAUSSES CYSTITES

La fausse cystite, survenant lors de fortes contrariétés ou après un rapport sexuel, présente des douleurs qui cessent pendant la miction et qui reviennent ensuite, avec la sensation d'avoir en permanence une goutte dans le canal de l'urètre. Dans ce cas, utiliser STAPHYSAGRIA 15 CH : c'est le grand remède des cystites chroniques dites « sans germe ».

Les traitements complémentaires

GEMMOTHÉRAPIE

Mélanger 50 gouttes (chez l'adulte) de chaque remède dans un verre d'eau, à prendre matin et soir jusqu'à amélioration :
- Junepirus bmgd1
- Fagus Sylvatica bmgd1

OLIGOTHÉRAPIE

Prendre les deux remèdes suivants jusqu'à amélioration :
- Cuivre-or-argent oligo-élément : 1 prise par jour.
- Manganèse-cuivre oligo-élément : 1 prise par jour.

À noter

☐ Une alimentation et une hygiène adaptées permettent de limiter les risques de cystite.

☐ Boire au moins un litre et demi de liquide par jour, le plus souvent possible et en petites quantités.

☐ Éviter de boire du vin blanc ou du champagne, qui, en modifiant brutalement le pH urinaire, risquent de favoriser la multiplication des colibacilles.

☐ Aux toilettes, prendre le temps de bien vider sa vessie.

☐ La toilette intime est essentielle mais ne doit pas être faite à l'excès : une fois par jour à l'eau et au savon de Marseille.

☐ Les produits d'hygiène intime sont déconseillés car ils détruisent la flore de défense située à l'entrée du vagin.

☐ Éviter les longs séjours dans un bain moussant.

☐ Traiter les éventuels troubles du transit (constipation, diarrhée), car les germes de l'intestin contaminent facilement la vessie.

Dents (poussée dentaire)

Les **grands repères**

La poussée dentaire correspond à l'apparition des dents de lait. La plupart des dents de lait sortent autour de cinq et sept mois, et la première dentition est complète vers deux ou trois ans. Les incisives centrales sortent les premières, puis viennent les deux incisives latérales inférieures. Après quelques mois, les quatre molaires apparaissent (les inférieures à douze mois et les supérieures à quatorze mois). Les canines apparaissent entre seize et dix-huit mois et les dernières molaires entre vingt et vingt-quatre mois.

Lors des poussées, il y a une salivation et un mâchonnement excessifs. L'éruption de la dent peut être douloureuse : irritabilité, troubles du sommeil et de l'alimentation, toux, fièvre, diarrhée et rougeur des pommettes sont classiquement décrits.

Le **traitement homéopathique**

Prendre 3 granules 5 fois par jour pendant les crises des remèdes les plus approchants :

■ CHAMOMILLA VULGARIS 7 CH : remède majeur des poussées dentaires chez le nourrisson à joues rouges avec diarrhée. La douleur est améliorée lorsque l'enfant est porté.

■ BORAX 5 CH : à utiliser si des aphtes apparaissent lors des poussées dentaires.

■ PODOPHYLLUM 7 CH : à utiliser si les poussées dentaires sont douloureuses, associées à une diarrhée.

■ BELLADONNA 7 CH : indiqué en cas de convulsions lors des poussées dentaires avec fièvre.

À noter

- ☐ Donnez à l'enfant un anneau de dentition ou un chiffon propre à mâchonner.
- ☐ Massez les gencives si cela semble soulager l'enfant.
- ☐ Des boissons fraîches peuvent être apaisantes, mais évitez les produits gelés qui peuvent léser les gencives.
- ☐ Ne pas donner d'alcool!
- ☐ Ne pas craindre les hématomes gingivaux apparaissant sous forme de vésicules bleutées: ils se résorbent sans problème.

Dents (rage de)

Les grands repères

La rage de dents est la conséquence d'une carie qui n'a pas été traitée en temps utile.

Les remèdes homéopathiques suivants ne peuvent qu'atténuer la douleur, mais il est urgent et indispensable de prendre un rendez-vous avec son dentiste.

Le traitement homéopathique

Prendre 5 granules toutes les heures du remède le plus approchant jusqu'à amélioration:

■ BELLADONNA 7 CH: remède à conseiller en premier lieu. Les douleurs apparaissent brusquement, elles sont battantes, synchrones des pulsations du cœur, avec une amélioration temporaire et lorsque le sujet reste assis, tête haute, sans bouger. Il y a aussi une légère amélioration (relative) en buvant des boissons froides. Il peut y avoir une transpiration chaude, surtout de la face et de la tête. La bouche devient sèche avec une grande soif.

■ BRYONIA ALBA 9 CH: indiqué si la douleur est d'apparition lente, progressive. La dent malade est très sensible au toucher; la douleur est améliorée en serrant fortement les dents. En même temps, le patient se plaint d'une très grande sécheresse de la bouche et des lèvres, avec une soif intense et un désir de grandes quantités d'eau froide à de longs intervalles.

■ ARSENICUM ALBUM 9 CH : à utiliser si la douleur survient fréquemment en pleine nuit, entre 1 et 3 h. Elle donne une sensation de brûlure, paradoxalement améliorée par la chaleur locale, comme une boisson chaude, et aggravée par une boisson froide.

■ ACONITUM NAPELLUS 5 CH : indiqué si la rage de dents est d'apparition brusque, après avoir bu une boisson très froide. La douleur est soudaine, paroxystique, non battante, comme des décharges électriques, violente d'emblée, si violente qu'elle peut provoquer un état d'agitation et d'anxiété disproportionné.

À noter

Un abcès dentaire peut se constituer et provoquer ou aggraver une rage de dent ; il est donc conseillé de consulter un dentiste dès que possible.

Diarrhée

Les grands repères

Les diarrhées correspondent à une fréquence anormalement élevée de selles plus ou moins liquides. Les causes sont très nombreuses : émotionnelles, infectieuses, intoxications alimentaires, allergiques, etc.

La majorité des diarrhées sont bénignes, cependant une diarrhée chronique nécessite un avis médical.

Le traitement homéopathique

Prendre 3 granules 3 fois par jour des deux remèdes les plus approchants jusqu'à amélioration :

■ ANTIMONIUM CRUDUM 5 CH : suite à de gros excès alimentaires.

■ GELSEMIUM 7 CH : suite à une forte émotion ou à une peur.

■ ACONITUM NAPELLUS 7 CH : indiqué si la diarrhée survient après un coup de froid.

■ CHAMOMILLA VULGARIS 7 CH : diarrhée lors des poussées dentaires.

■ Arsenicum Album 5 ch: diarrhée nauséabonde d'origine infectieuse.

■ Veratrum Album 7 ch: diarrhée infectieuse accompagnée de sueurs froides.

■ Colocynthis 7 ch: indiqué en cas de diarrhée très douloureuse avec douleur abdominale améliorée si l'on se plie en deux.

■ China Rubra 7 ch: indiqué en cas de diarrhée non douloureuse, très aqueuse, avec sensation d'épuisement.

Les traitements complémentaires

GEMMOTHÉRAPIE

Mélanger 50 gouttes (chez l'adulte) ou 1 goutte par kilo (chez les enfants) de chaque remède dans un verre d'eau, à prendre matin et soir jusqu'à amélioration:

■ Quercus Robus bmgd1
■ Juglans Regia bmgd1

À noter

Lors d'une diarrhée, mieux vaut éviter de consommer les aliments suivants: les produits laitiers, les jus d'agrumes, la viande, les plats épicés, les friandises, les aliments riches en graisse, les aliments qui contiennent de la farine de blé, le maïs et le son, riches en fibres, les légumes crus et les fruits, à l'exception des bananes.

Réintroduire en premier lieu les féculents comme le riz blanc, les céréales sans sucre, le pain blanc et les biscottes. Ajouter graduellement les fruits et légumes (pommes de terre, concombres, courges), puis les aliments protéinés (viande maigre, poisson, œufs, fromage, etc.).

Difficultés scolaires

Les grands repères

Il est très difficile de déterminer les raisons en matière d'échec scolaire. Certains invoqueront des causes génétiques, neurologiques, sociologiques ou psychoaffectives. Beaucoup de problèmes scolaires sont dus aux difficultés de concentration plus qu'au manque de compréhension proprement dit.

Devant une situation de difficultés scolaires, il convient de réagir vite et de dédramatiser: il faut expliquer qu'une situation n'est jamais considérée comme acquise et responsabiliser l'enfant sans pour autant augmenter son angoisse devant l'échec.

L'homéopathie associée aux oligo-éléments donne de bons résultats.

Le **traitement homéopathique**

DIFFICULTÉS DE COMPRÉHENSION ET D'ATTENTION

Prendre 3 granules le soir au coucher des deux remèdes les plus approchants:

▪ BARYTA CARBONICA 9 CH: à utiliser si l'enfant est assez lent dans la compréhension, souvent frileux, inhibé et angoissé, avec un tempérament timide en société, se cachant derrière sa mère, jouant à des jeux d'âge inférieur.

▪ CALCAREA CARBONICA 7 CH: indiqué si l'enfant est lent dans tous les domaines avec une tendance à l'obésité.

▪ CALCAREA PHOSPHORICA 7 CH: à utiliser si l'enfant est fatigué, maigre, avec une compréhension lente, une baisse de mémoire, des maux de tête lors de l'effort intellectuel, une peur de l'obscurité, poussant des cris la nuit.

▪ AGARICUS 9 CH: à utiliser si l'enfant présente des difficultés de compréhension avec une sensation de torpeur intellectuelle, souvent associée à une mémoire assez faible. Déjà plus jeune, il présentait un retard à l'apprentissage de la marche. Souvent nerveux et irritable, il peut avoir des tics de la face, surtout lorsqu'il se concentre. Les insomnies et les colères ont lieu facilement.

▪ MERCURIUS SOLUBILIS 9 CH: à utiliser si l'enfant a des difficultés de compréhension et de concentration, avec une lenteur des réponses, une relative indifférence affective, un caractère sociable, une tendance aux colères.

▪ MEDORRHINUM 9 CH: indiqué si l'enfant est grognon, ayant peur de l'obscurité, avec un manque de mémoire et d'attention, un comportement précipité, toujours agité des jambes et des pieds, ne finissant pas ce qu'il a commencé.

▦ RANA BUFO 9 CH : indiqué si l'enfant présente un manque de contrôle de ses impressions et de ses réactions, une tendance à l'infantilisme, rire stupide, pleurs et colères faciles avec tendance à mordre, se fâchant s'il n'est pas compris, ayant une mémoire faible.

DÉFAUT DE CONCENTRATION DÛ À UNE FATIGUE CÉRÉBRALE

Prendre 3 granules le soir au coucher des deux remèdes les plus approchants :

▦ KALIUM PHOSPHORICUM 9 CH : à utiliser si l'enfant a une bonne compréhension mais avec une fatigabilité à l'effort intellectuel pouvant être prise pour un manque de volonté, une tendance à l'anxiété et à l'indécision, une baisse de mémoire, un caractère grognon, pleurnicheur, avec des terreurs nocturnes, criant et parlant la nuit, manifestant des bâillements fréquents. Amélioration par un long sommeil.

▦ SILICEA 9 CH : indiqué si l'enfant est intelligent, au regard vif mais nerveux, sursautant au moindre bruit, très sensible au froid, timide dans l'action, manquant d'assurance et de confiance en soi, avec un besoin constant d'être encouragé, des difficultés d'attention, des ongles plus ou moins cassants avec des taches blanches, une fatigue cérébrale aggravée pendant l'effort intellectuel.

▦ PHOSPHORICUM ACIDUM 9 CH : convient aux étudiants épuisés, fatigués nerveusement, avec une forte diminution de la mémoire, un découragement, des maux de tête, une fuite de tout effort cérébral ou de réflexion aggravée par le manque de sommeil et les difficultés à se réveiller le matin.

▦ ONOSMODIUM 9 CH : difficultés de concentration, oublis, lenteur de compréhension et d'idéation avec amélioration en mangeant, maux de tête frontaux, fatigue oculaire et douleur au niveau des yeux, fatigue à l'effort.

▦ ANACARDIUM ORIENTALIS 9 CH : indiqué chez les étudiants sursaturés (saturation des capacités cérébrales) qui ont la sensation de ne plus pouvoir mémoriser, manifestant de l'indécision, une fatigue intellectuelle, des difficultés de compréhension aggravées par tout effort intellectuel, des troubles de l'humeur avec colères et accès de méchanceté. Amélioration en mangeant.

▦ ZINCUM METALLICUM 9 CH : à utiliser en cas de fatigue physique et intellectuelle chez un sujet comprenant difficilement, répétant la question avant d'y répondre, avec des mouvements permanents des pieds et des jambes, un sommeil agité, ne supportant pas le vin.

▦ KALIUM BROMATUM 9 CH : préconisé en cas de fatigue physique et psychique suite aux examens avec surmenage intellectuel, cauchemars et terreurs nocturnes, baisse de mémoire, acné, besoin impérieux de bouger les mains, somnambulisme, troubles de la parole (emploi d'un mot pour un autre).

DIFFICULTÉS SCOLAIRES AVEC PROBLÈME D'ADAPTATION

Prendre 3 granules le soir au coucher des deux remèdes les plus approchants :

■ STAPHYSAGRIA 9 CH : à utiliser si l'enfant est écrasé par une autorité trop forte qui le paralyse et le frustre en l'empêchant de s'exprimer, se réfugiant dans la nourriture sucrée, n'arrivant pas à extérioriser ses problèmes, avec refoulement, rancune, susceptibilité et une tendance aux caries. Amélioration en mangeant et en dormant.

■ IGNATIA 9 CH : à utiliser chez les enfants émotifs à l'humeur variable, ruminant leurs soucis. Les problèmes sont aggravés par les contrariétés, améliorés par les distractions, et s'accompagnent de soupirs fréquents, d'une sensation de boule à la gorge, d'insomnies émotives.

■ GELSEMIUM 9 CH : indiqué en cas de problèmes de concentration et de résultats scolaires avec une tendance au trac et à la panique provoquant une incapacité à réfléchir sereinement. Tremblements et diarrhée émotive sont associés.

■ ARGENTUM NITRICUM 9 CH : insomnies avec difficultés pour se lever le matin, désir d'aliments sucrés.

Les **traitements complémentaires**

GEMMOTHÉRAPIE

Mélanger 50 gouttes (chez l'adulte) ou 1 goutte par kilo (chez les enfants) de chaque remède dans un verre d'eau, à prendre le matin jusqu'à amélioration :
■ Alnus Glutinosa bmgd1
■ Olea Europæa bmgd1

OLIGOTHÉRAPIE

Prendre les deux remèdes suivants jusqu'à amélioration :
■ Manganèse-cuivre oligo-élément : 1 prise par jour.
■ Cuivre-or-argent oligo-élément : 1 prise par jour.

À noter

La concentration est indispensable pour tout apprentissage; elle mobilise une utilisation maximale de la mémoire du travail pour percevoir, enregistrer, rechercher et traiter les informations, faire des plans, prendre une décision... Cependant, il y a une différence entre l'attention et la concentration. L'attention est spontanée, innée et fait appel aux sens; elle demande peu d'efforts si elle est soutenue par une stimulation extérieure (bruit, source lumineuse, objets attrayants). En revanche, la concentration est volontaire et n'est pas innée: elle s'acquiert par l'éducation, la préparation, l'entraînement.

Dyspepsie, indigestion

Les grands repères

La dyspepsie, qui signifie «mauvaise digestion», se rapporte à un ensemble de symptômes pouvant rappeler une grande variété de troubles digestifs.

Même si elle est parfois la conséquence d'une maladie sous-jacente, la dyspepsie est généralement temporaire et se manifeste souvent après un repas abondant ou un événement particulièrement stressant. Ballonnements, flatulences, brûlures gastriques, maux de ventre sont les signes de la dyspepsie.

Le traitement homéopathique

INDIGESTION SUITE À UN EXCÈS ALIMENTAIRE

Prendre 3 granules après le repas toutes les 15 minutes jusqu'à amélioration du remède le plus approchant:

▥ ANTIMONIUM CRUDUM 4 CH: à utiliser si la langue est couverte d'un enduit blanc, avec maux de ventre, selles diarrhéiques et/ou éructations.

▥ NUX VOMICA 4 CH: indiqué en cas de spasmes digestifs après avoir trop bu ou mangé trop gras, en particulier lorsqu'il y a somnolence après le repas avec le besoin de desserrer ses vêtements, et/ou une constipation et un besoin inefficace d'aller à la selle. Ces troubles s'aggravent par la consommation de café.

INDIGESTION SUITE AUX CONTRARIÉTÉS

Pendre 3 granules après le repas toutes les 15 minutes jusqu'à amélioration du remède le plus approchant:

■ IGNATIA 7 CH : indiqué en cas d'indigestion lors de contrariétés avec une sensibilité exacerbée aux odeurs.

■ ANACARDIUM ORIENTALIS 9 CH : à utiliser si dyspepsie nerveuse avec ballonnements, en cas de brûlures nettement améliorées en mangeant, avec un besoin de manger toutes les deux heures.

DOULEURS ET BRÛLURES GASTRIQUES APRÈS LE REPAS

Prendre 3 granules après le repas toutes les 15 minutes jusqu'à amélioration du remède le plus approchant:

■ ARGENTUM NITRICUM 5 CH : préconisé en cas de douleurs d'estomac et/ou d'éructations déclenchées ou aggravées en mangeant des sucreries. Personnes mangeant trop vite, souvent précipitées.

■ ARSENICUM ALBUM 7 CH : indiqué en cas d'indigestion dans les suites d'une intoxication alimentaire avec une sensibilité à l'odeur des aliments et/ou des brûlures d'estomac, calmées en buvant de petites quantités d'eau froide.

■ KALIUM BICHROMICUM 5 CH : conseillé en cas de douleurs gastriques chez les buveurs de bière, qu'ils désirent, aversion à boire de l'eau.

■ PULSATILLA 5 CH : indiqué en cas de nausées et d'indigestion après avoir mangé gras ou glacé, avec une sensation de pierre dans l'estomac.

MAUVAISE DIGESTION CHRONIQUE, BALLONNEMENTS

Prendre 3 granules le soir au coucher jusqu'à amélioration du remède le plus approchant:

■ LYCOPODIUM 9 CH : à utiliser si la faim est vite rassasiée, en cas de ballonnements avec flatulences dès la fin du repas, de digestion lente, si le sujet n'en finit plus de digérer son repas, avec besoins inefficaces ou faux besoins, une indigestion aux huîtres, aux oignons et aux carottes.

■ CHELIDONIUM MAJUS 7 CH : indiqué en cas de douleur de la vésicule allant jusqu'à la pointe de l'hypochondre droit, avec désir de boisson chaude, de lait, douleur gastrique améliorée en mangeant.

■ SEPIA 7 CH : à utiliser si état nauséeux amélioré en mangeant, désir acide de vinaigre, de citron, accompagné d'une mauvaise digestion pendant la grossesse.

Les **traitements complémentaires**

GEMMOTHÉRAPIE

Mélanger 50 gouttes (chez l'adulte) ou 1 goutte par kilo (chez les enfants) de chaque remède dans un verre d'eau, à prendre après les repas jusqu'à amélioration :

- Ficus Carica bmgd1
- Junepirus jpd1

OLIGOTHÉRAPIE

Prendre le remède Zinc-cobalt oligo-élément 1 fois par jour.

À noter

Si l'on a une mauvaise digestion, il faut éviter de trop manger ; mieux vaut prendre trois repas légers entrecoupés de collations que deux ou trois repas copieux. Il est important de manger lentement et de bien mâcher les aliments. Avaler de l'air en mangeant peut aussi augmenter la sensation de ballonnement ; il faut donc mastiquer la bouche fermée et ne pas se servir de pailles pour boire. Après avoir mangé, éviter les activités qui demandent de se pencher, et surtout, ne pas s'allonger (il est conseillé d'attendre au moins deux ou trois heures après le repas avant de se coucher).

Eczéma

Les **grands repères**

L'eczéma est une maladie de la peau souvent témoin d'une allergie. C'est une affection de la peau courante chez les jeunes enfants, surtout dans les pays industrialisés.

Lors d'un eczéma, on retrouve rougeurs, gonflements localisés plus ou moins étendus, vésicules suintantes formant ensuite des croûtes, ainsi qu'une démangeaison. L'atopie est une prédisposition à réagir excessivement à certains allergènes, ce qui expliquerait que l'asthme et l'eczéma soient deux composantes d'une même pathologie dans laquelle l'hérédité joue là un rôle très important.

Ici, l'homéopathie agit souvent de manière spectaculaire.

Le **traitement homéopathique**

Prendre 5 granules le soir au coucher des deux remèdes les plus évocateurs jusqu'à amélioration.

SELON LES CIRCONSTANCES

▨ Antimonium Crudum 7 ch : indiqué en cas d'eczéma alimentaire des gros mangeurs polyintoxiqués par leurs excès répétés et massifs.
▨ Mezereum 7 ch : à utiliser en cas d'eczéma dans les suites d'une vaccination.
▨ Natrum Muriaticum 7 ch : préconisé en cas d'eczéma aggravé en bord de mer et/ou au soleil.
▨ Sulfur 7 ch : indiqué en cas d'eczéma aggravé par l'eau et la chaleur.
▨ Arsenicum Album 7 ch : conseillé en cas d'eczéma sec amélioré par la chaleur.

SELON LA LOCALISATION

▨ Berberis Vulgaris 7 ch : si eczéma de l'anus.
▨ Sepia 7 ch : si eczéma autour de la bouche et des paupières.
▨ Croton Tiglium 7 ch : si eczéma génital.

E

- Graphites 7 ch: si eczéma des plis suintants derrière les oreilles.
- Natrum Muriaticum 7 ch: si eczéma du front.
- Psorinum 7 ch: si eczéma du conduit auditif.

Les traitements complémentaires

GEMMOTHÉRAPIE

ECZÉMA SUINTANT

Mélanger 50 gouttes (chez l'adulte) ou 1 goutte par kilo (chez les enfants) du remède Ulmus Minor bmgd1 dans un verre d'eau, à prendre matin et soir jusqu'à amélioration.

ECZÉMA SEC

Mélanger 50 gouttes (chez l'adulte) ou 1 goutte par kilo (chez les enfants) du remède Cedrus Libani jpd1 dans un verre d'eau, à prendre le matin jusqu'à amélioration.

OLIGOTHÉRAPIE

Prendre les deux remèdes suivants jusqu'à amélioration:
- Manganèse oligo-élément: 1 prise par jour.
- Soufre oligo-élément: 1 prise par jour.

À noter

Une supplémentation en oméga-3 et oméga-6 a été proposée pour essayer de normaliser les peaux à tendance eczémateuse. Ces acides gras peuvent être utilisés dans l'alimentation (huile de colza et poisson gras). Dans les crèmes pour application locale, on peut retrouver de l'huile d'onagre, de carthame, de cumin, d'arganier qui auraient toutes des vertus anti-eczémateuses. L'huile de Tamanu (Callophylum Inophylum) est utilisée de tous temps dans les remèdes traditionnels en Polynésie pour lutter avec succès contre l'eczéma.

Entorse

Les **grands repères**

Les entorses correspondent à une élongation ou à une rupture d'un ou de plusieurs ligaments d'une articulation. Les ligaments sont des faisceaux de solides bandes de tissus fibreux blanchâtres ; ils aident les articulations à rester en place sans trop bouger d'un côté ou de l'autre.

Les signes et les symptômes que l'on peut retrouver sont l'enflure, la douleur, l'ecchymose et la difficulté à bouger l'articulation après le traumatisme.

Il existe trois degrés de gravité de l'entorse. L'entorse légère : simple étirement des ligaments, souvent appelé «foulure» ; l'entorse moyenne : étirement des ligaments accompagné d'un début de déchirement ; l'entorse grave : rupture complète du ou des ligaments avec possibilité d'arrachements osseux.

Le **traitement homéopathique**

REMÈDES POUR L'ENTORSE

Prendre 3 granules 3 fois par jour des remèdes les plus approchants jusqu'à amélioration :

▪ ARNICA 5 CH : c'est le remède des contusions et des hématomes.

▪ RHUS TOXICODENDRON 5 CH : c'est le remède des lésions ligamentaires. Amélioration des douleurs par la marche.

▪ RUTA GRAVEOLENS 5 CH : remède utile lorsqu'il y a une lésion osseuse associée.

REMÈDES DE FOND

Prendre 1 dose par semaine des remèdes les plus approchants :

▪ NATRUM CARBONICUM 7 CH : à utiliser en cas d'entorses à répétition ou si l'on note une tendance aux entorses à répétition.

▪ LEDUM PALUSTRE 7 CH : indiqué en cas d'entorse avec gonflement sur une articulation froide ou pour une entorse ancienne avec douleur du coup de pied.

E

▨ Calcarea Fluorica 7 ch : préconisé chez un sujet à grande laxité ligamentaire avec relâchement des tissus.

Les **traitements complémentaires**

GEMMOTHÉRAPIE

Mélanger 50 gouttes (chez l'adulte) ou 1 goutte par kilo (chez les enfants) de chaque remède dans un verre d'eau, à prendre matin et soir jusqu'à amélioration :
▨ Ampelopsis Witchi jpd1
▨ Ribes Nigrum bmgd1

OLIGOTHÉRAPIE

Prendre le remède Fluor oligo-élément 1 fois par jour jusqu'à amélioration.

À noter

☐ Pratiquer régulièrement une activité physique contribue à renforcer les articulations.

☐ Avant l'activité physique : préparez votre organisme à l'effort avec un échauffement progressif de vos muscles et de vos tendons (environ dix minutes).

☐ Reconnaissez les signes de fatigue et arrêtez-vous lorsqu'ils apparaissent.

☐ Respectez un temps de repos pour récupérer suffisamment après les entraînements et les compétitions.

☐ Adaptez votre activité sportive à votre forme physique et à votre âge (les entorses augmentent avec l'âge).

☐ Prévoyez un bon équipement et, surtout, des chaussures adaptées à l'activité physique pratiquée.

Énurésie, « pipi au lit »

Les **grands repères**

L'énurésie est l'incontinence urinaire chez les enfants âgés de plus de cinq ans. Elle se définit comme étant une vidange complète de la vessie, se produisant d'une façon involontaire et inconsciente pendant une nuit de sommeil. Durant le jour, l'enfant n'a en revanche pas de problème particulier et va donc aux toilettes normalement sans mouiller ses habits.

L'énurésie est un problème relativement fréquent chez les enfants. En effet, à l'âge de cinq ans, on estime qu'environ 10 à 15 % des enfants seraient atteints d'énurésie nocturne. À dix ans, on estime qu'il y a encore environ 6 % d'enfants énurétiques. On parle d'énurésie nocturne seulement chez des enfants de cinq ans et plus. C'est donc seulement à partir de cet âge-là que l'on peut envisager un traitement.

Ce trouble psychosomatique n'est pas grave et peut être amélioré par l'homéopathie.

Le **traitement homéopathique**

Prendre 5 granules le soir au coucher des deux remèdes les plus évocateurs jusqu'à amélioration :

■ EQUISETUM HIEMALE 4 CH : indiqué pour les enfants chétifs, frileux et distraits, chez qui l'on remarque parfois une mauvaise maîtrise au niveau des sphincters.

■ SEPIA 7 CH : convient aux enfants plutôt « sauvages » et solitaires pour lesquels l'énurésie se produit en début de nuit.

■ CALCAREA PHOSPHORICA 9 CH : préconisé pour les enfants longilignes, sans appétit et souvent fatigués.

■ PSORINUM 9 CH : indiqué pour les enfants qui ont des problèmes de peau (eczéma par exemple) et/ou frileux.

■ ZINCUM METALLICUM 7 CH : convient aux enfants qui ont un sommeil agité et qui remuent toujours les jambes ; des difficultés de concentration sont aussi souvent présentes.

■ CAUSTICUM 7 CH : remède contre l'énurésie du premier sommeil, indiqué plutôt chez l'adulte.

Les **traitements complémentaires**

GEMMOTHÉRAPIE

Prendre 50 gouttes (chez l'adulte) ou 1 goutte par kilo (chez les enfants) de chaque remède dans un peu d'eau, à prendre en alternance le soir jusqu'à amélioration :

■ Ficus Carica bmgd1

■ Junepirus Communis jpd1

OLIGOTHÉRAPIE

Prendre les deux remèdes suivants en alternance jusqu'à amélioration:

- Zinc-cuivre oligo-élément: 1 prise les jours impairs.
- Manganèse oligo-élément: 1 prise les jours pairs.

À noter

Le soir, il est conseillé d'éviter de boire trop: il est préférable de boire juste suffisamment pour calmer la soif. Il est recommandé d'aller aux toilettes avant d'aller se coucher. Un bon truc pour faire pipi: passer la main sous l'eau froide, cela favorise l'envie.

Pour motiver l'enfant, il est conseillé de tenir un calendrier dans lequel on inscrit les jours sans et les jours avec problème. En tant que parents, il faut éviter d'accorder une trop grande place à ce problème important et de dédramatiser la situation, l'attitude inverse pouvant causer des problèmes psychiques.

Épistaxis

Les grands repères

Une épistaxis est un écoulement de sang extériorisé par le nez. Cette hémorragie d'origine nasale est le plus souvent bénigne mais peut, du fait de son abondance et/ou de sa répétition, être invalidante. L'épistaxis peut être essentielle ou symptomatique d'une affection locale ou générale.

L'épistaxis essentielle (sans cause précise) est la plus fréquente chez le sujet jeune, favorisée par le grattage, l'exposition solaire, les facteurs endocriniens (puberté, période prémenstruelle, grossesse), les émotions.

Une épistaxis répétée chez l'adulte, d'apparition récente, nécessite une consultation médicale.

Le **traitement homéopathique**

Prendre 5 granules toutes les 5 minutes des deux remèdes les plus évocateurs.

ÉPISTAXIS SPONTANÉE

- MILLEFOLIUM 5 CH : si le sang est rouge, brillant.
- LEDUM PALUSTRE 5 CH : si l'hémorragie fait suite aux efforts physiques.
- SABINA 5 CH : si le sang est rouge avec de nombreux caillots, hémorragie aggravée en bougeant.
- FERRUM PHOSPHORICUM 9 CH : remède indiqué dans les saignements répétés chez les enfants ou les adolescents.
- LACHESIS 9 CH : si le saignement survient en période de ménopause.

ÉPISTAXIS TRAUMATIQUE

- ARNICA 5 CH : si le saignement a lieu lors de contusions.
- CHINA RUBRA 5 CH : si le saignement est rouge foncé, accompagné de fatigue, de malaises, de bourdonnements d'oreilles.
- MILLEFOLIUM 5 CH : saignement abondant.

Les **traitements complémentaires**

GEMMOTHÉRAPIE

Mélanger 50 gouttes (chez l'adulte) ou 1 goutte par kilo (chez les enfants) de chaque remède dans un verre d'eau, à prendre lors des saignements :
- Sorbus Domestica bmgd1
- Carpinus Betulus bmgd1

À noter

Devant une épistaxis, asseyez-vous, mouchez-vous pour évacuer les éventuels caillots dans la gorge puis comprimez l'aile du nez pendant 10 minutes. Si le saignement continue, mettez un coton hémostatique dans la narine. Devant un saignement important, il ne faut pas hésiter à consulter un médecin.

Estomac (brûlures d', douleurs d')

Les **grands repères**

Les problèmes de brûlure d'estomac ou d'acidité sont souvent les symptômes d'une inflammation de la paroi stomacale encore appelée «gastrite».

Le tabac, l'alcool, une mauvaise alimentation, la prise d'anti-inflammatoires ainsi que le stress peuvent être des facteurs prédisposant à l'hyperacidité de l'estomac.

Le caractère récidivant ou chronique impose souvent une fibroscopie pour contrôler l'état de la muqueuse et vérifier qu'il n'y a pas d'infection, notamment due à un germe particulier, l'*hélicobacter pylori*, qui nécessite un traitement antibiotique.

Le **traitement homéopathique**

Prendre 5 granules 3 fois par jour des remèdes les plus approchants jusqu'à amélioration.

GASTRITE SUITE AUX EXCÈS D'ALCOOL ET DE NOURRITURE

▨ NUX VOMICA 5 CH: indiqué suite aux excès alimentaires, avec langue chargée, sensation de spasme, besoin de desserrer les vêtements, somnolence après les repas. Aggravation en buvant du vin ou de la bière.

▨ ARSENICUM ALBUM 5 CH: gastrite suite à une intoxication alimentaire, avec écœurement alimentaire. Amélioration par les boissons chaudes.

▨ SULFURICUM ACIDUM 5 CH: à utiliser suite aux excès alimentaires, éthyliques, ou suite au stress. Désir d'alcool chez un sujet qui ne supporte plus de boire de l'eau froide. Amélioration par les boissons chaudes et par une bouillotte sur l'estomac.

GASTRITE DÉCLENCHÉE PAR LE STRESS

▨ ARGENTUM NITRICUM 5 CH: indiqué en cas de douleurs d'estomac, avec anxiété et précipitation.

▨ IGNATIA 9 CH: à utiliser en cas de gastrite provoquée par un stress ou une émotion, avec des crampes et des brûlures. Amélioration par la distraction.

GASTRITE AVEC UNE GRANDE INFLAMMATION DES MUQUEUSES

▨ IRIS VERSICOLOR 5 CH : indiqué en cas de sensation de brûlure dans tout le tube digestif.

▨ ROBINIA 5 CH : à utiliser en cas de brûlure avec la sensation d'un goût acide dans la bouche, reflux gastro-œsophagien.

▨ CANTHARIS 5 CH : indiqué si gastrite aiguë avec sensation de brûlure, aggravée en buvant du café.

Les **traitements complémentaires**

GEMMOTHÉRAPIE

Mélanger 50 gouttes (chez l'adulte) ou 1 goutte par kilo (chez les enfants) de chaque remède dans un verre d'eau, à prendre avant les deux principaux repas jusqu'à amélioration :

▨ Ficus Carica bmgd1

▨ Alnus Glutinosa bmgd1

OLIGOTHÉRAPIE

Prendre les deux remèdes suivants en alternance jusqu'à amélioration :

▨ Zinc-nickel-cobalt oligo-élément : 1 prise les jours impairs.

▨ Manganèse-cuivre oligo-élément : 1 prise les jours pairs.

À noter

La première recommandation est d'éviter les jeûnes prolongés puisqu'un estomac vide sera plus vulnérable à l'acidité. Il faut favoriser la prise des trois repas par jour. Si vous ressentez des douleurs gastriques entre deux repas, sachez que la prise d'une collation permettra de les soulager chez certaines personnes.

Attention, le lait est souvent utilisé pour apaiser les douleurs, mais, en fait, il augmente la sécrétion de l'acide chlorhydrique. D'autre part, certains fruits citrins ou acides (orange, pamplemousse, pomme, etc.) peuvent occasionner des inconforts gastriques. De même, il est souhaitable de consommer modérément café, thé, chocolat. Concernant les épices, cela dependra beaucoup de la tolérance individuelle. Attention au vin et autres alcools qui favorisent une sécrétion gastrique d'acide chlorhydrique accrue.

De nombreuses études ont aussi montré que le sevrage tabagique a des effets importants pour la guérison de l'ulcère.

F

Fatigue oculaire

Les **grands repères**

Maux de tête, picotements des yeux, yeux troubles, sécheresse oculaire sont généralement mis sur le compte du travail sur écran d'ordinateur. La fatigue visuelle semble en effet être directement proportionnelle au temps passé devant son écran et aussi à la qualité de la vision de l'observateur.

Le **traitement homéopathique**

Prendre 3 granules 2 fois par jour jusqu'à amélioration des remèdes les plus approchants :
■ ARNICA 5 CH : œil rouge, fatigue des muscles de l'œil.
■ JABORANDI 5 CH : larmoiement, troubles de l'accommodation, sensation d'endolorissement du globe oculaire.
■ RUTA GRAVEOLENS 5 CH : fatigue avec œil rouge après des travaux fins et précis, besoin de se frotter les yeux.
■ ONOSMODIUM 5 CH : à utiliser s'il n'y a pas de rougeur des yeux, en cas de douleur par surmenage oculaire, surtout chez les presbytes, avec une sensation d'endolorissement et des céphalées frontales.

Les **traitements complémentaires**

GEMMOTHÉRAPIE
Mélanger 50 gouttes (chez l'adulte) ou 1 goutte par kilo (chez les enfants) du remède Quercus Robus bmgd1 dans un verre d'eau, à prendre jusqu'à amélioration.

OLIGOTHÉRAPIE
Prendre le remède Cuivre-or-argent oligo-élément 1 fois par jour jusqu'à amélioration.

Voici quelques conseils pour éviter la fatigue oculaire:

☐ Privilégier l'alternance des tâches et prévoir des pauses ou des moments de non-fixation de l'écran (quinze minutes toutes les deux heures).

☐ Éviter les reflets sur l'écran et préférer une source de lumière indirecte ou individuelle (lampe de bureau).

Fausse couche

Les grands repères

Le risque de fausse couche existe, surtout dans les trois premiers mois de grossesse. D'un point de vue médical, la fausse couche est un événement assez fréquent qui touche près de deux grossesses sur dix et ne compromet que très rarement le succès des grossesses futures.

Au stade d'une grossesse précoce, le signal d'alerte habituel est l'apparition de saignements. La fausse couche peut aussi s'accompagner de crampes ou de douleurs ressemblant à des règles un peu plus fortes qu'habituellement, mais ce n'est pas systématique. Quelquefois, c'est la disparition des signes de la grossesse (seins moins tendus, plus de nausées) qui peut être un indice. Il faut se rendre chez son médecin ou aux urgences, où une échographie sera réalisée.

L'homéopathie a ici un rôle préventif. Tout saignement ou fatigue anormale impose une consultation chez son gynécologue.

Le traitement homéopathique

Prendre 5 granules toutes les heures des deux remèdes les plus approchants:

▨ SEPIA 5 CH: indiqué en cas de menace d'avortement avec une sensation de pesanteur dans le petit bassin, la face étant pâle avec les yeux cernés.

▨ ACTEA RACEMOSA 5 CH: à utiliser en cas de douleur utérine ou abdominale soulagée en se pliant en deux, chez une femme très nerveuse.

■ ARNICA 4 CH: préconisé s'il y a menace d'avortement à la suite d'un choc, d'un traumatisme ou d'un choc émotionnel.

■ CAULOPHYLLUM 5 CH: remède utile lorsqu'il y a des spasmes du col, à prendre en préventif s'il y a déjà eu un avortement spontané.

■ SABINA 5 CH: indiqué en cas de menace d'avortement avec des saignements aggravés par le mouvement.

À noter

I y a encore quelques dizaines d'années, faire une fausse couche faisait partie de l'ordre des choses, alors qu'aujourd'hui, cela est plus mal accepté. Les facteurs susceptibles d'entraîner des fausses couches sont maintenant bien connus: tabac, alcool et même café sont ainsi à éviter. Les situations provoquant du stress et les longs trajets en voiture ont aussi été évoqués comme facteurs aggravants. En revanche, les relations sexuelles ne semblent pas avoir d'effets délétères.

Fibrome

Les grands repères

Le fibrome est une tumeur bénigne de l'utérus, et plus de 20 % des femmes présentent un ou plusieurs fibromes dès l'âge de quarante ans.

Un fibrome est souvent méconnu et est découvert lors d'un examen gynécologique. Les femmes peuvent se plaindre de douleurs sourdes, d'une gêne en urinant, ou d'avoir des règles beaucoup plus abondantes que la normale.

Le traitement homéopathique

Prendre 3 granules au coucher des deux remèdes les plus évocateurs jusqu'à amélioration.

REMÈDE DE TERRAIN POUR LIMITER L'ÉVOLUTION

▨ SEPIA 9 CH: remède majeur en gynécologie, préconisé en cas de sensation de pesanteur dans le bassin, de bouffées de chaleur au moment des règles, de règles de sang sombre.

▨ LACHESIS 9 CH: indiqué en cas de congestion du petit bassin. C'est un remède efficace au moment de la préménopause.

▨ LILIUM TIGRINUM 9 CH: indiqué en cas de congestion chronique de l'utérus, avec une douleur lancinante du bas ventre aggravée par les secousses de la marche, une gêne urinaire, une bonne libido, des palpitations, chez une femme toujours occupée.

▨ AURUM METALLICUM 9 CH: indiqué en cas de fibrome chez une personne au caractère autoritaire sur un fond dépressif, avec une tendance à l'hypertension.

▨ THUYA 9 CH: à utiliser si obésité, cellulite, tendance aux verrues et condylomes, règles de sang noir, aspect gras de la peau et sueurs huileuses.

TRAITEMENT LIMITANT LES SAIGNEMENTS IMPORTANTS

▨ SABINA 5 CH: à utiliser si utérus congestif chronique, règles en avance, abondantes et longues, de sang rouge vif avec des caillots, douleurs utérines contractiles, libido importante.

▨ CHINA RUBRA 5 CH: indiqué en cas d'hémorragie épuisante.

▨ CAPSELLA BURSA PASTORIS 5 CH: remède qui réduit les hémorragies trop importantes.

▨ MILLEFOLIUM 5 CH: à utiliser si les règles sont en avance, abondantes, prolongées.

Les **traitements complémentaires**

GEMMOTHÉRAPIE

Pour tenter de limiter l'évolution du fibrome, mélanger 50 gouttes (chez l'adulte) de chaque remède dans un verre d'eau, à prendre le soir, 3 semaines par mois:

▨ Vaccinum Vitis Idea jpd1
▨ Rubus Fructicosus jpd1

OLIGOTHÉRAPIE

Prendre les deux remèdes suivants en alternance jusqu'à la disparition du fibrome:

▨ Manganèse oligo-élément: 1 prise les jours impairs.
▨ Manganèse-cobalt oligo-élément: 1 prise les jours pairs.

À noter

Certains fibromes, développés à l'intérieur même de la cavité utérine, peuvent gêner la survenue d'une grossesse ou provoquer des avortements à répétition, mais la plupart des fibromes ne gênent nullement le développement d'une grossesse. Dans certains cas, la déformation de la cavité utérine due au fibrome peut être responsable d'implantations anormales du placenta (placenta *prævia*), justifiant une surveillance accrue au moment de l'accouchement.

Fibromyalgie

Les grands repères

La fibromyalgie concernerait entre 2 et 5 % de la population, principalement des femmes entre quarante et soixante ans. Controversée en France, elle a pourtant été reconnue par l'Organisation mondiale de la santé.

La fibromyalgie est un syndrome caractérisé par des douleurs musculaires chroniques, un sommeil qui n'est plus réparateur, une fatigue persistante et permanente, des maux de tête et des douleurs abdominales. La fibromyalgie empêche souvent la personne qui en souffre de réaliser ses occupations quotidiennes sans fatigue et sans douleur. Les causes ne sont toujours pas clairement déterminées. Le système nerveux sympathique ne serait pas en équilibre et présenterait une mauvaise réactivité au stress et à l'effort. Un état dépressif, une anxiété et des difficultés de concentration, associés à un pessimisme avec une tendance à se concentrer sur sa douleur sont souvent présents en toile de fond. Le climat, le moment de la journée, le niveau de stress et d'activité physique sont des facteurs qui influencent la gravité des symptômes et leur variabilité dans le temps.

Les traitements ostéopathiques sont souvent efficaces mais les résultats ne durent pas : on assiste à des récidives au bout d'une semaine minimum à trois mois maximum.

Le **traitement homéopathique**

DOULEURS MUSCULAIRES

Prendre 3 granules 1 fois par jour des trois remèdes les plus évocateurs jusqu'à amélioration :

▪ ARNICA 5 CH : prendre 5 granules. C'est le grand remède des douleurs musculaires.

▪ RHUS TOXICODENDRON 5 CH : préconisé si la douleur est améliorée par le mouvement.

▪ BRYONIA ALBA 5 CH : indiqué si la douleur est aggravée au moindre mouvement.

▪ STICTA PULMONARIA 5 CH : à utiliser en cas de douleur musculaire et osseuse, avec sécheresse des muqueuses.

▪ RUTA GRAVEOLENS 5 CH : à utiliser si les douleurs musculaires chroniques apparaissent sans cause.

▪ SARCOLICUM ACIDUM 7 CH : préconisé en cas de douleur musculaire au moindre effort, aggravée par le mouvement, avec une sensation d'enraidissement et un besoin de bouger pour se soulager.

▪ DULCAMARA 7 CH : indiqué si la céphalée et la raideur de la nuque sont aggravées par le temps humide, avec une douleur au niveau de l'articulation temporo-mandibulaire.

FATIGUE ET PESSIMISME

Prendre 3 granules 1 fois par jour des deux remèdes les plus évocateurs jusqu'à amélioration :

▪ NATRUM CARBONICUM 30 CH : à utiliser si la faiblesse est aggravée par temps chaud, avec un épuisement au moindre effort et/ou une tendance aux entorses.

▪ CAPSICUM 30 CH : à utiliser si aversion pour tout exercice physique, caractère mélancolique, taciturne.

▪ CAUSTICUM 30 CH : à utiliser si grand état de faiblesse amélioré par temps humide et pluvieux, le sujet se lamentant sur les problèmes d'autrui, avec une douleur aux articulations temporo-mandibulaires.

▪ ALUMINA 30 CH : indiqué en cas de tristesse chez un sujet jamais satisfait, fatigué, indécis, avec un sommeil mauvais, une grande faiblesse musculaire, une sécheresse des muqueuses, une constipation.

Les **traitements complémentaires**

GEMMOTHÉRAPIE
Mélanger 50 gouttes (chez l'adulte) de chaque remède dans un verre d'eau, à prendre le matin jusqu'à amélioration :
- Ribes Nigrum bmgd1
- Viscum Album jpd1

OLIGOTHÉRAPIE
Prendre les trois remèdes suivants jusqu'à amélioration :
- Potassium oligo-élément : 1 prise par jour.
- Cuivre-or-argent oligo-élément : 1 prise par jour.
- Sélénium oligo-élément : 1 prise par jour.

À **noter**

- ☐ Éliminer les graisses saturées et augmenter l'apport en acides gras et en oméga-3, essentiels au bon fonctionnement de l'organisme, intervenant dans les réactions anti-inflammatoires : huile de colza et poissons gras (thon, saumon, flétan, maquereau, sardine).
- ☐ Manger suffisamment de fruits et légumes pour l'apport en vitamines.
- ☐ Incorporer dans les mets plus de gingembre et de curcuma.
- ☐ Réduire voire éviter les laitages de lait de vache.

Fièvre

Les **grands repères**

La fièvre est une élévation de la température corporelle au-dessus de 37,5 °C témoignant d'une réaction de défense de l'organisme contre un agent infectieux, mais elle peut aussi faire suite à une insolation ou à d'autres problèmes.

Une consultation médicale est le plus souvent nécessaire. En attendant, vous pouvez prendre un ou plusieurs des remèdes suivants.

Le **traitement homéopathique**

Prendre 3 granules 3 fois par jour des remèdes les plus approchants jusqu'à amélioration :

■ ACONITUM NAPELLUS 5 CH : à utiliser en cas de fièvre élevée sans transpiration, d'apparition brutale suite au froid sec, avec anxiété et/ou peur de la mort. C'est un remède de début de fièvre qui permet de faire transpirer et de passer au stade suivant.

■ BELLADONNA 5 CH : indiqué si la fièvre est d'apparition brutale avec transpiration, céphalée, délire lors des poussées de transpiration. Ce remède est indiqué chez l'enfant pour prévenir les risques de convulsions fébriles.

■ BRYONIA ALBA 5 CH : si fièvre importante, toux sèche, muqueuses sèches, grande soif.

■ CHAMOMILLA VULGARIS 5 CH : si fièvre lors des poussées dentaires.

■ APIS 5 CH : si fièvre sans soif. Remède utile suite à une insolation.

■ FERRUM PHOSPHORICUM 7 CH : si fièvre peu élevée lors des maladies infectieuses.

■ GELSEMIUM 5 CH : si fièvre d'installation progressivement lente, chez un sujet très abattu, n'ayant pas soif.

■ MERCURIUS SOLUBILIS 5 CH : si fièvre lors des infections prolongées.

Les **traitements complémentaires**

OLIGOTHÉRAPIE

Prendre le remède Cuivre oligo-élément 1 fois par jour jusqu'à la disparition de la fièvre.

À noter

Voici quelques conseils devant la fièvre supérieure à 38 °C d'un enfant :

☐ Découvrir l'enfant, ne lui laisser que des vêtements légers.
☐ Lui donner un bain dans une eau dont la température est de 37 °C (pas de bain froid).
☐ Le faire boire à volonté.
☐ Vérifier que la température de la chambre ne dépasse pas 20 °C.
☐ Contrôler sa température toutes les trois heures.

Fissures et gerçures

Les **grands repères**

Les gerçures ou crevasses sont des plaies superficielles dues à une exposition au froid. Elles se présentent sous la forme de fissures plus ou moins profondes, associées à une déshydratation de la peau. Les fissures sont fines, peu visibles à l'œil nu. La zone crevassée est rouge violacée et douloureuse.

Les zones touchées sont les zones exposées à l'air : le visage, les mains, les doigts, les oreilles. Si la peau est protégée par des vêtements, les conséquences du froid sont plutôt des engelures, auquel cas il y a atteinte par le froid mais pas de déshydratation. Les zones de gelures sont les orteils et les mains.

Le **traitement homéopathique**

GERÇURE DES MAINS

Prendre 3 granules tous les jours des deux remèdes les plus ressemblants jusqu'à amélioration :

▓ PETROLEUM 5 CH : si gerçures au froid et surtout l'hiver.

▓ ARSENICUM ALBUM 5 CH : si gerçures sur une peau qui desquame, améliorées par des compresses d'eau chaude.

▓ ALUMINA 5 CH : si gerçures des mains chez les sujets ayant une peau sèche et fine, présentant une constipation chronique.

▓ GRAPHITES 5 CH : à utiliser si l'on retrouve au fond de la fissure une sécrétion comme du miel.

▓ SULFURICUM ACIDUM 7 CH : à utiliser en cas de gerçures chez des sujets alcooliques.

GERÇURES DES LÈVRES

Prendre 3 granules tous les jours des deux remèdes les plus ressemblants jusqu'à amélioration :

▓ NATRUM MURIATICUM 9 CH : indiqué en cas de gerçures au niveau des lèvres ou des commissures des lèvres, chez les sujets ayant toujours soif et recherchant le sel.

▓ BRYONIA ALBA 9 CH : à utiliser si le sujet a très soif avec constipation et peau sèche.

▨ Nitricum Acidum 5 CH : si fissure saignant facilement.

▨ Graphites 7 CH : si lèvres sèches, crevasses avec un fond jaune miel.

Les **traitements complémentaires**

GEMMOTHÉRAPIE

Mélanger 50 gouttes (chez l'adulte) ou 1 goutte par kilo (chez les enfants) de chaque remède dans un verre d'eau, à prendre le matin jusqu'à amélioration :

▨ Ribes Nigrum bmgd1

▨ Populus Nigra bmgd1

OLIGOTHÉRAPIE

Prendre les deux remèdes suivants jusqu'à amélioration :

▨ Manganèse-cuivre oligo-élément : 1 prise par jour.

▨ Zinc oligo-élément : 1 prise par jour.

À noter

☐ Éviter de laisser humides les zones susceptibles de se transformer en crevasses.

☐ Éviter les tétines chez les enfants.

☐ S'essuyer les lèvres et les mains régulièrement.

☐ Les lèvres sont naturellement recouvertes d'une couche protectrice de gras. Leur déshydratation peut entraîner la perte de cette couche protectrice et causer un dessèchement. Appliquer régulièrement une crème protectrice au moyen d'un stick afin de limiter l'évaporation. Surtout, ne pas humidifier avec la salive, car à chaque fois que l'on mouille avec la langue, on enlève un peu du film hydro-lipidique naturel protecteur.

Fissure anale

Les **grands repères**

Les fissures anales sont des ulcérations de la muqueuse anale, entraînant souvent des douleurs vives et une contraction des sphincters lors des selles.

Ce phénomène nécessite une consultation afin d'élimer toute patho-logie infectieuse (maladies sexuellement transmissibles, candidoses, etc.) ou inflammatoire (maladie de Chron). L'homéopathie améliore le caractère chronique et récidivant de ces fissures.

Le **traitement homéopathique**

Prendre 5 granules par jour des deux remèdes les plus approchants jusqu'à amélioration :

- NITRICUM ACIDUM 5 CH : indiqué en cas de fissure douloureuse et saignante avec une sensation d'écharde pendant et après la selle. Ces symptômes sont souvent accompagnés de constipation et d'hémorroïdes.
- GRAPHITES 5 CH : convient aux sujets qui ont une tendance à la constipation, à l'inflammation des muqueuses (retrouvée aussi au niveau des paupières), à l'obésité et à la frilosité.
- NATRUM MURIATICUM 5 CH : préconisé en cas de douleurs, de saignements et de sécheresse des muqueuses.
- THUYA 5 CH : indiqué lorsque la fissure est accompagnée de condylomes ou de verrues.
- SULFUR 5 CH : préconisé en cas de suintements, de rougeurs et de sensations de chaleur.

Remarque

Il faut toujours essayer NITRICUM ACIDUM en première intention, et utiliser en application locale une pommade au ratanhia et au paenia.

Les **traitements complémentaires**

GEMMOTHÉRAPIE

Mélanger 50 gouttes (chez l'adulte) de chaque remède dans un verre d'eau, à prendre matin et soir jusqu'à amélioration :

- Populus Nigra bmgd1
- Æsculus Hippocastanum bmgd1

OLIGOTHÉRAPIE

Prendre les deux remèdes suivants jusqu'à amélioration :

- Manganèse-cuivre oligo-élément : 1 prise par jour.
- Zinc-nickel-cobalt oligo-élément : 1 prise par jour.

À noter

Afin d'éviter les risques d'infection, il est recommandé d'avoir une bonne hygiène quotidienne de la région anale. Utilisez simplement de l'eau et du savon doux en ne lavant que la région externe de l'anus.

Les lavements internes ne sont pas recommandés car ils pourraient irriter et endommager davantage la muqueuse anale. Idéalement, lavez la région après être allé à la selle.

Fracture

Les grands repères

Toutes les fractures demandent un avis médical. L'homéopathie trouve sa place pour aider à la consolidation de l'os et calmer la douleur.

Le traitement homéopathique

Prendre 3 granules matin et soir des deux remèdes les plus ressemblants jusqu'à amélioration:

▪ SYMPHYTUM 4 CH: remède qui facilite la formation du cal osseux et évite les retards de consolidation.

▪ ARNICA 5 CH: c'est le remède des traumatismes par excellence. Il aide à la récupération des parties molles souvent atteintes lors des fractures, mais est également utile dans les fractures de fatigue.

▪ RUTA GRAVEOLENS 5 CH: indiqué s'il y a sensation de meurtrissure. Ce remède a également une action au niveau des tendons.

▪ SILICEA 5 CH: remède utile dans les fractures liées à l'ostéoporose.

Les traitements complémentaires

GEMMOTHÉRAPIE

Mélanger 50 gouttes (chez l'adulte) de chaque remède dans un verre d'eau, à prendre matin et soir jusqu'à amélioration:

▪ Abies Pectinea bmgd1
▪ Ribes Nigrum bmgd1

À noter

Une fracture de fatigue est un type de fracture incomplète des os. Ce type de fracture peut être décrit comme une fine fissure d'un os; c'est une blessure sportive assez fréquente. Elle a surtout lieu sur les os qui supportent le poids du corps, tels les os des membres inférieurs. Cette blessure peut survenir quand un entraînement intensif est entrepris trop rapidement. Le repos est la seule façon de guérir une telle fracture. Le temps de guérison varie entre quatre et huit semaines.

Furoncle

Les grands repères

Un furoncle est une infection aiguë du follicule pilo-sébacé secondaire au staphylocoque doré. Au début, il y a une simple inflammation, puis rapidement apparaît une zone tendue, rouge, chaude, douloureuse, avec au centre une pustule jaunâtre. La douleur peut être intense. En quelques jours, le bourbillon s'élimine, laissant place à une cicatrice en creux.

Le traitement consiste en une désinfection locale avec un pansement à l'alcool pour le faire mûrir. Devant des furoncles à répétition, on recherche des facteurs favorisants : diabète, alcoolisme, troubles de l'immunité.

Le traitement homéopathique

TRAITEMENT LOCAL
Utiliser des compresses au CALENDULA jusqu'à amélioration.

TRAITEMENT DE BASE
Prendre 3 granules 3 fois par jour des deux remèdes les plus évocateurs jusqu'à amélioration :
- BELLADONNA 4 CH : indiqué si le furoncle est d'aspect inflammatoire et rouge.
- APIS 4 CH : préconisé si le furoncle est d'aspect rosé avec un œdème.
- PYROGENIUM 7 CH : ce remède permet de faire mûrir l'abcès.

■ HEPAR SULFURIS 7 CH: si l'abcès est déjà formé, ce remède favorise l'arrivée de l'abcès à maturité afin qu'il puisse se vider.

■ SILICEA 9 CH: à utiliser si l'abcès est traînant et devient chronique.

■ ANANTHERUM MURICATUM 4 CH: indiqué en cas de furoncle récidivant du bout du nez.

Les traitements complémentaires

GEMMOTHÉRAPIE

Mélanger 50 gouttes (chez l'adulte) ou 1 goutte par kilo (chez les enfants) de chaque remède dans un verre d'eau, à prendre matin et soir jusqu'à amélioration:

■ Rosa Canina jpd1
■ Alnus Glutinosa bmgd1

OLIGOTHÉRAPIE

Prendre les deux remèdes suivants jusqu'à amélioration:

■ Cuivre-or-argent oligo-élément: 1 prise par jour.
■ Soufre oligo-élément: 1 prise par jour.

À noter

Le furoncle peut siéger n'importe où, mais il est favorisé par le frottement sur le dos, les fesses, le périnée. Sur le visage, il est surtout dangereux s'il est localisé sur la région médiane du visage. Dans cette localisation médio-faciale, il faut toujours craindre la complication majeure qu'est la staphylococcie maligne de la face. Elle se voit surtout après une manipulation intempestive du furoncle et se traduit par un syndrome infectieux majeur avec frissons, fièvre à 40 °C, œdème du visage. C'est une urgence médicale qui se traite par des antibiotiques à forte dose.

Gingivite

Les **grands repères**

La gingivite est une inflammation des gencives causée par des bactéries. Les bactéries s'infiltrent dans l'os au niveau de la racine de la dent et provoquent une inflammation avec œdème et saignement de la gencive. L'évolution vers la destruction de l'os est le stade avancé que l'on retrouve surtout chez les personnes âgées. La consultation chez un dentiste est souhaitable si la gingivite dure plus d'une semaine.

La meilleure prévention des gingivites consiste à faire un détartrage régulièrement chez un dentiste.

Le **traitement homéopathique**

GINGIVITE AIGUË

Prendre 3 granules 3 fois par jour des deux remèdes les plus ressemblants jusqu'à amélioration :

■ APIS 5 CH : indiqué en cas de gingivite allergique avec les gencives gonflées et rosées.

■ MERCURIUS SOLUBILIS 5 CH : indiqué en cas de gingivite aiguë avec les gencives très inflammées, d'aspect blanc, gonflées avec une hypersalivation et une mauvaise haleine.

■ KREOSOTUM 5 CH : à utiliser si les gencives sont bleutées, rouges sombres, saignantes, ulcérées. La mauvaise haleine et les caries sont souvent associées.

■ BELLADONNA 5 CH : préconisé si les gencives sont très rouges, inflammées et douloureuses.

GINGIVITE CHRONIQUE

La gingivite chronique nécessite une consultation spécialisée. En attendant, prendre 1 dose par semaine d'un ou deux remèdes parmi la liste ci-dessous :

■ CARBO VEGETALIS 7 CH : indiqué en cas de gencive rétractée, saignant facilement, avec présence fréquente de caries du col.

■ SILICEA 9 CH : indiqué en cas de gingivite chronique suppurant facilement.

■ ARGENTUM NITRICUM 9 CH : préconisé en cas d'ulcération profonde aggravée en mangeant du sucre.

■ ARSENICUM ALBUM 7 CH : à utiliser s'il y a ulcération fréquente des gencives avec une douleur améliorée par les boissons chaudes.

Les **traitements complémentaires**

GEMMOTHÉRAPIE
Mélanger 50 gouttes (chez l'adulte) du remède Quercus Robus bmgd1 dans un verre d'eau, à prendre matin et soir jusqu'à amélioration.

OLIGOTHÉRAPIE
Prendre le remède Manganèse-cuivre oligo-élément 1 fois par jour jusqu'à amélioration.

À noter

Certaines personnes sont plus exposées que d'autres aux gingivites. La gingivite frappe tout particulièrement les personnes atteintes de diabète. Les autres facteurs associés au risque élevé de gingivite sont la grossesse, la ménopause, le tabagisme et la pilule contraceptive. Les femmes enceintes sont particulièrement exposées aux problèmes de gencives : les changements hormonaux et le tartre se combinent parfois pour produire une quantité excessive de tissu gingival.

Grippe

Les **grands repères**

La grippe est une maladie virale très contagieuse. Après une incubation de deux jours, on voit apparaître des frissons, des céphalées, une toux, une asthénie générale, des courbatures musculaires, et la température du corps frôle les 40 °C.

Les traitements homéopathiques peuvent être associés aux traitements allopathiques. Il est émis beaucoup de réserve sur l'utilisation de l'aspirine lors des maladies virales en général; pour faire tomber la température, l'utilisation du paracétamol est de loin préférable.

Le **traitement homéopathique**

TRAITEMENT PRÉVENTIF
- INFLUENZINUM 9 CH: prendre 1 dose tous les 15 jours.
- THYMULINE 9 CH: prendre 1 dose en alternance.

TRAITEMENT DE LA GRIPPE
- OSCILLOCOCCINUM 200: prendre 1 dose dès les premiers symptômes, puis 1 dose 8 heures plus tard.
- EUPATORIUM 5 CH: prendre 3 granules 1 fois par jour. En cas de courbatures généralisées et/ou de douleurs osseuses, donner ce remède systématiquement.
- GELSEMIUM 5 CH: indiqué si le sujet est abattu, présente une fièvre sans soif, des maux de tête avec les paupières tombantes. Prendre 3 granules 3 fois par jour jusqu'à amélioration.
- RHUS TOXICODENDRON 5 CH: indiqué en cas de douleurs musculaires (surtout lombaires) avec un besoin de bouger et/ou la pointe de la langue très rouge. Prendre 3 granules 3 fois par jour jusqu'à amélioration.
- BRYONIA ALBA 5 CH: indiqué en cas de toux sèche avec une soif vive et des douleurs musculaires aggravées par le moindre mouvement. Prendre 3 granules 3 fois par jour jusqu'à amélioration.
- BELLADONNA 5 CH: à utiliser en cas de fièvre et de transpiration accompagnées de délires dans la nuit. Prendre 3 granules 3 fois par jour jusqu'à amélioration.
- CHINA RUBRA 9 CH: à prendre en fin de grippe si vous vous sentez très épuisé. Prendre 3 granules 3 fois par jour jusqu'à amélioration.

Les **traitements complémentaires**

GEMMOTHÉRAPIE
Mélanger 50 gouttes (chez l'adulte) ou 1 goutte par kilo (chez les enfants) de chaque remède dans un verre d'eau, à prendre matin et soir jusqu'à amélioration:
- Ribes Nigrum bmgd1
- Alnus Glutinosa bmgd1

OLIGOTHÉRAPIE

Prendre les trois remèdes suivants jusqu'à amélioration :
- Manganèse-cuivre oligo-élément : 1 prise par jour.
- Cuivre oligo-élément : 1 prise par jour.
- Soufre oligo-élément : 1 prise par jour.

À noter

Si l'homéopathie est aujourd'hui réservée aux maladies dites « bénignes » (rhinopharyngite, allergies, eczéma, etc.), cela n'a pas toujours été le cas. L'apparition de la grippe aviaire inquiète beaucoup : elle ressemblerait à la grippe espagnole de 1915, qui répondait bien à l'homéopathie, selon les textes et rapports des homéopathes du début du siècle, notamment aux États-Unis.

Grossesse (problèmes durant la)

Les grands repères

La grossesse est un processus physiologique qui va de la fécondation à l'accouchement. Les femmes enceintes doivent avoir un régime alimentaire équilibré et nutritif en augmentant leur apport en calories pour répondre aux besoins du fœtus qui se développe.

Pendant une grossesse normale, s'il n'y a pas de problème, la femme peut continuer à mener des activités ordinaires. La plupart des femmes enceintes peuvent faire de l'exercice, travailler, voyager, prendre des bains et avoir des rapports sexuels.

L'homéopathie ne présente aucun danger pour le fœtus.

Le traitement homéopathique

NAUSÉES DURANT LA GROSSESSE

Prendre 3 granules 3 fois par jour du remède le plus ressemblant jusqu'à amélioration :
- IPECA 7 CH : indiqué si vomissements.

■ IGNATIA 7 CH : à utiliser si les odeurs provoquent des nausées.

■ SEPIA 7 CH : préconisé si les nausées sont déclenchées à la vue ou à la pensée des aliments.

HÉMORROÏDES DURANT LA GROSSESSE

Prendre 3 granules 3 fois par jour du remède le plus ressemblant jusqu'à amélioration :

■ SEPIA 5 CH : à utiliser si elles sont peu douloureuses, avec une sensation de plénitude, de lourdeur.

■ COLLINSONIA 5 CH : préconisé si les hémorroïdes sont très douloureuses, associées aux jambes lourdes, avec saignements et constipation.

■ ALOE 5 CH : à utiliser si elles sont douloureuses et associées à un relâchement des sphincters.

CONSTIPATION DURANT LA GROSSESSE

Prendre 3 granules 2 fois par jour du remède le plus ressemblant jusqu'à amélioration :

■ COLLINSONIA 5 CH : à utiliser si effort et selles volumineuses.

■ SEPIA 5 CH : indiqué en cas de sensation de boule dans le rectum.

■ HYDRASTIS 5 CH : indiqué en cas de constipation sans besoin.

ŒDÈMES ET RÉTENTION D'EAU DURANT LA GROSSESSE

Prendre 3 granules 2 fois par jour du remède le plus ressemblant jusqu'à amélioration :

■ NATRUM SULFURICUM 5 CH : à utiliser si sensation d'avoir une rétention d'eau et de graisse dans tout le corps.

■ BOVISTA 5 CH : indiqué en cas de rétention d'eau au niveau des mains et du visage.

RÉGURGITATION ACIDE DURANT LA GROSSESSE

Prendre 3 granules 3 fois par jour du remède le plus ressemblant jusqu'à amélioration :

■ IRIS VERSICOLOR 5 CH.

■ LYCOPODIUM 5 CH.

MOROSITÉ, ANXIÉTÉ DURANT LA GROSSESSE

Prendre 3 granules 1 fois par jour du remède le plus ressemblant jusqu'à amélioration :

■ HELEONIAS 5 CH : indiqué en cas d'amélioration par une occupation ou le travail.

■ SEPIA 5 CH : préconisé chez les femmes indifférentes à tout, irritables, non consolables, avec le désir d'être seule et/ou des douleurs lombaires.

■ VERATRUM ALBUM 5 CH : à utiliser si désespoir, esprit taciturne, pleurs, malaises.

■ ACTEA RACEMOSA 5 CH : indiqué si peur de l'accouchement ou peur que la grossesse se déroule mal.

EXCITATION SEXUELLE DURANT LA GROSSESSE

Prendre 10 granules 1 fois par semaine du remède le plus ressemblant jusqu'à amélioration :

■ MUREX 7 CH : indiqué si la grossesse est associée à une faiblesse articulaire, avec souvent une marche difficile.

■ PLATINA 7 CH : convient aux femmes exigeantes, qui ont une forte opinion d'elles-mêmes, faisant plutôt un complexe de supériorité.

À noter

On sait que les oméga-3 jouent un rôle dans le développement du système nerveux du fœtus et du nourrisson, et que les femmes dont les apports en oméga-3 sont faibles pendant la grossesse ont un plus grand risque de dépression après l'accouchement (*baby blues*). La consommation d'oméga-3 semble très importante, notamment pendant les trois derniers mois de la grossesse et pendant l'allaitement maternel : elle permet d'assurer un apport suffisant au nourrisson et de renouveler les réserves de la mère. Les oméga-3 sont contenus dans l'huile de colza et les poissons gras (thon, saumon, flétan, maquereau, sardines).

Gueule de bois

Les grands repères

La gueule de bois est un effet secondaire de l'absorption excessive de boisson alcoolisée. Les manifestations sont les suivantes : maux de tête, vertiges, langue chargée, somnolence, soif, nausée, bouche sèche, sensibilité au bruit ou à la lumière, diarrhée. L'hypoglycémie réactionnelle et la déshydratation dues à l'effet diurétique de l'alcool sont des causes probables de cet état.

Pour récupérer, il faut attendre que le foie ait éliminé l'alcool ingurgité à raison d'une heure par dixième de gramme. Nombre de symptômes désagréables du lendemain sont dus à la déshydratation de l'organisme provoquée par l'alcool. Aussi, le principal conseil est de boire beaucoup : eau minérale, tisanes, bouillons. Le café est déconseillé car il est diurétique et accentue la déshydratation.

Le traitement homéopathique

Avant et après les excès, prendre 5 granules en plusieurs prises du remède le plus approchant :

■ NUX VOMICA 4 CH : à prendre avant, après et le lendemain des excès. C'est le remède le plus indiqué en cas de prise d'alcool importante. Sujet aimant boire et faire des excès. Caractère irritable et coléreux.

■ ANTIMONIUM CRUDUM 4 CH : à prendre surtout s'il y a un excès alimentaire avec une mauvaise digestion. Personne supportant mal les vins acides malgré un désir.

■ SULFUR 7 CH : indiqué en cas de flatulences, excès de chaleur, sensation d'oppression et tendance à plusieurs excès répétés.

■ ZINCUM METALLICUM 7 CH : à utiliser si intolérance (avec attirance). Alcool, notamment au vin blanc. Sujet souvent fatigué avec des troubles du sommeil et présentant une agitation des membres inférieurs.

Les traitements complémentaires

GEMMOTHÉRAPIE

Mélanger 50 gouttes (chez l'adulte) de chaque remède dans un verre d'eau, à prendre jusqu'à amélioration :

■ Junepirus Communis jpd1
■ Coryllus Avellana bmgd1

OLIGOTHÉRAPIE

Prendre le remède Manganèse-cuivre oligo-élément 2 fois par jour pendant 2 jours.

À noter

- ☐ Les vins contenant des sulfites ont des effets notoires sur le mal de tête.
- ☐ Manger avant de boire de l'alcool et se coucher plus d'une heure après la dernière prise d'alcool peuvent limiter considérablement les effets négatifs. Avant le coucher, il est préférable de boire une grande quantité d'eau, ce qui permettra de lutter contre la déshydratation et de provoquer le réveil pour uriner dans la nuit; chaque réveil étant l'occasion de boire de l'eau à nouveau.
- ☐ Un repas léger le lendemain et le repos sont une évidence.

Gynécomastie

Les grands repères

La gynécomastie est une hypertrophie de la glande mammaire chez l'homme, qui peut toucher un seul ou les deux seins, de façon symétrique ou asymétrique.

La gynécomastie est très fréquente (30 % des hommes), en particulier à certaines périodes de la vie. Elle est liée aux variations hormonales, notamment à la puberté et à l'andropause. Par ailleurs, elle accompagne de façon constante le surpoids ou l'obésité, et l'on parle alors d'«adipomastie». En revanche, l'apparition rapide d'une gynécomastie chez l'homme adulte nécessite une consultation médicale et des examens complémentaires.

Le traitement homéopathique

Prendre 3 granules matin et soir des deux remèdes les plus approchants jusqu'à amélioration:

▪ CALCAREA CARBONICA 9 CH: convient aux sujets massifs, frileux et/ou obèses, qui ont une puberté tardive et/ou des troubles de la concentration.

▪ NATRUM MURIATICUM 15 CH: conseillé aux sujets maigres (malgré un gros appétit) ayant de l'acné et des pellicules. Ils se caractérisent aussi par un désir de sel, une soif importante, une tendance à la spasmo-philie et à la solitude.

■ Pulsatilla 9 ch : préconisé chez les sujets sensibles, doux et pudi-ques, dont la puberté est retardée et/ou chez les sujets qui manifes-tent un désir de sucre et du dégoût pour les aliments gras.

■ Conium Maculatum 7 ch : indiqué chez les sujets qui présentent une faiblesse physique et intellectuelle et/ou qui ont une gynéco-mastie par traumatisme de la région mammaire.

■ Mercurius Solubilis 9 ch : indiqué en cas de gynécomastie avec sécré-tion lactée chez le garçon. Les symptômes souvent associés sont l'agi-tation, l'impulsivité, la précipitation, la susceptibilité, l'énurésie, les sueurs nocturnes et/ou une transpiration visqueuse.

G

Les **traitements complémentaires**

OLIGOTHÉRAPIE

Prendre le remède Manganèse-cuivre oligo-élément 1 fois par jour jusqu'à amélioration.

À **noter**

Une gynécomastie peut apparaître suite à la prise de médicaments comme certains antiacides gastriques, les neuroleptiques, les antidépresseurs (surtout tricycliques). Attention également aux applications cutanées d'œstrogènes du conjoint. Héroïne et cannabis favorisent aussi les gynécomasties. La pollution a récemment été mise en cause : elle aurait provoqué des « épidémies » de puberté précoce et de gynécomastie à Porto Rico.

Haleine (mauvaise)

Les **grands repères**

Comme l'odeur de transpiration, la mauvaise haleine gêne plus souvent les autres que soi-même.

Les causes de la mauvaise haleine sont multiples. Les problèmes buccaux et les affections dentaires sont au premier rang. Les caries négligées s'accompagnent souvent d'inflammation et de surinfection des gencives (gingivites), ce qui provoque de fortes odeurs liées à l'infection des tissus. De même, les infections dues aux champignons de la cavité buccale ainsi que les angines peuvent être responsables de la mauvaise haleine. Parmi les autres causes de mauvaise haleine, on trouve : les causes « gastronomiques » : ail, oignon, aliments gras, alcool ou tabac ; les causes dues aux problèmes d'estomac ou d'œsophage avec le reflux gastro-œsophagien et l'hyperacidité gastrique (dont le tabac et l'alcool sont souvent responsables) ; les causes ORL dues aux infections au niveau du nez ou des sinus, telles que les rhinites ou les sinusites chroniques.

Le **traitement homéopathique**

MAUVAISE HALEINE D'ORIGINE BUCCALE

Prendre 3 granules 3 fois par jour du remède le plus évocateur jusqu'à amélioration :

■ CALCAREA FLUORICA 5 CH : indiqué en cas d'infections à répétition avec une mauvaise hygiène dentaire.

■ KREOSOTUM 5 CH : à utiliser en cas de caries et de gingivite chronique saignante et/ou de taches noires sur les dents.

■ MERCURIUS SOLUBILIS 5 CH : indiqué dans les cas de bouches chargées, avec une langue ayant un épais enduit, des marques d'empreinte des dents, une haleine fétide, une hypersalivation et une soif permanente.

MAUVAISE HALEINE D'ORIGINE DIGESTIVE

Prendre 5 granules le soir au coucher du remède le plus évocateur jusqu'à amélioration :

▓ Nux Vomica 7 ch : à utiliser si l'haleine est chargée suite aux excès alimentaires et alcoolisés.

▓ Pulsatilla 7 ch : indiqué en cas de mauvaise haleine chez une personne qui ne supporte ni le gras ni les glaces, avec une digestion lente et mauvaise et/ou des régurgitations rances.

▓ Iris Versicolor 7 ch : préconisé en cas d'haleine acidulée avec régurgitations et de brûlures d'estomac.

▓ Sulfuricum Acidum 7 ch : indiqué dans la mauvaise haleine de l'alcoolique avec salivation abondante, désir de fruits juteux, aversion pour les odeurs, indigestion et diarrhée plus ou moins chroniques, hyperacidité de l'estomac avec brûlures, tendance aux caries et gingivite aphteuse.

▓ Kalium Phosphoricum 7 ch : indiqué si l'haleine est fétide lors des coups de pompe avec une chute du moral, une sécheresse de la bouche, une soif importante, la bouche et les lèvres sèches.

À noter

Une bonne hygiène buccodentaire a pour but de prévenir caries et gingivites et d'éviter les mycoses buccales. Il convient de se brosser les dents après chacun des trois principaux repas et de faire des bains de bouche pour compléter le brossage. On peut aussi mâcher un chewing-gum sans sucre, fluoré, s'il n'est pas possible de se brosser les dents après un repas. Enfin, il ne faut pas abuser des sucreries.

Hémorroïdes

Les grands repères

Une hémorroïde est un groupement de vaisseaux sanguins appelé « tumeur variqueuse », provoqué par la dilatation anormale d'une veine de l'anus ou du rectum. Les hémorroïdes, qui sont essentiellement des veines, peuvent également être des artères qui se situent entre la muqueuse et la paroi musculaire du canal anal pour les hémorroïdes dites « internes », et entre la peau et le tissu cellulaire profond pour les hémorroïdes dites « externes ».

Il y a différents symptômes : saignement par l'anus pendant ou après les selles, tuméfaction que le malade peut percevoir avec le doigt et apparaissant au niveau de l'anus, douleurs plus ou moins intenses pouvant traduire une complication classique, la thrombose.

Le **traitement homéopathique**

Prendre 2 granules 3 fois par jour pendant les crises et 3 granules au coucher dans les cas chroniques (choisir deux remèdes dans la liste ci-dessous). Il faut coupler le traitement avec une pommade contenant de l'æsculus ou du verbascum.

HÉMORROÏDE TRÈS DOULOUREUSE AGGRAVÉE PAR UNE APPLICATION CHAUDE

■ LACHESIS 5 CH : indiqué en cas de douleur soulagée par les saignements, avec des sensations pulsatiles.

■ SULFUR 5 CH : préconisé en cas de brûlures et de démangeaisons et/ou de suintements de la région anale.

HÉMORROÏDE TRÈS DOULOUREUSE AMÉLIORÉE PAR UNE APPLICATION CHAUDE

■ AMMONIUM MURIATICUM 5 CH : indiqué en cas de constipation, de flatulences lors des règles.

■ COLLINSONIA 5 CH : conseillé en cas de démangeaisons et/ou de constipation.

■ LYCOPODIUM 5 CH : préconisé lorsque l'hémorroïde est très sensible et saignante.

HÉMORROÏDE TRÈS DOULOUREUSE AMÉLIORÉE PAR UNE APPLICATION FROIDE

■ ALOE 4 CH : indiqué en cas de ballonnements, de flatulences et de diarrhée.

■ NUX VOMICA 5 CH : préconisé lorsqu'il y a des démangeaisons sans saignement, souvent après la prise d'alcool.

HÉMORROÏDE AVEC DOULEURS DES ORGANES GÉNITAUX

■ HAMAMELIS 5 CH : efficace en cas de douleur du vagin.

■ NITRICUM ACIDUM 5 CH : indiqué en cas de fissure anale et d'ulcération facile.

■ SEPIA 7 CH : conseillé lorsque l'hémorroïde s'aggrave en buvant du lait.

■ AMMONIUM CARBONICUM 5 CH : préconisé en cas d'hémorroïde pendant les règles.

Les **traitements complémentaires**

GEMMOTHÉRAPIE

Mélanger 50 gouttes (chez l'adulte) de chaque remède dans un verre d'eau, à prendre matin et soir jusqu'à amélioration :
- Æsculus hyppocampus bmgd1
- Sorbus Domestica bmgd1

OLIGOTHÉRAPIE

Prendre les deux remèdes suivants jusqu'à amélioration :
- Manganèse-cobalt oligo-élément : 1 prise par jour.
- Cuivre-or-argent oligo-élément : 1 prise par jour.

À noter

Voici quelques mesures préventives pour les sujets présentant facilement des hémorroïdes : attention aux aliments suivants : poivre, clous de girofle, noix de muscade, gingembre, cumin, épices orientales, câpres, cornichons, paprika, moutarde. Combattre la constipation en diminuant les pâtes, le riz, le chocolat.

Favoriser un régime riche en fibres cellulosiques en consommant les aliments suivants : pain complet, pain de seigle, artichauts, carottes, céleri, chou, chou-fleur, endives, épinards, laitues, oignons, petits pois, tomates. Éviter la sédentarité en gardant une activité physique régulière pour améliorer votre circulation sanguine.

Herpès

Les **grands repères**

L'herpès est une maladie virale dont la particularité est de récidiver généralement au même endroit. Les facteurs favorisant les récidives sont les suivants : fatigue, fièvre, règles, exposition au soleil, stress ou émotion.

Le premier contact avec le virus a généralement lieu dans l'enfance, puis le virus reste présent mais non actif au niveau d'un ganglion nerveux. Le bouton de fièvre s'annonce par un fourmillement ou une brûlure caractéristique suivie de vésicules puis d'une croûte.

Généralement, un herpès guérit sans laisser de cicatrice. C'est une maladie bénigne dans la plupart des cas, mais elle peut devenir extrêmement dangereuse chez les personnes immunodéprimées et chez les nouveau-nés.

Le **traitement homéopathique**

Prendre tous les remèdes.

EN DÉBUT DE CRISE

- VACCINOTOXINUM 15 CH : prendre 1 dose toutes les 6 heures le premier jour, pour espérer bloquer la sortie de l'herpès ou du moins diminuer son ampleur.
- RHUS TOXICODENDRON 9 CH : prendre 3 granules toutes les 3 heures.
- NATRUM MURIATICUM 9 CH : prendre 3 granules toutes les 3 heures.

EN FIN DE CRISE, AU MOMENT DES CROÛTES

- GRAPHITES 9 CH : prendre 1 dose par jour.
- HYDRASTIS 7 CH : prendre 1 dose par jour.

LOCALISATIONS PARTICULIÈRES

- CROTON TIGLIUM 9 CH : si l'herpès se situe au niveau de l'œil, prendre 3 granules 5 fois par jour.
- BORAX 9 CH : si l'herpès est à l'intérieur de la bouche, prendre 3 granules 3 fois par jour.
- NATRUM CARBONICUM 9 CH : si l'herpès se situe au niveau des doigts, prendre 3 granules 3 fois par jour.

CIRCONSTANCES D'APPARITION PARTICULIÈRES

- SEPIA 9 CH : si l'herpès survient au moment des règles, prendre 3 granules 1 fois par jour, 3 jours avant les règles.
- LACHESIS 9 CH : si les crises d'herpès sont plus fréquentes en période de ménopause, prendre 10 granules 1 fois par semaine.
- MEZEREUM 9 CH : si l'herpès est fréquent chez l'enfant, prendre 10 granules 1 fois par semaine.

Les **traitements complémentaires**

GEMMOTHÉRAPIE

Mélanger 50 gouttes (chez l'adulte) ou 1 goutte par kilo (chez les enfants) de chaque remède dans un verre d'eau, à prendre matin et soir jusqu'à amélioration :

- Quercus Robus bmgd1
- Alnus Glutinosa bmgd1

OLIGOTHÉRAPIE

Prendre les deux remèdes suivants en alternance jusqu'à amélioration :

- Manganèse-cobalt oligo-élément : 1 prise les jours impairs.
- Soufre oligo-élément : 1 prise les jours pairs.

H

À noter

- ☐ Désinfecter régulièrement pour éviter une surinfection.
- ☐ Lors d'une poussée, éviter le contact rapproché avec les bébés, les personnes malades ou immunodéprimées.

- ☐ Éviter de porter des lentilles pendant les poussées d'herpès.
- ☐ Toute poussée d'herpès chez une femme enceinte, un nourrisson ou un sujet immunodéprimé impose une consultation médicale.

Herpès génital

Les **grands repères**

L'herpès génital est une maladie sexuellement transmissible de plus en plus fréquente : on estime qu'environ 20 % des adultes seraient porteurs du virus de cette forme d'herpès. C'est une maladie que l'on garde toute sa vie, le virus de l'herpès restant caché, à l'état latent, dans les racines nerveuses (ganglions). Certaines personnes sont porteuses du virus sans le savoir car elles ne manifestent aucun symptôme ; elles peuvent donc le transmettre à un partenaire à leur insu. Ce phénomène rend l'arrêt de la propagation difficile parmi la population, car il est compliqué d'agir pour soi-même ou pour les autres lorsqu'on ignore que l'on est porteur du virus. L'herpès n'est pas une maladie dangereuse, sauf chez les femmes enceintes et les personnes ayant un trouble de l'immunité.

Chez l'homme, des vésicules apparaissent suite à une sensation de cuisson au niveau du gland ou du prépuce. Chez la femme, l'herpès se localise au niveau de la vulve ou du vagin. La guérison demande environ un à cinq jours.

Le **traitement homéopathique**

TRAITEMENT POUR TOUT TYPE D'HERPÈS

Prendre les deux remèdes suivants jusqu'à amélioration :
- VACCINOTOXINUM 15 CH : prendre 1 dose dès les premiers symptômes.
- CROTON TIGLIUM 5 CH et RHUS TOXICODENDRON 5 CH : prendre 2 granules toutes les heures.

TRAITEMENT À COMPLÉTER SELON LA LOCALISATION DE L'HERPÈS

Prendre 3 granules toutes les 4 heures des deux remèdes les plus évocateurs jusqu'à amélioration :
- SEPIA 7 CH : indiqué en cas d'herpès de la vulve.
- GRAPHITES 7 CH : préconisé en cas d'herpès du prépuce.
- DULCAMARA 5 CH : à utiliser en cas d'herpès du scrotum.
- PETROLEUM 5 CH : indiqué en cas d'herpès du scrotum et entre les cuisses.

Les **traitements complémentaires**

GEMMOTHÉRAPIE

Mélanger 50 gouttes (chez l'adulte) de chaque remède dans un verre d'eau, à prendre matin et soir jusqu'à amélioration :
- Quercus Robus bmgd1
- Rosa Canina jpd1

OLIGOTHÉRAPIE

Prendre les deux remèdes suivants en alternance jusqu'à amélioration :
- Manganèse-cobalt oligo-élément : 1 prise les jours impairs.
- Soufre oligo-élément : 1 prise les jours pairs.

À noter

En France, 10 millions de personnes sont atteintes d'herpès labial et 2 millions d'herpès génital. Tout comme les autres MST, il est donc important de respecter certaines mesures de prévention, notamment en utilisant des préservatifs.

Hoquet

H

Les grands repères

Le hoquet est une contraction avec des spasmes au niveau du diaphragme. Les facteurs déclenchant peuvent être l'ingestion trop rapide d'aliments ou de boisson, l'ingestion d'alcool, les changements brusques de température, un état de stress.

Si le hoquet devient chronique et récidivant, une consultation médicale s'impose pour éliminer une pathologie sous-jacente.

Le traitement homéopathique

Prendre 2 granules 5 fois par jour des remèdes les plus approchants jusqu'à amélioration:

■ CUPRUM METALLICUM 7 CH: à utiliser si le hoquet est amélioré en buvant de l'eau froide.

■ HYOSCYAMUS NIGER 7 CH: indiqué en cas de hoquet après les repas ou pour le hoquet des nourrissons, aggravé par les repas et la nuit, amélioré par la marche.

■ CYCLAMEN 7 CH: préconisé si le hoquet est aggravé par les repas ou en cas de hoquet durant la grossesse.

■ IGNATIA 7 CH: indiqué si le hoquet survient après une émotion, amélioré par la distraction.

■ NUX VOMICA 7 CH: à utiliser si le hoquet survient lors des excès alimentaires, avec une amélioration par une sieste.

Les **traitements complémentaires**

GEMMOTHÉRAPIE

Mélanger 50 gouttes (chez l'adulte) ou 1 goutte par kilo (chez les enfants) de chaque remède dans un verre d'eau, à prendre au moment du hoquet:

- Ficus Carica bmgd1
- Citrus Limon jpd1

À noter

Il est inutile de prendre des tranquillisants qui ne font pas cesser le hoquet. En revanche, la stimulation du palais modifie les influx nerveux, ce qui peut faire cesser le hoquet. Voici quelques façons d'y arriver:

- ☐ Buvez un ou plusieurs verres d'eau froide.
- ☐ Sucez un bonbon ou un glaçon.
- ☐ Mastiquez du pain sec, puis avalez-le.
- ☐ Placez un morceau de sucre dans une cuillère à soupe, imbibez-le de vinaigre de vin puis croquez-le.

Hypertension artérielle

Les **grands repères**

Menace insidieuse, cette maladie est généralement tout à fait asymptomatique. Rarement, et dans les cas les plus sévères, les hypertendus se plaignent de céphalées, de troubles de la vue et/ou de bourdonnements d'oreilles. Les émotions négatives ainsi que l'exercice physique entraînent une hausse transitoire de la pression.

D'une manière générale, les valeurs normales se situent entre 140 et 90 mm Hg. Neuf fois sur dix, on ne connaît aucune cause à l'hypertension artérielle. On parle alors d'«hypertension essentielle». Dans la majorité des cas, plusieurs facteurs se conjuguent pour produire cette élévation pathologique de la pression: obésité, excès de sel et d'alcool, sédentarité, tabagisme, stress, prise de certains médicaments (contraceptifs oraux, corticoïdes, etc.) et hérédité. Beaucoup plus rare, l'hypertension secondaire peut être liée à une maladie rénale ou à un dérèglement hormonal.

Le traitement de l'hypertension fait appel en premier lieu à une amélioration de l'hygiène de vie et alimentaire. En homéopathie, les remèdes peuvent améliorer la situation, et le choix du remède le plus approprié doit être établi par un homéopathe. En cas de non-réponse aux quelques mesures évoquées précédemment, le recours aux médicaments proposés par la médecine classique est nécessaire; ceux-ci sont en principe prescrits dès le début du traitement lors d'hypertension sévère.

Le traitement homéopathique

Prendre 5 granules au coucher d'un ou deux remèdes suivants jusqu'à amélioration:
- AURUM METALLICUM 9 CH: remède de fond pour les sujets coléreux et autoritaires ayant une tendance dépressive.
- BARYTA CARBONICA 9 CH: préconisé en cas d'hypertension chez une personne «ralentie» frileuse, présentant une fatigue en surcharge pondérale.
- NUX VOMICA 9 CH: indiqué en cas d'hypertension d'origine nerveuse chez un sujet hyperactif, toujours occupé, bon vivant mais stressé.
- IPECA 9 CH: à utiliser en cas d'hypertension provoquée par une contrariété.

Les traitements complémentaires

GEMMOTHÉRAPIE
Mélanger 50 gouttes (chez l'adulte) de chaque remède dans un verre d'eau, à prendre matin et soir jusqu'à amélioration:
- Viscum Album jpd1
- Lex Auifolium jpd1
- Cratægus Oxycantha bmgd1

OLIGOTHÉRAPIE
Prendre les deux remèdes suivants en alternance jusqu'à amélioration:
- Manganèse-cobalt oligo-élément: 1 prise les jours pairs.
- Soufre oligo-élément: 1 prise les jours impairs.

À noter

Voici les principales mesures à adopter :

☐ Maigrir en cas de surcharge pondérale.
☐ Limiter l'apport de sel (chlorure de sodium). Le sel de cuisine peut être avantageusement remplacé par un sel diététique (au chlorure de potassium).
☐ Restreindre la consommation de graisses saturées (beurre, viandes et fromages gras) qui font monter la pression, et augmenter celle de graisses insaturées (poisson, huiles, graines et fruits oléagineux) qui produisent l'effet inverse.
☐ Veiller à avoir une alimentation riche en potassium, calcium et magnésium. Concrètement, il s'agit de privilégier les céréales et les produits céréaliers complets, les légumineuses, les légumes et les fruits frais, ainsi que les laitages allégés.
☐ Faire des exercices d'endurance (marche rapide, course à pied, vélo, etc.) régulièrement.
☐ Maîtriser le stress.
☐ Arrêter de fumer.

Hyperthyroïdie

Les grands repères

L'hyperthyroïdie est un dysfonctionnement vers l'excès de la glande thyroïde. Elle se caractérise par la sécrétion d'une trop grande quantité d'hormones thyroïdiennes dans l'organisme. Trop d'hormones thyroïdiennes accélèrent la plupart des fonctions de l'organisme : c'est l'hyperthyroïdie.

Les symptômes sont d'une grande diversité. On peut cependant retenir les signes évocateurs suivants : accélération du rythme cardiaque, perte de poids, diarrhée, contraction musculaire rapide, faiblesse musculaire, cheveux cassants, intolérance à la chaleur, peau chaude et moite, excitation, agressivité, libido diminuée, et parfois trouble des règles.

L'homéopathie est un traitement d'appoint et il ne faut pas arrêter le traitement allopathique.

Le **traitement homéopathique**

POUR RALENTIR LA PRODUCTION DE L'HORMONE THYROÏDIENNE

Prendre les deux remèdes suivants jusqu'à amélioration:
- THYROIDINUM 15 CH: prendre 3 granules tous les soirs.
- IODUM METALLICUM 18 CH: prendre 3 granules tous les soirs.

TRAITEMENT DE FOND

- CHROMIUM SULFURICUM 9 CH: si tachycardie, exophtalmie*, goitre (augmentation de la taille de la thyroïde) asthénie avec faiblesse musculaire, prendre 3 granules tous les soirs jusqu'à amélioration.
- FERRUM PHOSPHORICUM 7 CH: si goitre, bouffées congestives, amaigrissement et nervosité, prendre 3 granules tous les soirs jusqu'à amélioration.
- NATRUM MURIATICUM 7 CH: si déprime, amaigrissement, hypersensibilité au bruit, nervosité, prendre 3 granules tous les soirs.

Les **traitements complémentaires**

GEMMOTHÉRAPIE

Mélanger 50 gouttes (chez l'adulte) du remède Viburnum Lantanum bmgd1 dans un verre d'eau, à prendre le soir jusqu'à amélioration.

OLIGOTHÉRAPIE

Prendre le remède Manganèse oligo-élément 1 fois par jour jusqu'à amélioration.

À noter

La grossesse est une période à risque pour la thyroïde qui peut aggraver une pathologie existante ou révéler un problème thyroïdien sous-jacent. Lors de la grossesse, la thyroïde maternelle doit faire face à la synthèse des hormones thyroïdiennes de la mère et de celle du fœtus: l'activité fonctionnelle de la thyroïde est augmentée et les besoins en iode sont accrus puisque la synthèse des hormones thyroïdiennes en nécessite. Si les apports iodés *via* l'alimentation sont suffisants, la thyroïde s'adapte pour faire face à ce surcroît d'activités et assurer la production de ces hormones. Si, au contraire, les apports iodés ne sont pas suffisants, la thyroïde ne peut s'adapter. Elle va compenser ce déficit d'iode en travaillant plus, et ce travail forcé peut entraîner une augmentation de sa taille: on parlera de goitre* au-delà d'une certaine augmentation de volume.

Hypotension artérielle

Les grands repères

Il y a tension basse ou hypotension lorsque le volume de sang circulant dans l'organisme est inférieur à la normale, de sorte qu'une quantité de sang insuffisante atteint le cerveau. La pression sanguine dépend de trois facteurs : du travail de la pompe (le cœur), du volume du sang circulant dans les tuyaux (les vaisseaux) et de la qualité des vaisseaux. L'hypotension artérielle commence lorsque la tension artérielle maximale est en dessous de 10 mm de mercure.

Les malaises (nausées, sueurs, maux de tête, angoisse), un état de fatigue et des vertiges lors des changements de position caractérisent l'hypotension. Il peut y avoir évanouissement dans les cas extrêmes.

Le traitement homéopathique

AU MOMENT DES CHUTES DE TENSION

Prendre 3 granules toutes les 5 minutes des remèdes les plus approchants :

▓ CAMPHORA 5 CH : à utiliser si l'hypotension est d'apparition brusque, entraînant un malaise et une sensation de froid.

▓ RADIUM BROMATUM 5 CH : indiqué en cas d'hypotension avec une sensation de chaleur.

▓ ZINCUM METALLICUM 5 CH : préconisé en cas d'hypotension avec grande fatigue suite aux excès, aggravée par le manque de sommeil.

▓ VERATRUM ALBUM 5 CH : à utiliser s'il y a une chute de tension, un malaise avec des sueurs froides. Amélioration en buvant des boissons chaudes.

TRAITEMENT DE FOND DES HYPOTENSIONS

Prendre 5 granules tous les soirs des remèdes les plus approchants, et cela quotidiennement :

▓ SEPIA 9 CH : c'est le remède de fond des hypotendus fatigués, présentant des vertiges aux changements de position. Amélioration par l'exercice physique.

▓ NATRUM MURIATICUM 9 CH : à utiliser si le sujet est introverti, ressassant le passé, fatigué, ayant toujours soif et/ou recherchant le sel.

▓ KALIUM PHOSPHORICUM 9 CH : préconisé si le sujet est fatigué avec une tendance dépressive, manquant de volonté. Aggravation par l'effort physique.

▓ PICRICUM ACIDUM 9 CH : à utiliser si le sujet ayant une petite tension est asthénique, frileux, suant des mains facilement. Aggravation par l'effort physique.

Les **traitements complémentaires**

GEMMOTHÉRAPIE

Mélanger 50 gouttes (chez l'adulte) de chaque remède dans un verre d'eau, à prendre quotidiennement :

▓ Quercus Robus bmgd1

▓ Cratægus Oxycantha bmgd1

OLIGOTHÉRAPIE

Prendre le remède Cuivre-or-argent oligo-élément 1 à 2 fois par jour, et cela quotidiennement.

À noter

Voici quelques mesures pour aider les hypotendus :

☐ Manger salé, car le sel augmente le volume sanguin en permettant de retenir l'eau.

☐ Boire beaucoup : les liquides augmentent le volume sanguin.

☐ Ne pas consommer d'alcool, car les boissons alcoolisées dilatent les vaisseaux, ce qui entraîne une baisse de pression.

☐ Ne pas se lever brusquement, ce qui peut provoquer une chute excessive de la tension artérielle.

☐ Attention les jours de grande chaleur ou en restant dans une pièce surchauffée, car la chaleur favorise la dilation des vaisseaux et, de ce fait, l'hypotension.

☐ Lors d'une chute de tension, il faut s'allonger et relever les jambes pour augmenter l'afflux de sang au cœur et au cerveau.

Hypothyroïdie

Les **grands repères**

L'hypothyroïdie est la conséquence d'une faible production d'hormones par la glande thyroïde. L'influence de la glande thyroïde sur l'organisme est majeure car son rôle est de réguler le métabolisme des cellules de notre corps. Autrefois, la carence en iode était la principale cause d'hypothyroïdie. De nos jours, c'est une maladie auto-immune, la thyroïdite de Hashimoto, qui est responsable d'une hypothyroïdie sur deux. Les chercheurs ne peuvent pas expliquer ce qui déclenche cette maladie. Elle apparaît parfois à la suite d'un stress ou d'une infection virale, chez des personnes qui y seraient prédisposées.

Les symptômes de l'hypothyroïdie sont liés au ralentissement du métabolisme et se manifestent de la façon suivante: manque d'énergie, fatigue, frilosité, prise de poids (modeste) inexpliquée malgré un faible appétit, rythme cardiaque ralenti, constipation, cheveux secs, perte de cheveux, voix plus grave et enrouée.

L'hypothyroïdie est une maladie qui ne se guérit pas mais qui se contrôle très bien en prenant quotidiennement des hormones thyroïdiennes de synthèse. La plupart des personnes devront toutefois en prendre quotidiennement durant toute leur vie.

L'homéopathie est utile comme traitement de soutien pour soulager les symptômes de l'hypothyroïdie. Elle aide à stimuler la production naturelle d'hormones thyroïdiennes.

Le **traitement homéopathique**

Prendre tous les remèdes.

POUR STIMULER LA SÉCRÉTION DE L'HORMONE THYROÏDIENNE
- IODUM METALLICUM 4 CH: prendre 3 granules tous les soirs.
- THYROIDINUM 4 CH: prendre 3 granules tous les soirs.

POUR RÉÉQUILIBRER LES HYPOTHYROÏDIENS
- GRAPHITES 9 CH: indiqué en cas de ralentissement général de toutes

les fonctions, obésité, frilosité, règles peu abondantes, peau sèche, absence de sueur, indécision. Prendre 3 granules tous les soirs jusqu'à amélioration.

▨ Baryta Carbonica 7 ch : en cas de frilosité, de lenteur d'idéation et de compréhension, de mauvaise mémoire, prendre 3 granules tous les soirs jusqu'à amélioration.

▨ Thuya 9 ch : en cas d'empattement, d'aspect gras et graisseux de la peau et des cheveux, de présence de verrues, prendre 3 granules tous les soirs jusqu'à amélioration.

Les **traitements complémentaires**

GEMMOTHÉRAPIE

Mélanger 50 gouttes (chez l'adulte) ou 1 goutte par kilo (chez les enfants) de chaque remède dans un verre d'eau, à prendre jusqu'à amélioration :

▨ Sequoia Gigantea jpd1
▨ Betula Alba bmgd1

OLIGOTHÉRAPIE

Prendre les deux remèdes suivants en alternance jusqu'à amélioration :

▨ Manganèse-cuivre oligo-élément : 1 prise les jours impairs.
▨ Iode oligo-élément : 1 prise les jours pairs.

À noter

Pour produire des hormones thyroïdiennes, la thyroïde requiert une quantité suffisante d'oligo-éléments, plus particulièrement d'iode, de sélénium et de zinc. Une carence d'un de ces éléments peut entraîner un ralentissement de la fonction de la thyroïde. La carence en iode est plutôt rare dans les pays industrialisés en raison de l'usage de sel de table iodé. Une alimentation saine et variée fournit tous ces oligo-éléments.

Voici quelques sources alimentaires :

☐ d'iode : les poissons de mer (anchois, dorade, maquereau, morue, sardine, etc.), les algues et le sel de table ;
☐ de sélénium : les noix du Brésil, les huîtres et le thon ;
☐ de zinc : les fruits de mer (les huîtres en tête de liste), le bœuf et le foie de veau, de bœuf ou de porc.

Impatiences nocturnes

Les **grands repères**

Le syndrome des jambes sans repos, appelé aussi «impatiences nocturnes», est un trouble neurologique qui cause un besoin irrépressible de bouger les jambes.

Ce besoin provient d'un inconfort dans les membres inférieurs – fourmillements, picotements, sensations de brûlure –, dont l'intensité varie d'une personne à l'autre. Les symptômes s'accentuent le soir et la nuit. Ils ont tendance à disparaître tôt le matin. Un soulagement survient lorsqu'on bouge les jambes. L'insomnie chronique qui peut en résulter entraîne de la fatigue. Dans la majorité des cas, la cause reste inconnue.

Le syndrome tend à s'aggraver avec l'âge. Certaines personnes arrivent très bien à le contrôler en modifiant leurs habitudes de vie.

Le **traitement homéopathique**

Prendre 3 granules au coucher des deux remèdes les plus approchants jusqu'à amélioration :

■ ZINCUM METALLICUM 9 CH : à utiliser si les impatiences sont sans douleur. Le sujet peut présenter des varices aux membres inférieurs, une sensibilité au vin qui crée des maux de tête, de la fatigue nerveuse et intellectuelle.

■ CAUSTICUM 9 CH : indiqué si les impatiences s'accompagnent de douleurs associées au niveau du membre inférieur (douleurs des jambes). Une sensation de contracture musculaire est possible.

■ RHUS TOXICODENDRON 9 CH : préconisé si les impatiences sont passagères lors de douleurs musculaires suite aux efforts physiques, avec une amélioration des douleurs en remuant les jambes.

À noter

Il semble que les facteurs suivants peuvent avoir un impact important:

☐ Avoir une alimentation saine et variée.

☐ Diminuer le plus possible la consommation de caféine, café, thé, cola et chocolat.

☐ Diminuer la consommation d'alcool et de tabac qui semblent exacerber les symptômes.

☐ Apprendre à bien gérer son stress.

Impuissance, dysfonctionnement érectile

Les grands repères

L'impuissance, appelée de nos jours «dysfonctionnement érectile», peut se définir comme l'incapacité transitoire ou permanente d'obtenir et de maintenir une érection jusqu'à la fin d'une activité sexuelle.

Les causes sont multiples: elles peuvent être psychologiques mais aussi vasculaires avec un trouble de l'irrigation. L'impuissance peut aussi toucher les sujets épuisés nerveusement et physiquement.

Le traitement homéopathique

La posologie est de 5 granules d'un remède le soir au coucher, en alternance avec un autre remède, et cela pendant 3 mois (choisir deux remèdes dans la liste ci-dessous). S'il n'y a pas d'amélioration notable, sélectionner deux autres remèdes et appliquer la même posologie.

DYSFONCTIONNEMENT LIÉ À L'ÉMOTIVITÉ

■ IGNATIA 7 CH (peut être associé à GELSEMIUM 15 CH): remède contre l'impuissance due au trac malgré une libido présente, avec érection en allant à la selle.

■ CONIUM MACULATUM 9 CH: remède prescrit aux sujets qui présentent une impuissance après une période d'abstinence, une éjaculation précoce et/ou beaucoup de fantasmes sexuels.

■ STAPHYSAGRIA 15 CH : indiqué chez les sujets qui manifestent frustration et vexation, une obsession sexuelle, de l'agressivité, une humeur maussade après éjaculation, une tendance à la masturbation (remède efficace chez les jeunes adultes).

■ ARGENTUM NITRICUM 9 CH : conseillé aux sujets ayant une faible libido, pour les hommes pressés et anxieux, lors de la chute de l'érection au début du coït et/ou pour les hommes qui ont une tendance à la spasmophilie.

DYSFONCTIONNEMENT LIÉ À UN PROBLÈME VASCULAIRE SOUS-JACENT

■ MOSCHUS 7 CH : indiqué en cas d'impuissance des sujets diabétiques, lorsque l'érection s'accompagne de douleurs brûlantes urétrales avec un désir d'uriner. Les signes pouvant être retrouvés sont les nausées et les vomissements après le coït, ainsi que des chatouillements insupportables de la zone génitale.

■ PLUMBUM 5 CH : indiqué en cas d'impuissance et de perte de libido chez un homme se sclérosant sur le plan vasculaire (et qui avait dans le passé des érections fréquentes et une grande libido). Les signes pouvant être retrouvés sont la sensation de constriction au niveau des testicules, une faible quantité de sperme dans l'éjaculation.

■ LACHESIS 9 CH : remède prescrit aux hommes qui manifestent une forte libido avec impuissance, alternant avec des érections sans libido et/ou une éjaculation longue à venir ou impossible. Ce peut être des sujets d'âge mûr, parfois loquaces et jaloux et ayant souvent trop chaud.

■ CAMPHORA 5 CH : indiqué en cas de spasmophilie, chez les sujets présentant une chute brutale de la tension artérielle associée aux troubles de l'érection.

ÉRECTION ET ÂGE

■ LYCOPODIUM 7 CH : indiqué pour les sujets brillants et autoritaires mais qui n'ont pas confiance en eux. Ce sont parfois des hommes prématurément vieillis, ayant une faible ou une absence totale d'érection, alternant avec des phases d'excitation immodérée. Ce remède est utile chez des sujets âgés et chez les jeunes grands tabagiques. Les signes pouvant être retrouvés sont des douleurs au niveau du gland.

■ SELENIUM 5 CH : indiqué pour les sujets d'âge mûr qui ont des idées lascives, des rêves érotiques avec éjaculation, un endolorissement de la région lombaire et/ou des démangeaisons du scrotum.

■ CAUSTICUM 9 CH : à utiliser en cas de désir avec érection faible et peu de plaisir.

▦ Cobaltum 7 ch: à utiliser en cas d'impuissance, d'éjaculation sans érection et/ou de lombalgie.

Les **traitements complémentaires**

GEMMOTHÉRAPIE

Mélanger 50 gouttes (chez l'adulte) de chaque remède dans un verre d'eau, à prendre le soir jusqu'à amélioration:
- ▦ Sequoia Gigantea jpd1
- ▦ Rosmarinus officinale jpd1
- ▦ Syringa Vulgaris bmgd1

OLIGOTHÉRAPIE

Prendre les deux remèdes suivants en alternance jusqu'à amélioration:
- ▦ Zinc-cuivre oligo-élément: 1 prise les jours impairs.
- ▦ Zinc-nickel-cobalt oligo-élément: 1 prise les jours pairs.

À noter

Les pannes sexuelles d'origine psychologique sont réversibles. Cependant, le risque est de tomber dans le cercle vicieux de la peur de l'échec, qui ne viendra qu'aggraver le problème. Le mécanisme de l'érection est en effet involontaire. Pour avoir une bonne érection, il ne faut pas avoir peur d'en avoir une mauvaise; il faut savoir oublier son sexe et se laisser aller à l'érotisme.

Insolation

Les **grands repères**

L'insolation est liée à une exposition intempestive au soleil. La personne présente une fièvre élevée associée à des maux de tête. La température résiste aux médicaments usuels (aspirine et paracétamol). L'insolation engendre un phénomène d'auto-entretien dangereux de la température. En effet, la température élevée et les éventuelles lésions dues à l'exposition engendrent une souffrance cellulaire et la libération des substances pyrogènes qui font monter la température.

Le **traitement homéopathique**

Prendre 5 granules toutes les 5 minutes en alternance jusqu'à amélioration.

FIÈVRE D'INSOLATION

▪ ACONITUM NAPELLUS 4 CH: s'il n'y a pas de transpiration, prendre le remède rapidement après l'insolation.

▪ BELLADONNA 5 CH: à utiliser si la chaleur est rayonnante avec transpiration, soif, visage rouge, céphalée, esprit confus.

CÉPHALÉE SUITE À L'EXPOSITION AU SOLEIL

▪ GLONOINUM 5 CH: à utiliser si la céphalée est battante, accompagnée de vomissements et de palpitations, le sujet étant très désorienté.

▪ VERATRUM ALBUM 5 CH: à utiliser si la céphalée est associée aux nausées et aux vomissements, avec un pouls lent et un état précomateux.

Les **traitements complémentaires**

GEMMOTHÉRAPIE

Mélanger 50 gouttes (chez l'adulte) ou 1 goutte par kilo (chez les enfants) de chaque remède dans un verre d'eau, à prendre après l'insolation, 2 fois par jour pendant 2 jours:

▪ Fraxinus Excelsior bmgd1
▪ Corylus Avellana bmgd1

À noter

La prévention repose sur le port d'un chapeau de couleur blanche. Il faut éviter la sieste au soleil, notamment après le repas. La déshydratation peut être mortelle et menace surtout les enfants et les personnes âgées. Sa prévention impose une hydratation adaptée, et il faut penser à proposer de l'eau à l'enfant avant qu'il ait soif. Ne jamais laisser un enfant dans un véhicule à l'arrêt, fenêtres fermées, au soleil.

Insomnie

Les grands repères

Le trouble du sommeil, de loin le plus fréquent, est bien entendu l'insomnie qui augmente quand on avance en âge. Elle toucherait près d'un quart de la population adulte et deux fois plus les femmes.

L'insomnie se caractérise par la plainte de l'impossibilité de s'endormir ou de rester endormi pendant une durée raisonnable la nuit ; elle et vécue comme un défaut du sommeil, ce qui exclut les « petits dormeurs » qui se contentent de quatre ou cinq heures de sommeil sans souffrir ni s'en plaindre.

Les troubles du rythme du sommeil, qu'ils soient à l'endormissement tôt le matin ou sous forme d'un réveil au milieu de la nuit, perturbent les capacités de récupération cérébrale et physique.

Le traitement homéopathique

Prendre 5 granules le soir et dans la nuit des remèdes les plus approchants.

INSOMNIE D'ENDORMISSEMENT PAR EXCITATION CÉRÉBRALE

▪ Ignatia 15 ch : à utiliser si l'insomnie fait suite à une contrariété, une vexation, un chagrin.

▪ Argentum Nitricum 15 ch : indiqué en cas d'insomnie par anxiété d'anticipation lors d'événements importants ou par peur de la journée du lendemain (veille d'examen, etc.).

▪ Coffea Cruda 9 ch : préconisé en cas d'insomnie par surexcitation de l'esprit après de bonnes nouvelles ou d'insomnie après un excès de café.

▪ Stramonium 9 ch : indiqué en cas d'insomnie par peur du noir et d'être seul, chez un sujet qui ne s'endort qu'avec la lumière.

▪ Arsenicum Album 9 ch : conseillé en cas d'insomnie d'anxiété à l'endormissement ou de réveil en pleine nuit par anxiété ou stress, chez un sujet qui pense à son problème pendant la nuit.

INSOMNIE SUITE À UN EXCÈS OU À UN ÉVÉNEMENT PARTICULIER

■ Arnica 9 ch : à utiliser si l'insomnie survient suite à de gros efforts sportifs ou suite à un traumatisme.

■ Antimonium Crudum 15 ch : indiqué en cas d'insomnie due aux excès alimentaires.

■ Nux Vomica 9 ch : indiqué en cas d'insomnie due aux excès de boisson, de tabac, de café ou de stress.

■ Thuya 9 ch : préconisé en cas d'insomnie survenant suite à une vaccination, avec réveil accompagné d'une idée fixe qui revient sans cesse.

■ Zincum Metallicum 9 ch : indiqué en cas d'insomnie par épuisement nerveux avec impatiences dans les jambes.

Les **traitements complémentaires**

GEMMOTHÉRAPIE

Mélanger 50 gouttes (chez l'adulte) ou 1 goutte par kilo (chez les enfants) de chaque remède dans un verre d'eau, à prendre le soir :

■ Tilia Tomentosa bmgd1
■ Quercus Robus bmgd1
■ Citrus Medica jpd1

OLIGOTHÉRAPIE

Prendre les deux remèdes suivants :

■ Lithium oligo-élément : 1 prise le soir.
■ Manganèse-cobalt oligo-élément : 1 prise le matin.

À noter

Voici quelques conseils pour améliorer votre sommeil :

☐ Essayez de vous lever à la même heure chaque matin, sans tenir compte de l'heure à laquelle vous vous êtes couché la veille. Cela vous aidera à établir un cycle veille-sommeil régulier.

☐ Faites de l'exercice physique chaque jour, de préférence en fin d'après-midi ou tôt le soir.

☐ Assurez-vous que votre chambre est silencieuse. Les grands bruits occasionnels (le passage d'un avion par exemple) perturbent le sommeil.

☐ Maintenez une température agréable dans la chambre. Une température de 18 °C semble optimale.

☐ Évitez les longues siestes car elles risquent de faire plus de mal que de bien en décalant votre rythme veille-sommeil.

Intervention chirurgicale (faciliter l')

Les **grands repères**

L'homéopathie est très utile pour aider à limiter les problèmes lors des interventions chirurgicales.

Le **traitement homéopathique**

POUR LUTTER CONTRE L'APPRÉHENSION

Prendre 3 granules par jour des deux remèdes les plus approchants:

■ ACONITUM NAPELLUS 15 CH: indiqué en cas d'anxiété avec agitation et peur de mourir pendant l'opération. Prendre 1 dose à répéter si nécessaire.

■ ARSENICUM ALBUM 9 CH: si peur de la mort et/ou peur de l'hôpital avec agitation, prendre 1 dose matin et soir dès que cet état se manifeste.

■ GELSEMIUM 9 à 15 CH: indiqué en cas de trac avec tremblements pour limiter l'anxiété et l'angoisse générées par une intervention chirurgicale. Prendre à J–15 et J–8, puis la veille et l'avant-veille.

■ IGNATIA 5 CH: préconisé en cas d'anxiété avec soupirs, bâillements et/ou sensation de serrement à la gorge. Prendre une dose le matin dès que cet état se manifeste.

EN PRÉVENTION DES HÉMATOMES ET DES HÉMORRAGIES (POUR TOUTE INTERVENTION CHIRURGICALE)

Prendre 3 granules 3 jours avant l'intervention et dans les jours qui suivent des remèdes suivants:

■ ARNICA 9 CH

■ LEDUM PALUSTRE 9 CH: remède intéressant dans les interventions où les ecchymoses sont fréquentes comme les opérations au niveau des yeux.

■ MILLEFOLIUM 9 CH: à utiliser en prévention des hémorragies traumatiques ou chirurgicales.

EN CHIRURGIE DENTAIRE

Prendre 3 granules 1 jour avant l'intervention et dans les jours qui suivent du remède le plus approchant:

■ HYPERICUM 9 CH: à utiliser en prévention des douleurs liées aux interventions. Prendre 1 dose la veille et le matin.

■ CHAMOMILLA VULGARIS 15 CH : indiqué en cas d'appréhension de la douleur avec agitation. Prendre 1 dose toutes les heures, quelques heures avant l'intervention.

■ PHOSPHORUS 9 CH : conseillé en prévention de l'hémorragie. Prendre 1 dose avant l'intervention.

■ LACHESIS 5 CH : convient au sujet dont le réflexe nauséeux est très fort. Prendre 1 dose tous les quarts d'heure, une heure avant la séance.

EN PRÉVENTION DES SUITES D'UNE INTERVENTION CHIRURGICALE

Prendre 5 granules le soir, 3 jours avant et 7 jours après l'opération, du remède le plus approchant :

■ OPIUM 7 CH : indiqué contre la constipation suite aux anesthésies.

■ CHINA RUBRA 7 CH : à donner après l'intervention en cas de grande fatigue suite à une perte de sang importante.

■ NUX VOMICA 7 CH : remède utile pour contrer les troubles digestifs dus aux effets des anesthésiques.

■ GRAPHITES 5 CH : à utiliser en prévention de cicatrices chéloïdiennes.

■ CAMPHORA 7 CH : indiqué dans les suites opératoires où le patient est prostré, frileux, avec une petite tension artérielle.

À noter

Lors d'une intervention chirurgicale, le taux de vitamines C dans l'organisme a tendance à chuter pour lutter contre le stress oxydantif provoqué par l'action des différentes drogues utilisées pendant et après l'intervention, ainsi que par le stress général et la douleur. La vitamine C intervient dans le métabolisme du collagène impliqué dans le processus de cicatrisation. Tous ces éléments amènent à proposer un supplément vitaminique d'au moins un gramme par une alimentation riche en vitamines C (kiwis, oranges, citrons).

Jalousie obsessionnelle

Les **grands repères**

Ce sentiment naturel peut devenir une véritable pathologie lorsqu'il est caractérisé par une chronicité parsemée d'épisodes aigus, généralement déclenchés par des événements anodins. La vie peut alors se transformer en un véritable cauchemar.

La jalousie pathologique touche les deux sexes. Elle est dite « compulsive » lorsque la personne ne peut plus contrôler son ressentiment par la raison ; ce type de jalousie est obsédant. Dans les cas graves, le harcèlement qui en découle peut donner lieu à des scènes de violence, surtout chez des personnalités paranoïaques, caractérisées par une méfiance, une susceptibilité et un orgueil exacerbés. Dans ce cas, un soutien psychologique est souhaitable.

J

Le **traitement homéopathique**

La posologie est de 5 granules à prendre 1 jour sur 2, en alternant les deux remèdes choisis dans la liste ci-dessous, jusqu'à amélioration, puis espacer. Une amorce d'amélioration devrait être constatée dans le premier mois. Si ce n'est pas le cas, il est préférable de changer de remèdes.

JALOUSIE ACCOMPAGNÉE DE LOGORRHÉE

▨ LACHESIS 30 CH : remède à essayer en premier lieu, adapté aux personnalités orgueilleuses, susceptibles, au tempérament querelleur, et souvent envieuses.

▨ ACTEA RACEMOSA 30 CH : indiqué chez les sujets manifestant une loquacité irrépressible, un caractère méfiant, une alternance entre soupirs et pleurs et un désir de vengeance. Ces patients sont particulièrement soupçonneux.

▨ HYOSCYAMUS NIGER 30 CH : préconisé en cas d'excitation, d'agressivité et chez les sujets ayant un penchant pour l'exhibitionnisme.

▨ STRAMONIUM 30 CH : conseillé aux personnalités méfiantes voire paranoïaques, souvent susceptibles et adoptant un comportement hautain.

JALOUSIE ET SUSCEPTIBILITÉ

■ Nux Vomica 30 ch : convient aux personnalités susceptibles voire paranoïaques, querelleuses mais non rancunières, s'emportant facilement et pouvant être violentes.

■ Staphysagria 30 ch : indiqué chez les sujets souffrant de frustrations, envieux et très dépendants de leur entourage.

■ Platina 30 ch : conseillé aux personnalités orgueilleuses et méprisantes qui cherchent à attirer l'attention en société.

JALOUSIES DIVERSES

■ Pulsatilla 30 ch : conseillé aux sujets timides, égoïstes, méfiants et pleurant facilement.

■ Natrum Muriaticum 30 ch : préconisé pour les sujets introvertis qui éprouvent du ressentiment pour un amour déçu et sont attirés par l'amour idéal et impossible.

À noter

Il convient tout d'abord d'éviter les situations dangereuses ; l'alcool et les drogues sont étroitement liés à la violence dans les relations amoureuses. Si le partenaire commence à être de plus en plus jaloux, agressif et méfiant, il faut réagir rapidement avant d'être dans une relation faite de peur et de terreur. À partir d'un certain stade, il est nécessaire de demander de l'aide auprès d'un psychothérapeute.

Jet lag, décalage horaire

Le « jet lag syndrome » décrit les difficultés d'adaptation au décalage horaire des passagers des vols long-courriers. Lorsqu'on franchit rapidement plusieurs fuseaux horaires, l'horloge interne se désynchronise. Le décalage horaire affecte le rythme habituel de la veille et du sommeil, mais aussi la synchronisation de nombreuses fonctions corporelles réglées selon un rythme de vingt-quatre heures (rythme circadien). Les effets du *jet lag* sont maximums lorsque les vols ont lieu vers l'est.

Les symptômes sont les suivants : fatigue, sensation d'épuisement, diminution des capacités de réaction, réduction des capacités de mémorisation et de concentration, sensation de faim à des horaires décalés et troubles du sommeil.

Le traitement homéopathique

Prendre 3 granules le soir les 3 jours précédant le départ, puis continuer le traitement en cas d'insomnie après l'arrivée. Choisir le remède le plus approchant:

▓ Coffea Cruda 9 ch: indiqué en cas d'insomnie d'excitation ou de réveil à 3 h du matin, avec une hypersensibilité aux bruits.

▓ Ambra Grisea 9 ch: à utiliser si le désir de dormir est suivi d'une insomnie dès que l'on se couche.

▓ Staphysagria 9 ch: préconisé en cas d'insomnie totale ou de sommeil non réparateur, avec cauchemars, somnolence dans la journée et bâillements répétés.

À noter

Suivre ces quelques conseils permet de mieux s'adapter à l'heure locale du lieu de destination:

☐ Dormir suffisamment la première nuit après l'arrivée.
☐ Modifier le besoin de sommeil en mangeant une nourriture riche en hydrates de carbone si l'on veut augmenter le besoin de sommeil, et préférer une alimentation riche en protéines qui permettra un meilleur maintien de l'état de veille.
☐ Une séance de luminothérapie aide à se remettre plus rapidement du décalage horaire.

J

Laryngite

Les **grands repères**

La laryngite est une inflammation du larynx très fréquente chez l'enfant, causée le plus souvent par un virus, parfois par une bactérie. La laryngite striduleuse appelée autrefois «faux croup» résulte d'un état inflammatoire de la muqueuse du larynx. C'est une affection qui récidive fréquemment et survient suite à un coup de froid dans la journée.

La survenue de spasmes, de contractures laryngées nocturnes peut entraîner des accès de toux asphyxiante. L'enfant se réveille avec une toux très rauque et aboyante. Les symptômes sont la conséquence d'un état inflammatoire de la zone laryngée.

Le **traitement homéopathique**

Prendre 3 granules en alternance toute les 3 minutes des cinq remèdes suivants, puis espacer dès l'amélioration :

- Aconitum Napellus 9 ch
- Arum Triphyllum 5 ch
- Spongia Tosta 5 ch
- Hyoscyamus Niger 7 ch
- Sanbuccus Nigra 7 ch

Attention !

Les symptômes doivent cesser très rapidement. Dans le cas contraire, il faut impérativement avoir recours à un médecin ou un service d'urgence.

Les **traitements complémentaires**

OLIGOTHÉRAPIE

Prendre les deux remèdes suivants jusqu'à amélioration :

- Cuivre oligo-élément : 2 prises par jour.
- Argent oligo-élément : 1 prise par jour.

À noter

Il faut calmer l'enfant, bien l'asseoir, et générer une ambiance humide en faisant par exemple bouillir un peu d'eau dans une casserole (le prendre sur ses genoux, lui raconter une histoire à la cuisine à proximité de la casserole).

Leucorrhées

Les grands repères

Les leucorrhées sont des pertes vaginales normales si elles sont claires et peu abondantes. Les modifications au niveau de la couleur et de la consistance peuvent avoir différentes causes et nécessitent une consultation médicale. L'automédication reste très limitée.

Le traitement homéopathique

Prendre 3 granules matin et soir des deux remèdes les plus approchants jusqu'à amélioration.

LEUCORRHÉE NON IRRITANTE

■ PLATINA 7 CH : indiqué en cas de pertes blanches peu épaisses et de couleur blanc d'œuf.

■ PULSATILLA 7 CH : préconisé en cas de pertes blanchâtres et laiteuses.

■ CALCAREA PHOSPHORICA 7 CH : conseillé en cas de pertes blanches de couleur blanc d'œuf.

LEUCORRHÉE IRRITANTE

■ NATRUM MURIATICUM 5 CH : indiqué en cas de sécheresse vaginale avec leucorrhées fluides.

■ BORAX 5 CH : à utiliser en cas de leucorrhées importantes et chaudes au moment de l'ovulation, ressemblant à du blanc d'œuf cru.

■ GRAPHITES 5 CH : indiqué en cas de leucorrhées fluides en période de règles.

■ Kreosotum 4 ch : préconisé en cas de leucorrhées très irritantes, jaunes et dans un contexte infectieux.

LEUCORRHÉE DES PETITES FILLES

Prendre 1 dose par semaine des deux remèdes les plus approchants jusqu'à amélioration :

■ Pulsatilla 7 ch : indiqué en cas de leucorrhées blanchâtres non irritantes, en général chez les petites filles calmes.

■ Calcarea Carbonica 7 ch : préconisé en cas de leucorrhées blanchâtres irritantes, en général chez les fillettes « grassouillettes » et peu toniques.

■ Natrum Muriaticum 7 ch : conseillé en cas de leucorrhées irritantes, en général chez les petites filles tristes et réservées.

Les traitements complémentaires

GEMMOTHÉRAPIE

Mélanger 50 gouttes (chez l'adulte) de chaque remède dans un verre d'eau, à prendre le soir jusqu'à amélioration :

■ Ulmus Campestris bmgd1
■ Rosa Canina jpd1

OLIGOTHÉRAPIE

Prendre les deux remèdes suivants jusqu'à amélioration :

■ Manganèse-cuivre-cobalt oligo-élément : 2 prises par jour.
■ Argent oligo-élément : 2 prises par jour.

À noter

La sécrétion vaginale d'une petite quantité de liquide muqueux blanchâtre et clair est normale. La quantité et la consistance de cet écoulement sont souvent plus importantes au moment de l'ovulation et avant les règles. Les caractéristiques de l'écoulement vaginal ne sont pas les mêmes chez toutes les femmes.

Mal des transports

Les **grands repères**

Malaise et mal-être peuvent être provoqués par la répétition d'accélérations et de décélérations du véhicule lors de trajets en bateau, en voiture ou en avion, et plus rarement en train.

Pâleur, sueurs et somnolence annoncent les nausées, suivies parfois de vomissements.

Le **traitement homéopathique**

Prendre 2 granules des deux ou trois remèdes les plus proches toutes les heures pendant la durée du trajet.

TRAITEMENT DE BASE

▧ COCULUS INDICUS 7 CH : indiqué en particulier chez l'enfant refusant l'air frais et demandant que les fenêtres restent fermées. Nausées et vomissements sont les effets dominants.

▧ BORAX 7 CH : à utiliser si l'apparition des symptômes est liée aux mouvements de descente en voiture, bateau ou avion (ou même pour des malaises ressentis lors de descentes en ascenseur).

TRAITEMENTS SPÉCIFIQUES

▧ PETROLEUM 7 CH : indiqué pour des nausées et vomissements améliorés en mangeant.

▧ TABACUM 7 CH : préconisé pour des nausées et vomissements améliorés par l'air frais (dans ce cas, sueurs et pâleur dominent les nausées ici associées à des vertiges).

▧ STAPHYSAGRIA 7 CH : indiqué dans le mal de mer qui se trouve amélioré en marchant en rond sur le bateau.

▧ NUX VOMICA 9 CH : conseillé pour les nausées ressenties uniquement lorsqu'on est passager.

M

Les **traitements complémentaires**

GEMMOTHÉRAPIE
Prendre 30 gouttes, dans un peu d'eau avant le départ, du remède Ficus Carica bmgd1.

OLIGOTHÉRAPIE
Prendre 1 ampoule du remède Manganèse-cobalt oligo-élément avant le départ.

À noter

- ☐ Boire peu (et surtout pas de lait) et ne pas manger en excès dans l'heure qui précède le départ.
- ☐ Si le voyage est long, fractionner les repas et les prises de boissons.
- ☐ La position couchée ou semi-couchée, tête légèrement en arrière, est la meilleure.
- ☐ Éviter les atmosphères trop confinées.

Mastodynie (seins douloureux)

Les **grands repères**

La mastodynie (seins douloureux et sensibles) est une modification homogène de la consistance du sein : il devient plus ferme et sensible et augmente parfois de volume. Elle est la plupart du temps bilatérale et se produit généralement dans le cadre d'un syndrome prémenstruel, peu après l'ovulation jusqu'aux règles.

Le **traitement homéopathique**

TRAITEMENT RÉGULATEUR
Prendre 10 granules 1 fois par semaine du remède le plus approchant jusqu'à amélioration :

▪ FOLLICULINUM 9 CH : ce remède est un bon régulateur hormonal.

▪ SEPIA 9 CH : c'est un remède important dans le syndrome prémenstruel.

▓ Pulsatilla 7 ch : indiqué en cas de seins douloureux chez la jeune fille en période de puberté.

TRAITEMENT SPÉCIFIQUE

Prendre 3 granules par jour pendant les périodes douloureuses du remède le plus approchant :

▓ Phytolacca 9 ch : à utiliser si le sein présente des nodosités* à la palpation, avec une douleur aggravée avant et pendant les règles.

▓ Lac Caninum 9 ch : indiqué si le sein est pesant et douloureux. La douleur s'aggrave au toucher, lors d'une secousse, à la compression ou avec le port d'un soutien-gorge serré.

▓ Bryonia Alba 5 ch : à utiliser si le sein est engorgé et très dur. Les douleurs sont aggravées par le mouvement et soulagées par le soutien-gorge serré.

▓ Belladonna 5 ch : indiqué en cas de douleur vive et pulsatile qui s'accompagne d'une sensation de chaleur.

▓ Conium Maculatum 5 ch : remède à prendre lorsqu'il y a eu contusion.

Les **traitements complémentaires**

GEMMOTHÉRAPIE

Mélanger 50 gouttes (chez l'adulte) de chaque remède dans un verre d'eau, à prendre 3 semaines par mois :
▓ Rubus Ideaus jpd1
▓ Vaccinum Vitis Idea jpd1
▓ Rosmarinus officinale jpd1

OLIGOTHÉRAPIE

Prendre les deux remèdes suivants en alternance jusqu'à amélioration :
▓ Cuivre-or-argent oligo-élément : 1 prise les jours pairs.
▓ Manganèse-cuivre oligo-élément : 1 prise les jours impairs.

À **noter**

Un sein douloureux (mastose) doit toujours être examiné par un spécialiste qui auscultera le patient à l'aide de l'imagerie médicale, afin d'écarter toute pathologie précancéreuse ou cancéreuse.

M

Mémoire (troubles de la)

Les **grands repères**

La mémoire est la fonction qui permet de capter, coder, conserver et restituer les stimulations et les informations que nous percevons. Elle met en jeu aussi bien les structures physiques que psychiques. Elle nous donne la faculté de se souvenir. Tout le monde n'a pas la même capacité ni la même façon de l'utiliser. Conserver sa mémoire nécessite de s'en servir et de s'entraîner le plus souvent possible.

S'il y a une dégradation rapide de la mémoire, passé l'âge de 50 ans, une consultation spécialisée peut être nécessaire pour diagnostiquer un éventuel début de maladie d'Alzeimer.

L'homéopathie trouve sa place dans les désordres de la mémoire à différents âges de la vie et suite à certains événements.

Le **traitement homéopathique**

Prendre en alternance 5 granules le soir au coucher des deux ou trois remèdes les plus évocateurs jusqu'à amélioration.

TROUBLES DE LA MÉMOIRE SUITE À UN SURMENAGE

■ KALIUM PHOSPHORICUM 9 CH : à utiliser si la fatigue cérébrale fait suite à un surmenage cérébral, avec excitation, somnambulisme et/ou incapacité à réfléchir.

■ PHOSPHORICUM ACIDUM 9 CH : indiqué si le sujet est jeune, fatigué et déprimé au moindre effort intellectuel, indifférent à tout et dans l'impossibilité de se concentrer.

■ ANACARDIUM ORIENTALIS 9 CH : conseillé si la perte de mémoire fait suite à un surmenage intellectuel mais aussi à une dépression nerveuse, avec des colères et un besoin d'être grossier. Cet état s'améliore en mangeant.

DÉGRADATION D'UNE BONNE MÉMOIRE

■ LYCOPODIUM 9 CH : à utiliser chez un sujet vieillissant ayant eu une excellente mémoire, qui ne se souvient plus des phrases qu'il lit, se trompe en calculant, se trompe de mots.

■ CALCAREA FLUORICA 9 CH : indiqué si la fatigue physique et cérébrale est soudaine, davantage due à un manque de concentration que de mémoire.

■ FLUORICUM ACIDUM 9 CH : à utiliser si la perte de mémoire est due à un épuisement cérébral chez un sujet présentant habituellement une grande activité physique et cérébrale, infatigable, avec un besoin de changement, un caractère inconstant, recherchant la distraction.

■ PHOSPHORUS 9 CH : préconisé si les troubles de mémoire et l'abattement surviennent chez de grands actifs, longilignes mais fatiguant vite, avec le besoin de manger tout le temps, une aversion pour le sucre et recherchant le sel.

■ LAC CANINUM 9 CH : à utiliser en cas de trou de mémoire chez un sujet qui ne se souvient plus de ce qu'il vient de faire, qui se trompe de mot en parlant, qui craint d'être seul et/ou à tendance hypochondriaque.

MAUVAISE MÉMOIRE DÈS LE PLUS JEUNE ÂGE

■ BARYTA CARBONICA 7 CH : indiqué si la lenteur de compréhension est associée à une mémoire faible chez un sujet aux jeux puérils.

■ MEDORRHINUM 9 CH : à utiliser s'il y a une baisse de mémoire pour les faits récents, un comportement précipité, brouillon et impatient, le sujet ne se souvenant pas des noms propres et présentant un manque d'attention.

MÉMOIRE PERTURBÉE LORS DE CONDITIONS PARTICULIÈRES

■ AMBRA GRISEA 9 CH : à utiliser si la perte de mémoire se produit en société, chez des sujets très émotifs avec impressionnabilité.

■ GELSEMIUM 15 CH : conseillé si la perte de mémoire est due au trac.

■ OPIUM 7 CH : indiqué si la perte de mémoire survient suite à une anesthésie.

■ RANA BUFO 7 CH : à utiliser si la dégradation générale se fait sur fond d'agressivité, de sénilité, ou en cas de troubles de la mémoire liés à l'alcoolisme.

Les **traitements complémentaires**

GEMMOTHÉRAPIE

Mélanger 50 gouttes (chez l'adulte) ou 1 goutte par kilo (chez les enfants) de chaque remède dans un verre d'eau, à prendre le soir jusqu'à amélioration :

■ Alnus Glutinosa bmgd1

■ Olea Europæa bmgd1

M

OLIGOTHÉRAPIE

Prendre les deux remèdes suivants jusqu'à amélioration :
- Manganèse-cuivre oligo-élément : 1 prise par jour.
- Phosphore oligo-élément : 1 prise par jour.

À noter

L'oubli se produit parce que notre cerveau est organisé pour éliminer tout ce qui pourrait l'encombrer inutilement. La qualité de la fixation ou d'« étiquetage » du souvenir semble importante pour retrouver un souvenir dans l'immense bibliothèque qu'est la mémoire sémantique. Beaucoup d'oublis ont également une cause affective. Les psychanalystes montrent que l'oubli est souvent relié à des situations ou des intentions correspondant à des événements désagréables ou porteurs de stress.

Migraine

Les grands repères

La migraine est une forme particulière de céphalée (mal de tête) qui se situe au niveau de la moitié du crâne ou localisée près d'un œil. La douleur est souvent perçue comme un élancement ou des pulsations dans la boîte crânienne. La migraine peut aussi affecter la vision et entraîner des nausées et des vomissements. L'intolérance aux bruits et à la lumière est un signe souvent retrouvé. Les migraines peuvent prendre une forme dite « ophtalmique » avec des troubles visuels.

Les migraines affectent presque deux fois plus de femmes que d'hommes. Les origines et le mécanisme sont encore mal élucidés, mais l'on sait que le système nerveux, le système vasculaire et le système digestif jouent un rôle dans cette pathologie.

L'homéopathie apporte une réelle amélioration dans un traitement au long cours.

Le **traitement homéopathique**

Pendant la crise, prendre 3 granules toutes les 5 minutes des deux remèdes les plus ressemblants :

▨ BELLADONNA 5 CH : indiqué en cas de migraine avec battements.

▨ NUX VOMICA 5 CH : préconisé en cas de migraine survenant après un excès alimentaire, souvent aggravée par le café et le vin.

▨ ACONITUM NAPELLUS 5 CH : à utiliser si la migraine fait suite à un coup de froid.

▨ SEPIA 5 CH : conseillé en cas de migraine avant ou pendant les règles.

▨ IRIS VERSICOLOR 5 CH : indiqué en cas de migraine ophtalmique accompagnée de vomissements.

▨ IGNATIA 7 CH : à utiliser si la migraine survient à la suite de contrariétés.

Les **traitements complémentaires**

GEMMOTHÉRAPIE

Mélanger 50 gouttes (chez l'adulte) ou 1 goutte par kilo (chez les enfants) de chaque remède dans un verre d'eau, à prendre pendant la crise :

▨ Alnus Glutinosa bmgd1

▨ Viscum Album jpd1

OLIGOTHÉRAPIE

Prendre les deux remèdes suivants jusqu'à amélioration :

▨ Cobalt oligo-élément : 2 prises par jour.

▨ Soufre oligo-élément : 2 prises par jour.

M

À noter

L'alimentation semble jouer un rôle important dans le déclenchement des migraines. Environ 15 à 20 % des gens qui souffrent de migraines indiquent que certains aliments sont à la source de leurs attaques. Les aliments les plus souvent cités sont les suivants :

☐ l'alcool, et plus particulièrement le vin rouge et la bière ;

☐ les fromages vieillis ;

☐ le chocolat ;

☐ le yogourt ;

☐ les aliments fermentés ou marinés comme la choucroute ;

☐ le glutamate monosodique, souvent présent dans la cuisine asiatique ;

☐ l'aspartame ;

☐ la caféine ou le manque de caféine.

Mycose vaginale

Les **grands repères**

Les mycoses vaginales prennent leur origine dans un déséquilibre de la flore intestinale. La plupart du temps, elles sont l'effet d'une antibiothérapie, mais l'on peut aussi retrouver une tendance aux mycoses à répétition lorsqu'il y a une intolérance aux protéines de lait de vache ou une consommation excessive de sucre. Les récidives sont fréquentes, rythmées par le cycle et aggravées par l'influence de la progestérone.

Les signes retrouvés sont des brûlures vulvaires et vaginales, des douleurs lors des rapports sexuels et des pertes blanches.

En allopathie, le traitement propose des antifongiques locaux.

Le **traitement homéopathique**

TRAITEMENT DE LA CRISE

Prendre 3 granules 1 fois par jour des remèdes suivants jusqu'à amélioration :

▪ HELONIAS DIOICA 4 CH : remède classique des mycoses, à utiliser en cas de leucorrhées épaisses, grumeleuses et irritantes.

▪ SEPIA 5 CH : indiqué en cas de mycose avec localisation cutanée et vaginale.

▪ BORAX 4 CH : à utiliser si la leucorrhée est comme du blanc d'œuf cru, irritante, avec une aggravation pendant l'ovulation, une sensation de perte d'eau chaude, des ulcérations comme des aphtes au niveau de la vulve.

▪ HYDRASTIS 4 CH : préconisé en cas de leucorrhées jaunes, épaisses, visqueuses et filantes.

TRAITEMENT DE FOND

Prendre 10 granules 1 fois par semaine des remèdes suivants jusqu'à amélioration, puis 1 fois par semaine en traitement préventif :

▪ SEPIA 9 CH

▪ CANDIDA ALBICANS 9 CH

Les **traitements complémentaires**

GEMMOTHÉRAPIE

Mélanger 50 gouttes (chez l'adulte) du remède Acer Campestris bmgd1 dans un verre d'eau, à prendre matin et soir jusqu'à amélioration.

OLIGOTHÉRAPIE

Prendre les deux remèdes suivants jusqu'à amélioration :
- Manganèse-cobalt oligo-élément : 1 prise par jour.
- Argent oligo-élément : 1 prise par jour.

À noter

Le *candida albicans* est l'agent infectieux le plus fréquent, et les mycoses se transmettent facilement *via* une mauvaise hygiène des mains, le linge souillé (gant de toilette qui traîne par exemple), ou lors des rapports sexuels.

M

Nausées – vomissement

Les **grands repères**

Le vomissement n'est qu'un symptôme, et bien nombreuses sont les causes possibles : de la banale gastro-entérite à l'intoxication alimentaire. Les vomissements peuvent être aussi des signes d'accompagnement observés dans beaucoup de maladies infectieuses aiguës, méningite, appendicite, etc., mais également pendant la grossesse, lors de stress, d'abus d'alcool ou d'excès alimentaires.

Dans de nombreux cas, les vomissements permettent à notre organisme de rejeter des substances toxiques. C'est pourquoi, il ne faut pas chercher à empêcher les vomissements, en particulier dans le cas d'intoxication alimentaire ou de prise excessive d'alcool.

Le **traitement homéopathique**

Prendre 3 granules toutes les heures, espacer dès amélioration.

▨ ANTIMONIUM CRUDUM 5 CH : suite d'abus alimentaire gras ; la langue est blanche, très chargée.

▨ ARSENICUM ALBUM 5 CH indiqué lors des toxi-infections alimentaires. (viande, crustacés, pâtisseries). Soif pour de petites quantités d'eau froide.

▨ BRYONIA 5 CH : vomissement aggravé lors de la prise d'aliments glacés ou d'eau froide, vomissements de bile ou de liquide immédiatement après le repas.

▨ CUPRUM METALLICUM 5 CH : nausées, hoquet, coliques, parfois diarrhées. Les vomissements sont soulagés par une gorgée d'eau froide.

▨ IPECA 4 CH : la langue est propre, les nausées sont violentes, et peu soulagées par les vomissements.

Névralgie cervico-brachiale

Les **grands repères**

La névralgie cervico-brachiale est une irritation du nerf au niveau d'une vertèbre cervicale. La douleur est lancinante et peut s'accompagner de sensations de fourmillements, d'engourdissement, de décharges électriques. Les deux causes principales de névralgie cervico-brachiale sont l'arthrose cervicale et l'hernie discale.

Le **traitement homéopathique**

En traitement de la crise, prendre 3 granules 2 fois par jour des trois remèdes les plus évocateurs en alternance, jusqu'à amélioration :

▨ HYPERICUM 9 à 15 CH : les douleurs sont aggravées par les secousses, le toucher, le simple contact et par temps froid. La douleur irradie selon le trajet nerveux et peut être accompagnée de sensations anormales, de fourmillements et d'engourdissement.

▨ KALMIA LATIFOLIA 9 CH : les douleurs sont violentes et brutales, voire fulgurantes, associées à une sensation de faiblesse du bras, un engourdissement et davantage de douleurs le jour que la nuit.

▨ PLUMBUM 9 CH : la douleur est aggravée la nuit, par l'effleurement et le mouvement, et s'étend du cou au dos de la main.

▨ RHODODENDRON 9 CH : indiqué si la douleur s'étend jusqu'au pouce, si elle s'aggrave la nuit et/ou par le changement de temps.

▨ ARANEA DIADEMA 9 CH : les douleurs sont aggravées par l'humidité et améliorées par la pression forte. Le bras et la main sont souvent œdématiés, la douleur allant du cou jusqu'aux quatrième et cinquième doigts, avec une sensation de froid glacé dans les os.

Les **traitements complémentaires**

GEMMOTHÉRAPIE
Mélanger 50 gouttes (chez l'adulte) de chaque remède dans un verre d'eau, à prendre le soir jusqu'à amélioration :
▨ Fraxinus Excelsior bmgd1
▨ Ribes Nigrum bmgd1

OLIGOTHÉRAPIE
Prendre les deux remèdes suivants jusqu'à amélioration :
▨ Cuivre oligo-élément : 2 prises par jour.
▨ Potassium oligo-élément : 2 prises par jour.

N

À **noter**

Une mise au repos du cou (collier cervical ou minerve) et du bras (utilisation coude au corps) est vivement conseillée.

Névralgie faciale

Les **grands repères**

La névralgie faciale est une atteinte du nerf qui commande la sensibilité de la face (nerf trijumeau*). La névralgie du trijumeau se manifeste par des douleurs et des troubles de la sensibilité d'une moitié du visage.

La névralgie faciale touche plutôt l'adulte. Elle est en général discontinue et se traduit par des accès douloureux répétés, durant de quelques secondes à quelques minutes, de très grande intensité, perçus comme des décharges électriques, des coups de couteau, un arrachement ou un broiement au niveau d'un des territoires du visage. Entre ces paroxysmes douloureux, le malade ne souffre pas et il n'y a aucun trouble séquellaire de la sensibilité du visage. Cette période d'accalmie totale est plus ou moins longue. Les paroxysmes peuvent être spontanés ou plus souvent déclenchés par un mouvement (mastication, parole) ou par l'attouchement d'une zone très localisée (appelée « zone gâchette » ou *trigger zone*). Les douleurs sont extrêmement intenses, parfois insupportables.

Le **traitement homéopathique**

En traitement de la crise, prendre 3 granules 3 fois par jour des trois remèdes les plus évocateurs.

AGGRAVATION PAR LA CHALEUR
■ CHAMOMILLA VULGARIS 9 CH : à utiliser si la sensation de chaleur est locale, si la douleur rend très irritable ou si elle est aggravée par le café.
■ CLEMATIS ERECTA 7 CH : indiqué en cas de névralgie dentaire violente, calmée par l'eau froide dans la bouche et aggravée par l'eau chaude.

AGGRAVATION AU TOUCHER
■ Hypericum 9 CH : à utiliser si la douleur est linaire le long du trajet nerveux.
■ MEZEREUM 9 CH : conseillé si la douleur est surtout malaire (au niveau de la mâchoire supérieure), apparaissant d'un coup, en mastiquant, en se lavant ou lors d'un changement de temps.

■ Chininum Sulfuricum 7 ch : préconisé si la douleur se situe surtout au niveau de l'œil avec larmoiement.

■ Platina 9 ch : indiqué si la douleur est constrictive avec une sensation de spasme de la lèvre supérieure et un engourdissement.

AGGRAVATION PAR LE FROID MAIS PAS AU TOUCHER

■ Aconitum Napellus 7 ch : à utiliser si la névralgie est dite *a frigore*, avec une grande anxiété et une sensation de fourmillements.

■ Colocynthis 7 ch : indiqué si la douleur de la région maxillaire supérieure (orbite et œil) et sous-orbitaire (le plus souvent à gauche) est améliorée par la chaleur locale.

AGGRAVATION EN MANGEANT OU EN PARLANT

■ Verbascum Thapsus 7 ch : à utiliser si la douleur malaire ou temporo-maxillaire (au-dessus de la mâchoire supérieure et de la joue ou au niveau de l'articulation de la mâchoire), en éclair ou broyante, revient souvent à la même heure accompagnée de fourmillements.

■ Colocynthis 7 ch : préconisé si la douleur est extrêmement violente et améliorée par une pression forte et par la chaleur.

■ Kalmia Latifolia 5 ch : à utiliser si la douleur fulgurante change de place brutalement et si elle est aggravée par le moindre mouvement, notamment en mangeant, avec une douleur névralgique au niveau de l'œil droit.

Les **traitements complémentaires**

GEMMOTHÉRAPIE

Mélanger 50 gouttes (chez l'adulte) de chaque remède dans un verre d'eau, à prendre matin et soir jusqu'à amélioration :

■ Ficus Carica bmgd1

■ Viscum Album jpd1

OLIGOTHÉRAPIE

Prendre les deux remèdes suivants jusqu'à amélioration :

■ Manganèse oligo-élément : 1 prise par jour.

■ Soufre oligo-élément : 1 prise par jour.

N

À noter

Dans plus de la majorité des cas, la névralgie faciale est dite « essentielle », c'est-à-dire sans cause connue. Dans les autres cas, elle peut être liée à de nombreuses maladies, parmi lesquelles (entre autres), les infections de la région buccodentaire (sphère ORL) et le zona au début et surtout après de l'infection, mais surtout après.

Nourrisson (difficultés digestives du)

Les grands repères

Les petits problèmes digestifs du nourrisson répondent bien à l'homéopathie qui ne présente aucune toxicité ni aucun effet secondaire.

Le traitement homéopathique

COLIQUES DU NOURRISSON (LES PREMIERS MOIS)

Dans les premiers mois, ces coliques se manifestent par des douleurs abdominales ou une gêne au cours d'un repas ou peu de temps après. Le nourrisson pleure et se tortille. Les coliques se calment spontanément après le troisième mois.

Faire fondre 5 granules des remèdes les plus évocateurs dans un peu d'eau et donner au biberon :
- Nux Vomica 5 CH : à toujours essayer en premier.
- Colocynthis 4 CH : à utiliser si les douleurs semblent plus importantes.
- Chamomilla Vulgaris 5 CH : indiqué si la colique est associée à des pleurs améliorés en prenant l'enfant dans les bras.

DIARRHÉE

Attention : chez les nourrissons, le risque de déshydratation est important. Devant toute diarrhée persistante, il faut absolument consulter un médecin, car une perte de 10 % du poids du bébé révèle une déshydratation grave et dangereuse.

Faire fondre 10 granules des remèdes les plus évocateurs dans un petit biberon d'eau minérale. Donner ce biberon à volonté dès que l'enfant a soif :

▨ PODOPHYLLUM 4 CH : indiqué en cas de diarrhée en jet et/ou de diarrhée pendant la formation de la dentition.

▨ CHINA RUBRA 5 CH : à utiliser si le nourrisson est très ballonné avec une diarrhée sans douleur mais accompagnée de nombreux gaz.

▨ VERATRUM ALBUM 5 CH : préconisé si la diarrhée est très abondante et douloureuse.

▨ MAGNESIA CARBONICA 5 CH : à utiliser si les selles verdâtres sont nombreuses, avec des gaz et des crises douloureuses. Ce remède est indiqué dans les intolérances au lait.

CONSTIPATION

Devant une constipation, choisir une eau minérale à forte teneur en calcium et préparer un petit biberon de cette eau avec une dizaine de granules de un ou deux remèdes choisis parmi les remèdes ci-dessous. Donner ce biberon en 5 ou 6 fois dans la journée avant les tétées.

▨ NUX VOMICA 4 CH : indiqué en cas de faux besoins, inefficaces, avec des douleurs abdominales alternant avec des épisodes de diarrhée.

▨ BRYONIA ALBA 4 CH : à utiliser si les selles sont grosses et dures.

▨ OPIUM 9 CH : préconisé en cas de constipation chronique et sans douleur.

▨ ALUMINA 4 CH : conseillé si les selles sont difficiles à expulser, en cas de constipation des enfants nourris au lait artificiel.

N

À noter

Votre bébé est encore trop petit pour laisser fondre les petites granules blanches sous la langue ou ne veut pas boire au biberon ? Il existe une solution simple pour éviter qu'il ne s'étrangle en avalant tout rond les granules : placez-les dans une cuillère et écrasez-les avec le dos d'une seconde cuillère ; versez un peu d'eau sur la poudre de granulés obtenue et faites boire à votre enfant.

Œdème de Quincke

Les **grands repères**

L'œdème de Quincke est l'équivalent d'une crise d'urticaire profonde avec le même mécanisme et les mêmes causes. Les lésions s'installent en quelques heures et persistent rarement plus d'un ou deux jours. L'œdème de Quincke atteint les zones à tissu cutané lâche, c'est-à-dire la face (lèvres, paupières) et les organes génitaux. La localisation à la muqueuse pharyngo-laryngée peut provoquer une asphyxie mortelle par œdème de la glotte.

C'est une urgence médicale et, dans tous les cas, il faut absolument consulter le plus rapidement possible. Un traitement préventif peut être essayé mais demande de rester extrêmement vigilant.

Le **traitement homéopathique**

PENDANT LA CRISE

Prendre 5 granules 1 fois par jour du remède le plus approchant:
- POUMON HISTAMINE 5 CH: remède à prendre dans tous les cas.
- URTICA URENS 5 CH: à utiliser si les démangeaisons sont aggravées par l'eau et la chaleur, et/ou en cas d'œdème survenant après avoir mangé du poisson ou des coquillages.
- ARSENICUM ALBUM 9 CH: préconisé dans l'allergie retrouvée chez des patients méticuleux, ayant eu des crises d'eczéma dans le passé et un urticaire amélioré par les applications chaudes.

REMÈDE DE FOND

Prendre 5 granules du remède APIS 5 CH toutes les 15 minutes puis espacer si amélioration (si l'œdème est rosé, avec une sensation brûlante améliorée par le froid).

Les **traitements complémentaires**

GEMMOTHÉRAPIE

En traitement préventif, mélanger 50 gouttes (chez l'adulte) de chaque remède dans un verre d'eau, à prendre matin et soir:

- Rosa Canina jpd1
- Ribes Nigrum bmgd1

OLIGOTHÉRAPIE

Prendre les deux remèdes suivants en alternance jusqu'à amélioration :

- Manganèse-cobalt oligo-élément : 1 prise les jours pairs.
- Soufre oligo-élément : 1 prise les jours impairs.

À noter

Les produits histamino-libérateurs susceptibles de déclencher une crise sont les suivants : médicaments (aspirine, morphine, codéine, amphétamines, curare, quinine, etc.), molécules alimentaires (blanc d'œuf, fraises, ananas, crustacés, chocolat, poissons, alcools, tomates), aliments riches en histamine (boissons fermentées, fromages fermentés tels le roquefort ou le brie, poissons, choucroute, conserves, tomates...) ou aliments riches en tyramine (gruyère, poissons fumés, saucisses, gibiers faisandés, tomates, chou, raisin, vin blanc...).

Des facteurs aggravants non spécifiques semblent également intervenir dans l'œdème de Quincke : alcool, stress, émotions, efforts physiques, périodes prémenstruelles, etc.

Oreillons

Les grands repères

Il s'agit d'une maladie infectieuse très contagieuse et bénigne, provoquée par le *myxovirus parotidis*, et qui se transmet par les gouttelettes de salives. C'est un virus à localisation glandulaire, se logeant de préférence dans certaines glandes comme les parotides, mais aussi les testicules, les seins, le pancréas et les ovaires ; il touche plus rarement le système nerveux.

La période d'incubation (entre le moment où l'organisme est atteint par le virus et l'apparition des signes de la maladie) dure environ trois semaines ; le malade est contagieux environ sept jours avant l'apparition de la maladie et encore sept jour après.

Les oreillons sont causés par le virus des oreillons, la bactérie appartenant à la famille *paramyxoviridæ*, du genre *paramyxovirus*.

Le **traitement homéopathique**

La posologie est de 3 granules de chaque remède, à prendre 2 fois par jour jusqu'à la guérison complète:
- Mercurius Solubilis 5 CH
- Pulsatilla 5 CH
- Rhus Toxicodendron 5 CH

Les **traitements complémentaires**

OLIGOTHÉRAPIE

Prendre les deux remèdes suivants jusqu'à la guérison:
- Cuivre-or-argent-cobalt oligo-élément: 1 prise par jour.
- Zinc-cuivre oligo-élément: 1 prise par jour.

À noter

Compte tenu de la vaccination quasi systématique depuis quelques décennies, les risques d'infection touchent maintenant les plus âgés qui font partie des groupes non vaccinés. Les complications les plus sérieuses qui pourraient résulter de l'infection sont une surdité ainsi qu'une stérilité faisant suite à l'orchite. Les femmes enceintes qui contractent les oreillons sont susceptibles d'avorter spontanément, particulièrement dans le premier mois de la grossesse.

Orgelet

Les **grands repères**

L'orgelet et le chalazion sont des tuméfactions inflammatoires des paupières et sont d'origine infectieuse (le staphylocoque le plus souvent). L'orgelet touche la bordure du cil et le chalazion est l'infection d'une glande au niveau de la paupière.

C'est une infection très fréquente quel que soit l'âge. Elle touche les deux sexes, hommes et femmes, de façon égale. Le traitement local se fait par antibiotiques.

Les complications reposent sur le passage à l'état chronique de l'inflammation ou aux récidives, et c'est dans ces circonstances que l'homéopathie prend toute sa place.

Le traitement homéopathique

Prendre 2 granules 1 fois par jour des remèdes les plus proches jusqu'à amélioration:
▓ PULSATILLA 7 CH: à utiliser si les paupières sont collées le matin.
▓ STAPHYSAGRIA 7 CH: indiqué en cas d'excès de sucreries, dans un contexte de frustration chronique.
▓ HEPAR SULFURIS 7 CH: ce remède favorise le mûrissement du furoncle.

Les traitements complémentaires

GEMMOTHÉRAPIE
Mélanger 50 gouttes (chez l'adulte) ou 1 goutte par kilo (chez les enfants) de chaque remède dans un verre d'eau, à prendre matin et soir jusqu'à amélioration:
▓ Ulmus Campestris bmgd1
▓ Juglans Regia bmgd1

OLIGOTHÉRAPIE
Prendre les deux remèdes suivants jusqu'à amélioration:
▓ Cuivre-or-argent oligo-élément: 1 dose tous les jours.
▓ Soufre oligo-élément: 1 prise par jour.

À noter

L'orgelet guérit souvent spontanément, tandis que le chalazion est plus problématique et s'enkyste. Les facteurs de risque associés sont: l'acné et un état séborrhéique de la peau, ainsi que le port de lentilles et le maquillage.

Otite moyenne aiguë

Les **grands repères**

L'otite moyenne aiguë est une inflammation de la muqueuse des cavités de l'oreille moyenne, produite par une agression microbienne, bactérienne ou virale. Elle survient la plupart du temps avec une rhinopharyngite.

Les symptômes principaux sont une oreille douloureuse, une irritabilité importante, des vomissements, une diarrhée ainsi que de la fièvre. Le tympan peut se perforer de façon spontanée pour permettre l'écoulement du pus. Après le traitement de l'otite, la perforation du tympan tend à se fermer spontanément.

Une consultation médicale est indispensable pour vérifier l'état du tympan et pour mettre en place un traitement de terrain. En phase suppurative, l'antibiothérapie est indiquée, et l'homéopathie est un complément.

Le **traitement homéopathique**

EN PHASE CONGESTIVE

Prendre 3 granules 3 fois par jour des deux remèdes les plus évocateurs jusqu'à amélioration :
- ACONITUM NAPELLUS 9 CH : à utiliser si l'otite survient par temps froid et sec. Ce remède est à prendre le plus rapidement possible.
- DULCAMARA 15 CH : indiqué en cas d'otite par temps humide.
- FERRUM PHOSPHORICUM 5 CH : à utiliser si le début est progressif, la douleur aggravée la nuit et le tympan congestif.
- BELLADONNA 5 CH : préconisé si le début est brutal avec des douleurs pulsatiles, une intolérance au moindre bruit, une fièvre élevée accompagnée de sueurs.
- ARSENICUM ALBUM 5 CH : conseillé si les douleurs sont brûlantes, aggravées la nuit entre 1 h et 3 h, avec agitation et anxiété.

EN PHASE SUPPURATIVE

Prendre 3 granules 3 fois par jour des deux remèdes les plus évocateurs jusqu'à amélioration :

▨ MERCURIUS SOLUBILIS 5 CH : à utiliser si l'écoulement est purulent, jaune verdâtre, de mauvaise odeur. On retrouve une fièvre élevée accompagnée de transpiration et de sensation de soif.

▨ AURUM METALLICUM 5 CH : ce remède a une action sur la caisse du tympan et est à donner systématiquement s'il y a suppuration.

▨ SILICEA 4 CH : indiqué si la suppuration traîne pendant plusieurs jours.

EN CAS DE RÉCIDIVES FRÉQUENTES

Prendre les deux remèdes suivants :

▨ AVIAIRE 9 CH : prendre 1 dose par mois.

▨ THYMULINE 9 CH : prendre 1 dose par mois.

Les **traitements complémentaires**

GEMMOTHÉRAPIE

En traitement pour éviter les otites récidivantes, mélanger 50 gouttes (chez l'adulte) ou une goutte par kilo (chez les enfants) de chaque remède dans un verre d'eau, à prendre jusqu'à amélioration :

▨ Rosa Canina jpd1

▨ Ribes Nigrum jpd1

OLIGOTHÉRAPIE

Prendre les deux remèdes suivants jusqu'à amélioration :

▨ Cuivre oligo-élément : 1 dose tous les jours.

▨ Argent oligo-élément : 1 dose tous les jours.

À noter

L'otite moyenne aiguë est la pathologie la plus fréquente de l'enfant avant l'âge de six ans et surtout entre six mois et deux ans. Elle est aussi l'une des premières causes de prescription d'antibiotiques. À l'âge de trois ans, plus de 80 % des enfants ont déjà présenté au moins une otite moyenne aiguë, et la moitié d'entre eux en ont connu trois ou plus.

Otite séreuse

Les **grands repères**

L'otite séreuse est une inflammation de la muqueuse de l'oreille moyenne avec une hypersécrétion d'un mucus visqueux qui stagne en arrière du tympan. L'otite séreuse évolue à bas bruit : seul un déficit auditif transitoire plus ou moins important peut être observé.

Plusieurs causes peuvent être retrouvées dans les otites séreuses : une infection microbienne, une infection virale, une hypertrophie des végétations, des phénomènes allergiques, un dysfonctionnement de la trompe d'Eustache.

Nous ne proposerons ici qu'un traitement de première intention. Une consultation homéopathique est nécessaire pour établir un traitement de fond adapté.

Le **traitement homéopathique**

L'otite séreuse étant une inflammation chronique évoluant au très long cours, le traitement est long. Aussi, le plus pratique est de prendre chaque soir en alternance 3 granules de chacun des sept remèdes (1 par jour de la semaine) jusqu'à amélioration :

▨ MERCURIUS DULCIS 7 CH : c'est un remède de drainage, utile dans l'otite séreuse pour les troubles de l'audition consécutifs à une obstruction de la trompe d'Eustache.

▨ ARSENICUM ALBUM 7 CH : remède important pour les otites, ayant une action ciblée sur la trompe d'Eustache.

▨ HYDRASTIS 7 CH : remède indiqué lorsque les sécrétions sont jaunes, visqueuses, adhérentes, coulant dans l'arrière-gorge, provoquant des raclements.

▨ KALIUM MURIATICUM 7 CH : remède préconisé si le mucus est blanchâtre, transparent et épais, encombrant le nez et la trompe d'Eustache avec surdité, bruit de craquement dans les oreilles.

▨ KALIUM BICHROMICUM 5 CH : remède conseillé en cas d'écoulement de glaire épaisse, visqueuse et filante, difficile à expulser, avec parfois quelques douleurs dans les oreilles.

■ PULSATILLA 7 CH : indiqué en cas de sécrétions jaunes, d'otites chroniques non irritantes.

■ SILICEA 9 CH : conseillé en cas d'otite chronique avec diminution de l'audition et/ou suppuration chronique.

Les traitements complémentaires

GEMMOTHÉRAPIE

Mélanger 50 gouttes (chez l'adulte) ou 1 goutte par kilo (chez les enfants) de chaque remède dans un verre d'eau, à prendre le matin jusqu'à amélioration :

■ Rosa Canina jpd1
■ Ribes Nigrum bmgd1

OLIGOTHÉRAPIE

Prendre les trois remèdes suivants en alternance jusqu'à amélioration :

■ Cuivre-or-argent oligo-élément : 1 prise les jours pairs.
■ Manganèse-cuivre oligo-élément : 1 prise les jours impairs.
■ Sélénium : 2 doses par semaine.

À noter

Un trouble du comportement, un retard de langage, une difficulté d'apprentissage de l'écriture ou de la lecture chez l'enfant peut être la conséquence de troubles de l'audition provoqués par une otite séreuse non révélée.

O

Ovaires (douleurs des)

Les grands repères

Les douleurs ovariennes ont des origines très diverses et il n'est pas possible d'en fournir ici la liste exhaustive. Souvent, la présence d'un kyste est en cause.

L'automédication peut être essayée dans les cas chroniques ou récidivants, après que des examens médicaux aient éliminé toute gravité potentielle.

Le **traitement homéopathique**

Prendre 10 granules 1 fois par semaine en dehors des crises douloureuses, et 5 granules 3 fois par jour lors de l'apparition des douleurs (choisir deux remèdes dans la liste ci-dessous).

DOULEURS SOUVENT BILATÉRALES

■ PLATINA 7 CH : indiqué en cas de douleur ressentie comme une névralgie.

■ MUREX 7 CH : indiqué en cas d'endolorissement du petit bassin, de vulve hypersensible et/ou de douleur aggravée lors de l'excitation sexuelle.

■ LILIUM TIGRINUM 7 CH : indiqué en cas de douleur de type brûlure et/ou de congestion du petit bassin.

DOULEURS PLUTÔT DE L'OVAIRE DROIT

■ PALLADIUM 15 CH : indiqué en cas d'aggravation de la douleur par la marche.

■ LYCOPODIUM 7 CH : indiqué lorsqu'il y a une douleur à l'ovaire pendant les règles.

DOULEURS PLUTÔT DE L'OVAIRE GAUCHE

■ LACHESIS 9 CH : indiqué en cas de douleur survenant lors de l'excitation sexuelle (ce phénomène affecte plus souvent l'ovaire gauche mais peut également toucher les deux ovaires).

■ ACTEA RACEMOSA 9CH : indiqué en cas d'aggravation de la douleur lors de l'ovulation.

Les **traitements complémentaires**

GEMMOTHÉRAPIE

Mélanger 50 gouttes (chez l'adulte) de chaque remède dans un verre d'eau, à prendre matin et soir jusqu'à amélioration :

■ Vitis Vinifera bmgd1

■ Rubus Ideaus jpd1

À noter

Les kystes de l'ovaire sont de deux sortes : il y a, d'une part, les kystes fonctionnels qui disparaissent généralement au bout de quelques mois et qui sont plus fréquents à l'adolescence et au moment de la pose d'un stérilet, et, d'autre part, les kystes organiques souvent bénins, essentiellement avant la ménopause.

Devant un kyste de l'ovaire, il faut consulter un médecin pour ne pas passer à côté d'une tumeur cancéreuse dont la prise en charge serait totalement différente.

Palpitations

Les **grands repères**

Les palpitations correspondent au ressenti lors des extrasystoles* cardiaques. Une extrasystole est une contraction cardiaque qui ne survient pas au bon moment. La plupart des extrasystoles sont sans gravité, mais certaines peuvent être dangereuses. Une consultation chez un cardiologue est nécessaire pour établir un diagnostic et mettre en place un traitement adapté si nécessaire.

L'homéopathie est ici une thérapeutique d'appoint. Elle trouve sa place surtout dans les palpitations bénignes mais infiniment gênantes.

Le **traitement homéopathique**

Prendre 3 granules 2 fois par jour des deux remèdes les plus évocateurs jusqu'à amélioration.

PALPITATIONS LORS D'UNE ÉMOTION

▓ ACONITUM NAPELLUS 7 CH : à utiliser si les palpitations sont violentes et soudaines suite à une frayeur, accompagnées d'anxiété et de panique, le sujet croyant qu'il va mourir.

▓ GELSEMIUM 7 CH : indiqué si les palpitations sont doublées d'une sensation d'arrêt du cœur, suite à une peur, et si elles sont aggravées lorsqu'on y pense.

▓ LYCOPUS VIRGINICUS 7 CH : préconisé si les palpitations sont rapides et ont lieu dans un contexte émotionnel, avec une sensation de cœur faible et accompagnées d'hyperthyroïdie.

▓ COFFEA CRUDA 7 CH : conseillé en cas de palpitations avec insomnie lors des émotions positives, avec une excitation cérébrale.

▓ IGNATIA 7 CH : à utiliser si les palpitations surviennent lors de contrariétés ou d'une émotion négative, avec une sensation de boule dans la gorge et des poussées de soupirs. Amélioration par la distraction.

PALPITATIONS ET DIGESTION

▓ NUX VOMICA 5 CH : indiqué en cas de palpitations provoquées par le café, le vin ou le tabac, ou suite à un gros repas. Sujet dynamique, irritable et souvent coléreux.

▓ Lycopodium 5 ch: conseillé en cas de palpitations pendant la digestion chez un sujet vite rassasié, vite ballonné. Personne ayant facilement des difficultés digestives: ballonnements reflux gastriques, éructations.

▓ Carbo Vegetalis 5 ch: à utiliser en cas de palpitations avec l'estomac distendu, améliorées en éructant.

▓ Argentum Nitricum 5 ch: préconisé si les palpitations surviennent après avoir mangé (surtout du sucre), accompagnées de brûlures d'estomac, avec une hernie hiatale (au niveau de l'œsophage) possible, et aggravées par les émotions et l'effort physique. Sujet mangeant toujours trop vite, mastiquant peu. Aérophagie avec palpitation.

PALPITATIONS DANS DES CIRCONSTANCES PARTICULIÈRES

▓ Glonoinum 7 ch: à utiliser si les palpitations ont lieu après une insolation, avec une sensation de chaleur se propageant de la région du cœur à la tête, anxiété, battements dans les tempes, céphalées.

▓ Lilium Tigrinum 7 ch: indiqué en cas de palpitations lors de la grossesse, avec la sensation d'aller mieux après avoir vomi ou uriné.

▓ Rhus Toxicodendron 7 ch: préconisé si les palpitations font suite aux exercices sportifs trop intenses, avec la sensation d'aller mieux en étant actif.

▓ Lachesis 7 ch: indiqué en cas de palpitations lors de la ménopause, accompagnées de bouffées de chaleur.

▓ Coca 7 ch: conseillé en cas de palpitations en montagne avec anxiété et céphalées.

▓ Agnus Castus 9 ch: indiqué en cas de palpitations et de tachycardie en fumant du tabac.

Les **traitements complémentaires**

GEMMOTHÉRAPIE

Mélanger 50 gouttes (chez l'adulte) de chaque remède dans un verre d'eau, à prendre le soir jusqu'à amélioration:
▓ Viscum Album jpd1
▓ Cratægus Oxycantha jpd1

OLIGOTHÉRAPIE

Prendre les deux remèdes suivants en alternance jusqu'à amélioration:
▓ Manganèse-cobalt oligo-élément: 1 prise les jours pairs.
▓ Phosphore oligo-élément: 1 prise les jours impairs.

À noter

Certaines études ont souligné l'intérêt d'une alimentation riche en oméga-3 pour réduire les palpitations. Le mode d'action des oméga-3 n'est pas complètement élucidé, mais il semble qu'ils agissent principalement au niveau de la régulation du rythme cardiaque, d'où l'intérêt du poisson et de l'huile de colza et de noix dans l'alimentation.

Paralysie faciale

Les grands repères

La paralysie faciale périphérique est caractérisée par une paralysie de l'ensemble des muscles de la moitié de la face.

Elle survient brutalement, souvent la nuit, de façon strictement isolée, souvent après une exposition au froid ou une infection virale ou traumatique. Les causes des paralysies faciales sont nombreuses, mais, par ordre de fréquence, la paralysie faciale *a frigore*, c'est-à-dire sans cause, est de loin la plus fréquente.

L'homéopathie trouve sa place dans les paralysies où les atteintes neurologiques ne sont pas trop lourdes et dans les paralysies faciales *a frigore*.

Le traitement homéopathique

Prendre 3 granules 2 fois par jour des deux remèdes les plus ressemblants jusqu'à amélioration :

■ ACONITUM NAPELLUS 5 CH : indiqué en cas de paralysie d'apparition brusque après un coup de froid sec, avec une sensation d'engourdissement et de fourmillement, ou en cas de paralysie du trijumeau.

■ CAUSTICUM 5 CH : à utiliser si la paralysie apparaît progressivement suite à un accident vasculaire, avec une paralysie de la langue et de la paupière.

■ DULCAMARA 5 CH : préconisé en cas de paralysie faciale survenant après une exposition au froid humide.

▨ CADNIUM SULFURICUM 5 CH : conseillé en cas de paralysie faciale ancienne et récidivante chez un sujet fatigué et frileux.

Les traitements complémentaires

GEMMOTHÉRAPIE
Mélanger 50 gouttes (chez l'adulte) du remède Quercus Pedonculata bmgd1 dans un verre d'eau, à prendre matin et soir jusqu'à amélioration.

OLIGOTHÉRAPIE
Prendre les deux remèdes suivants en alternance jusqu'à amélioration :
▨ Cuivre-or-argent oligo-élément : 1 prise les jours pairs.
▨ Phosphore oligo-élément : 1 prise les jours impairs.

À noter

La guérison de la paralysie faciale est totale dans 80 % des cas et s'amorce au bout de quelques jours. La paralysie n'excède alors pas deux mois.

Phobies

Les grands repères

La phobie se caractérise par une peur irrationnelle et majeure en présence du stimulus phobogène (qui déclenche la phobie). Cette peur peut entraîner une attaque de panique si l'évitement n'est pas possible. Les phobies ne deviennent des « pathologies » que lorsqu'elles entraînent une grande souffrance et une détérioration de la qualité de vie. Dans tous les cas, les sujets frappés de phobies sont conscients de l'irrationalité de leur peur.

La psychothérapie comportementale propose au patient de se confronter à la situation redoutée, d'abord de loin et dans un contexte rassurant, puis de plus en plus intimement. Certains s'arrangent pour être accompagnés d'un objet « contraphobique » qui les rassure : gri-gri, collier, vêtement ou tierce personne.

P

L'homéopathie est une thérapeutique d'appoint fort utile, et une consultation chez un homéopathe est nécessaire pour donner un traitement de terrain.

Le **traitement homéopathique**

Prendre 3 granules toutes les 5 minutes des deux remèdes les plus ressemblants pendant la crise puis espacer lors de l'amélioration :

- STRAMONIUM 15 CH : indiqué en cas de peur du noir, des tunnels, de l'eau et de la solitude.
- KALIUM BROMATUM 15 CH : conseillé en cas de claustrophobie (peur d'être dans un lieu confiné).
- GELSEMIUM 15 CH : à utiliser en cas d'agoraphobie (peur de la foule) avec angoisses, tremblements et diarrhée.
- ARSENICUM ALBUM 15 CH : préconisé en cas d'hypocondrie (peur de tomber malade).
- ARGENTUM NITRICUM 15 CH : indiqué si le sujet a peur du vide, des hauteurs, de se jeter dans le vide, de sortir de chez soi, de la folie.
- BELLADONNA 15 CH : à utiliser en cas de peur des animaux avec un réflexe de fuite.
- ACTEA RACEMOSA 15 CH : préconisé chez le sujet claustrophobe (peur de rester dans une pièce close), ayant peur de devenir fou.
- ACONITUM NAPELLUS 15 CH : indiqué en cas de peur terrifiante de la mort.
- PHOSPHORUS 9 CH : utile pour les sujets qui ont peur de l'orage.
- NATRUM MURIATICUM 15 CH : convient aux sujets qui ont peur des voleurs.
- ANTIMONIUM CRUDUM 15 CH : convient aux sujets qui ont peur d'être regardés.

Les **traitements complémentaires**

GEMMOTHÉRAPIE

Mélanger 50 gouttes (chez l'adulte) ou 1 goutte par kilo (chez les enfants) de chaque remède dans un verre d'eau, à prendre le soir jusqu'à amélioration :
- Prunus Amygdalus bmgd1
- Cratægus Oxycantha jpd1

OLIGOTHÉRAPIE

Prendre les deux remèdes suivants en alternance jusqu'à amélioration:
- Lithium oligo-élément: 1 prise les jours pairs.
- Magnésium oligo-élément: 1 prise les jours impairs.

À noter

La plupart des phobies représentent l'état extrême d'un sentiment normal. Les phobies sont catégorisées en trois groupes:

□ Les phobies simples, où les symptômes sont déclenchés par un objet externe: souris, avion, sang, etc. Elles peuvent avoir un impact sérieux sur la qualité de vie, dans le cas par exemple de la phobie des transports.

□ Les phobies sociales, à savoir la relation avec les autres, avec la peur de réaliser certaines actions devant d'autres personnes, par exemple: la peur du regard des autres ou la blemmophobie, forme extrême de timidité.
□ La phobie de l'environnement: avec l'agoraphobie, c'est la peur de se retrouver dans un endroit dont il serait difficile ou gênant de s'extraire.

Pityriasis versicolore

Les grands repères

Il s'agit d'une mycose très fréquente, avec parfois des taches pigmentées, isolées ou multiples, siégeant de préférence sur le décolleté, le cou et le thorax.

Les traitements locaux en allopathie sont efficaces, mais l'homéopathie peut être utile contre les récidives.

Le traitement homéopathique

- SEPIA 7 CH: à utiliser si les taches sont marron, siégeant au niveau des plis de flexion, des bras ou autour de la bouche. Les lésions peuvent aussi apparaître durant la grossesse. Prendre 3 granules le soir jusqu'à amélioration.

■ ARSENICUM ALBUM 5 CH : prendre 3 granules 2 fois par jour en cas de peau sèche et squameuse jusqu'à amélioration.

Les traitements complémentaires

GEMMOTHÉRAPIE

Mélanger 50 gouttes (chez l'adulte) du remède Platanus Orientale bmgd1 dans un verre d'eau, à prendre jusqu'à amélioration.

À noter

On peut également utiliser localement l'huile essentielle de melaleuca ou l'huile essentielle de tea tree.

Pleurésie

Les grands repères

La pleurésie est une inflammation du tissu qui sépare la cage thoracique du poumon : la plèvre.

La pleurésie se manifeste par une douleur aggravée lors de la respiration et de la toux. La douleur est très aiguë quand vous toussez, éternuez ou prenez une grande respiration ; elle est présente le jour comme la nuit, et il n'est alors pas possible de respirer profondément. Une radio pulmonaire aide à poser le diagnostic.

Le traitement repose sur l'allopathie, notamment par la prise d'antibiotiques. L'homéopathie trouve une place d'appoint surtout dans les pleurésies chroniques.

Le traitement homéopathique

Prendre 3 granules 2 fois par jour du remède le plus approchant jusqu'à amélioration :
■ SULFUR IODATUM 5 CH : indiqué en cas de pleurésie traînante avec une sensation de chaleur dans la poitrine.

▧ Bryonia Alba 5 ch : à utiliser en cas de toux sèche avec une douleur lors de la respiration profonde.

Les **traitements complémentaires**

GEMMOTHÉRAPIE

Mélanger 50 gouttes (chez l'adulte) ou 1 goutte par kilo (chez les enfants) de chaque remède dans un verre d'eau, à prendre matin et soir jusqu'à amélioration :
▧ Betula Pubescens bmgd1
▧ Rosa Canina jpd1

OLIGOTHÉRAPIE

Prendre les trois remèdes suivants en alternance, 1 jour sur 3, jusqu'à amélioration :
▧ Cuivre-or-argent oligo-élément
▧ Manganèse-cuivre oligo-élément
▧ Soufre oligo-élément

À noter

Pour aider à soulager la douleur causée par la pleurésie, vous pouvez vous coucher sur le côté douloureux et sur une surface ferme pour limiter les mouvements de vos poumons.

Prostate hypertrophiée

P

Les **grands repères**

La prostate est une glande qui ne pèse que quatre grammes chez le petit garçon. À la puberté, elle atteint vingt grammes, puis elle grossit progressivement avec le temps. Au-delà de quarante ans, un homme sur trois présente une hypertrophie de cette glande qui, du fait de sa localisation, va gêner l'évacuation de la vessie. L'augmentation du volume de la prostate comprime l'urètre et provoque des mictions incomplètes qui deviennent difficiles et trop fréquentes : on parle alors de « polakiurie ».

Le **traitement homéopathique**

Prendre 5 granules le soir au coucher des deux remèdes les plus approchants, en alternance, jusqu'à amélioration :

▪ CHIMAPHILA UMBELLATA 4 CH : c'est le remède du prostatique et des infections à répétition.

▪ CHROMIUM SULFURICUM 5 CH : indiqué en cas d'hypertrophie de la prostate avec une faiblesse musculaire. Ce remède se retrouve aussi dans les dérèglements de la thyroïde.

▪ CONIUM MACULATUM 5 CH : préconisé en cas d'adénome (tumeur bénigne) prostatique avec jet urinaire intermittent.

▪ LYCOPODIUM 5 CH : conseillé aux sujets qui ont une tendance aux calculs et à l'acide urique. Ce sont parfois des hommes prématurément vieillis qui n'ont plus de libido.

Les **traitements complémentaires**

GEMMOTHÉRAPIE

Mélanger 50 gouttes (chez l'adulte) de chaque remède dans un verre d'eau, à prendre matin et soir jusqu'à amélioration :

▪ Sequoia Gigantea jpd1

▪ Viscum Album jpd1

OLIGOTHÉRAPIE

Prendre les trois remèdes suivants en alternance, 1 jour sur 3, jusqu'à amélioration :

▪ Manganèse-cobalt oligo-élément

▪ Manganèse-cuivre oligo-élément

▪ Zinc-cuivre oligo-élément

À noter

Bien qu'elle n'ait pas été formellement identifiée sur le plan génétique, il existe une réelle prédisposition familiale à l'hypertrophie bénigne de la prostate, et ce d'autant plus qu'elle survient précocement. Ces formes « familiales » sont caractérisées par des hypertrophies avec un important volume prostatique.

Prostatite chronique

Les grands repères

Une prostatite chronique peut survenir après un épisode de prostatite aiguë ou apparaître spontanément. Elle peut se manifester par des infections urinaires à répétition, des douleurs périnéales ou une éjaculation douloureuse et précoce. Elle peut aussi passer inaperçue et être découverte lors d'une recherche approfondie pour troubles de la fertilité, comme une oligo-asthénospermie par exemple. L'examen cytobactériologique des urines (ECBU) et la spermoculture sont les deux examens fondamentaux de cette pathologie.

Le traitement est difficile et toujours long. En allopathie, on associe des antibiotiques, des anti-inflammatoires et des antalgiques. L'homéopathie est un complément utile à associer aux autres thérapeutiques pour venir à bout de cette pathologie extrêmement chronique.

Le traitement homéopathique

La posologie s'échelonne du lundi au samedi, jusqu'à amélioration :
- CHIMAPHILA UMBELLATA 4 CH : prendre 5 granules le matin.
- PULSATILLA 5 CH : prendre 5 granules le soir.

Le dimanche, il faut prendre 1 dose en alternant les remèdes ci-dessous chaque semaine, et renouveler jusqu'à la guérison :
- SEPIA 9 CH : prendre 1 dose le premier dimanche.
- SILICEA 9 CH : prendre 1 dose le deuxième dimanche.
- PULSATILLA 9 CH : prendre 1 dose le troisième dimanche.
- THUYA 7 CH : prendre 1 dose le quatrième dimanche.

Les traitements complémentaires

GEMMOTHÉRAPIE
Mélanger 50 gouttes (chez l'adulte) de chaque remède dans un verre d'eau, à prendre matin et soir jusqu'à amélioration :
- Viscum Album jpd1

P

■ Æsculus hyppocampus bmgd1
■ Sequoia Gigantea jpd1

OLIGOTHÉRAPIE

Prendre les trois remèdes suivants en alternance, 1 jour sur 3, jusqu'à amélioration :
■ Cuivre-or-argent oligo-élément
■ Manganèse-cuivre oligo-élément
■ Sélénium oligo-élément

À noter

La prostatite chronique est-elle une maladie toujours d'origine infectieuse ? Malheureusement, ce domaine reste très confus. Des preuves peuvent être trouvées dans la littérature de recherche pour soutenir le dogme traditionnel selon lequel la prostatite chronique est une maladie infectieuse, mais cultiver ou identifier les organismes reste difficile dans la majorité des cas, et l'antibiothérapie au long cours a souvent des résultats très décevants. Une autre hypothèse est que certaines prostatites chroniques ne seraient peut-être pas toujours d'origine infectieuse, et les microbes identifiés seraient simplement issus de la flore normale.

Prurit

Les grands repères

Le prurit est un symptôme fréquent qui présente une sensation de démangeaison de la peau, le plus souvent en rapport avec des lésions dermatologiques.

Les causes sont extrêmement variées : infections parasitaires, allergie, eczéma, réaction à certains traitements comme les antibiotiques, diabète, hémorroïdes, etc. Si l'on ne retrouve pas de lésion dermatologique, le prurit est appelé *sine materiæ*, et les causes sont alors multiples : il peut s'agir d'une sécheresse de la peau due à l'âge, mais il y a aussi des causes toxiques ou encore psychologiques avec le prurit dit « psychogène ».

Lors des poussées de démangeaison, d'intensité et de régularité variables, le besoin de se gratter est impérieux et soulage au début. Malheureusement, il amplifie le phénomène et les risques de lésion, de grattage ou de surinfection sont une des complications principales.

Le **traitement homéopathique**

Prendre 5 granules matin et soir (au coucher) des deux remèdes les plus approchants tant que les symptômes persistent.

PRURIT D'ORIGINE PSYCHOGÈNE

▨ STAPHYSAGRIA 15 CH : c'est le remède majeur contre le prurit psychogène ; les démangeaisons bougent et se déplacent.

▨ IGNATIA 7 CH : préconisé en cas de prurit apparaissant au moment des contrariétés et disparaissant avec la distraction.

▨ ANACARDIUM ORIENTALIS 15 CH : indiqué en cas de prurit psychogène se manifestant par des démangeaisons voluptueuses, chez des sujets épuisés par une surcharge de travail intellectuel ou physique. Ce sont souvent des personnalités coléreuses, dédoublées et angoissées, avec une perte du sens moral. Les troubles s'améliorent en mangeant.

▨ AMBRA GRISEA 15 CH : préconisé en cas de prurit voluptueux (localisation génitale) chez des femmes impressionnables, hypersensibles et très timides.

PRURIT ASSOCIÉ AUX PROBLÈMES DE PEAU

▨ PETROLEUM 4 CH : indiqué lorsque le prurit est accompagné d'un eczéma.

▨ SULFUR 7 CH : remède intéressant chez les personnes ayant un fond allergique, ayant toujours trop chaud, surtout à la chaleur du lit, avec une tendance à l'eczéma.

▨ GRAPHITES 9 CH : indiqué en cas de prurit survenant avant les règles, chez des femmes frileuses ayant tendance à l'obésité et peu dynamiques.

▨ RUMEX CRISPUS 7 CH : à utiliser si le prurit se manifeste le soir au déshabillage, souvent localisé au niveau des membres inférieurs, pouvant être associé à un urticaire. Ce type de prurit s'améliore par la chaleur.

▨ MERCURIUS SOLUBILIS 5 CH : indiqué en cas de prurit associé à des lésions de grattage (attention à limiter le risque de surinfection).

▨ LYCOPODIUM 7 CH : indiqué en cas de prurit survenant lors des eczémas, avec des troubles digestifs fréquents et/ou un besoin de se gratter jusqu'au sang.

PRURIT SANS CAUSE DIRECTE, RETROUVÉ SOUVENT CHEZ LES PERSONNES ÂGÉES

▨ Mezereum 9 ch : indiqué en cas de prurit promeneur, changeant de place sans arrêt.

▨ Croton Tiglium 7 ch : c'est un remède important contre les prurits voluptueux sur tout le corps, mais aussi contre les prurits siégeant sur des cicatrices douloureuses.

▨ Causticum 7 ch : indiqué chez les sujets âgés et épuisés à la peau très sèche. Les lésions sont aggravées par le grattage.

▨ Caladium 5 ch : indiqué en cas de prurit vulvaire ou du scrotum chez un sujet fatigué, déprimé, ayant fait de gros excès tabagiques.

Les **traitements complémentaires**

GEMMOTHÉRAPIE

Mélanger 50 gouttes (chez l'adulte) de chaque remède dans un verre d'eau, à prendre matin et soir jusqu'à amélioration :

▨ Cedrus Libani jpd1
▨ Ulmus Minor bmgd1

OLIGOTHÉRAPIE

Prendre les trois remèdes suivants en alternance, 1 jour sur 3, jusqu'à amélioration :

▨ Cuivre-or-argent oligo-élément
▨ Manganèse-cuivre oligo-élément
▨ Soufre oligo-élément

246
—
247

À noter

Le prurit sénile est une affection touchant plus volontiers l'homme que la femme après 60 ans, en raison du fait que la peau, à cet âge-là, devient fine et plus sèche. Pour limiter l'apparition de ce type de prurit sur les peaux sèches, quelques conseils paraissent utiles :

☐ Éviter de se nettoyer la peau abusivement.
☐ Privilégier les douches à l'eau tiède aux bains chauds.
☐ Éviter les savons alcalins, riches en soude et en potasse.

On utilisera de préférence des savons à la glycérine.
☐ Il est nécessaire de bien se rincer en évitant les eaux trop calcaires. Le séchage doit être fait rapidement après le nettoyage de la peau en tapotant légèrement et sans frotter.
☐ Il est conseillé de boire au moins un litre et demi d'eau par jour.
☐ Éviter de trop chauffer son habitation, surtout par chauffage électrique qui assèche l'air, et d'humidifier l'air ambiant.
☐ Les expositions au soleil ne sont pas recommandées.

Psoriasis

Les **grands repères**

Le psoriasis est une maladie inflammatoire de la peau dont la nature profonde est encore largement méconnue. Chez le psoriasique, le renouvellement de l'épiderme se fait en une seule semaine alors qu'il en faut trois pour une peau normale. Ce processus d'hyperprolifération explique l'épaississement de l'épiderme et une desquamation incessante.

Plaques rouges bien délimitées et prurit modéré sont les signes cutanés que l'on retrouve préférentiellement aux coudes, aux genoux, aux mains, dans la région lombaire et, dans certains cas, sur les organes génitaux.

La maladie est transmise par voie génétique, mais il existe également des facteurs physiques et psychiques. Les poussées de psoriasis sont parfois liées au stress ou à la consommation excessive d'alcool. Elles peuvent aussi provenir d'un facteur infectieux (infection streptococcique par exemple). L'exposition au soleil a souvent un effet positif sur le psoriasis.

Le traitement local repose sur des applications de corticoïde, d'acide salicylique et de dérivés de vitamine D.

Le **traitement homéopathique**

ORDONNANCE DE BASE

Prendre 3 granules par jour jusqu'à amélioration, puis continuer le traitement à raison de 3 granules par semaine, du remède le plus approchant:

■ ARSENICUM ALBUM 7 CH : indiqué en cas de prurit important, aggravé en bord de mer.

■ SEPIA 7 CH : remède indiqué le plus souvent chez la femme.

■ LYCOPODIUM 7 CH : conseillé aux sujets connaissant des troubles hépatiques avec une peau vieillie.

TRAITEMENT COMPLÉMENTAIRE

Il faut ajouter au traitement de base indiqué ci-dessus 3 granules du remède pertinent parmi les suivants, et cela 6 jours sur 7, le soir au coucher, jusqu'à amélioration :

■ NITRICUM ACIDUM 5 CH : indiqué en cas de peau plus ulcérée, avec possibilité de saignement ou de verrues.

■ PETROLEUM 5 CH : préconisé en cas de démangeaisons, de suintement, de peau sèche, de transpiration et de forte odeur.

■ ZINCUM METALLICUM 5 CH : à utiliser si les poussées de psoriasis surviennent lors d'une fatigue nerveuse et qu'elles sont aggravées par la consommation d'alcool.

Les **traitements complémentaires**

GEMMOTHÉRAPIE

Mélanger 50 gouttes (chez l'adulte) ou 1 goutte par kilo (chez les enfants) de chaque remède dans un verre d'eau, à prendre le soir jusqu'à amélioration :
- Cedrus Libani jpd1
- Platanus Orientale bmgd1
- Ribes Nigrum bmgd1

OLIGOTHÉRAPIE

Prendre les trois remèdes suivants en alternance, 1 jour sur 3, jusqu'à amélioration :
- Cuivre-or-argent oligo-élément
- Manganèse-cobalt oligo-élément
- Soufre oligo-élément

À noter

Le psoriasis apparaît sur deux grandes périodes de la vie : entre dix et vingt ans, et surtout entre cinquante et soixante ans. Cette affection dermatologique touche 1 à 3 % de la population, aussi bien les femmes que les hommes. Pour se manifester, cette affection inflammatoire a besoin d'un terrain héréditaire et d'un facteur déclenchant. Si l'un des deux parents est atteint, le risque pour l'enfant de la développer est de 5 à 10 %.

Reflux gastro-œsophagien, éructation

Les grands repères

L'éructation se produit par le rejet bruyant des gaz contenus dans l'estomac. Il s'agit d'air ou plus rarement de gaz intestinaux. On parle alors de «rots» qui, en diminuant le volume de la poche d'air, provoquent un soulagement. Le reflux gastro-œsophagien est une remontée du contenu acide de l'estomac dans l'œsophage et dans la région pharyngée.

La cause est le plus souvent un repas pris à la hâte provoquant de l'aérophagie. En revanche, les rots répétés peuvent être le signe d'une maladie de l'estomac ou des intestins; ils nécessitent donc une consultation.

Le traitement homéopathique

Prendre 3 granules 2 fois par jour du remède le plus approchant jusqu'à amélioration:

■ ARGENTUM NITRICUM 5 CH: à utiliser en cas d'aggravation par les sucreries.

■ IRIS VERSICOLOR 5 CH: indiqué en cas de brûlure par régurgitation.

■ ARSENICUM ALBUM 5 CH: à utiliser si la brûlure est améliorée en consommant des boissons chaudes.

■ SULFURICUM ACIDUM 5 CH: préconisé en cas d'éructation et de renvois acides, avec une sensation de soif et un désir de boissons alcoolisées.

■ ROBINIA 5 CH: indiqué en cas de brûlure de l'estomac, brûlure de l'œsophage, du pharynx, régurgitation acide, irritation au niveau des gencives provoquée par l'acidité. Ces troubles s'aggravent en mangeant des aliments gras.

À noter

La plupart des aliments neutralisent le surplus d'acide dans l'estomac. L'estragon, le fenouil et les amandes ont un effet neutralisant. D'autres, en revanche, stimulent la production d'acide; c'est le cas du café, du thé noir, de la graisse chauffée et de la graisse froide.

R

Règles (troubles des)

Les grands repères

Il y a troubles des règles lorsqu'elles sont absentes, trop longues ou trop courtes, ce qui représente un véritable motif de consultation médicale. Les règles douloureuses sont plus fréquentes lorsqu'une femme présente un surpoids, fume, manque d'exercice ou est stressée.

Le traitement homéopathique

DYSMÉNORRHÉE (RÈGLES DOULOUREUSES, AVANT OU PENDANT)

Prendre 3 granules 3 fois par jour dans la journée des deux remèdes les plus approchants :

■ ACTEA RACEMOSA 5 CH : indiqué lorsque les douleurs s'apparentent aux crampes avec des douleurs dans le dos et une légère amélioration lorsque le sujet se plie en deux.

■ MAGNESIA PHOSPHORICA 5 CH : préconisé en cas de douleurs violentes de type crampes qui apparaissent brutalement, chez des femmes qui ont une tendance à la spasmophilie et/ou qui souffrent de vaginisme*.

■ CAULOPHYLLUM 5 CH : indiqué en cas de douleur intermittente rappelant les contractions de l'accouchement.

■ SEPIA 5 CH : préconisé en cas de douleur avec pesanteur utérine lors de règles peu abondantes, le sang étant de couleur rouge sombre.

■ LACHESIS 5 CH : indiqué en cas de douleurs améliorées par l'écoulement et qui réapparaissent dès que l'écoulement cesse.

MÉNORRAGIES (RÈGLES ABONDANTES ET LONGUES)

Prendre 3 granules 3 fois par jour dans la journée des deux remèdes les plus approchants, pendant la période des règles :

■ SABINA 5 CH : indiqué en cas de règles très douloureuses, abondantes et de couleur rouge vif.

■ CHINA RUBRA 5 CH : préconisé en cas de règles épuisantes qui s'accompagnent souvent de bourdonnements dans les oreilles.

■ USTILAGO 5 CH : préconisé dans la période de préménopause, lorsque les règles sont de couleur rouge sombre.

■ CALCAREA CARBONICA 5 CH : indiqué en cas de règles longues avec des cycles courts.

Les **traitements complémentaires**

GEMMOTHÉRAPIE

Mélanger 50 gouttes (chez l'adulte) de chaque remède dans un verre
d'eau, et cela durant 3 semaines par mois, jusqu'à amélioration :
- Rubus Ideaus jpd1
- Vaccinum Vitis Idea jpd1
- Rosmarinus officinale jpd1

À noter

Voici quelques recommandations alimentaires pour réduire les douleurs menstruelles :

- Consommer davantage d'oméga-3 pour leur action anti-inflammatoire. Les aliments riches en oméga-3 sont les poissons gras (maquereau, saumon, hareng, sardine) et l'huile de colza.

- Réduire la consommation de sucre pour éviter une hyperinsulinémie favorisant la production de prostaglandines pro-inflammatoires, responsables des douleurs.
- Éviter de boire du café lorsque les douleurs sont présentes, car le café augmenterait la sensibilité aux douleurs et n'aide pas à la détente nécessaire.

Rétention d'eau

Les **grands repères**

La rétention d'eau, parfois caractérisée par un œdème, est une plainte revenant souvent lors de la consultation, surtout de la part de la gent féminine. Elle touche les membres inférieurs mais aussi le visage ou les mains. Les femmes, dont les mères ont eu une peau fortement marquée par la cellulite, ont plus de risques d'en être atteintes. Pour des raisons que l'on ignore encore, les femmes blanches sont plus exposées aux problèmes de rétention d'eau que les femmes asiatiques ou noires.

Les femmes sont plus susceptibles à ce problème que les hommes pour plusieurs raisons. Parmi les différents facteurs, on note que l'œstrogène aurait le rôle le plus important. Cela explique que les problèmes de rétention d'eau surviennent généralement après la puberté ou lors de la prise de la pilule contraceptive. La prise de certains médicaments, dont les œstrogènes, les antihistaminiques et les corticostéroïdes peuvent favoriser la rétention d'eau.

L'homéopathie prend sa place comme traitement de fond.

Le **traitement homéopathique**

Prendre 5 granules tous les soirs des deux remèdes les plus approchants jusqu'à amélioration :

■ NATRUM MURIATICUM 7 CH : à utiliser en cas de rétention d'eau dans la moitié inférieure du corps, contrastant avec un amaigrissement de la moitié supérieure, chez des sujets ayant toujours soif, préférant le sel au sucre. Ici, la rétention d'eau s'aggrave par la chaleur et en bord de mer.

■ NATRUM SULFURICUM 9 CH : indiqué en cas d'infiltration chronique de l'ensemble du corps avec une hypersensibilité à l'humidité, une tendance souvent dépressive, chez des sujets timides et impressionnables. Aggravation dans les zones humides, y compris en bord de mer.

■ THUYA 5 CH : préconisé si l'infiltration d'eau est associée à un engraissement et un empâtement général, avec un œdème des pieds le soir, une tendance aux verrues. Cet état est souvent retrouvé dans les suites de vaccination.

■ ARANEA DIADEMA 7 CH : conseillé en cas de frilosité avec une sensation de froid glacé dans les os, un œdème des mains et des avant-bras, une transpiration difficile.

■ GRAPHITES 5 CH : indiqué en cas de tendance à l'obésité avec un engorgement lymphatique, une absence de transpiration, une frilosité, un métabolisme ralenti, chez les sujets peu actifs et frileux.

■ ARISTOLOCHIA 5 CH : à utiliser si les extrémités sont froides, cyanosées, avec des œdèmes des extrémités notamment avant les règles.

Les **traitements complémentaires**

GEMMOTHÉRAPIE

Mélanger 50 gouttes (chez l'adulte) de chaque remède dans un verre d'eau, à prendre le soir jusqu'à amélioration :

■ Coryllus Avellana bmgd1
■ Betula Alba bmgd1

OLIGOTHÉRAPIE

Prendre les trois remèdes suivants en alternance, 1 jour sur 3, jusqu'à amélioration :

- Potassium oligo-élément
- Zinc-colbalt oligo-élément
- Lithium oligo-élément

À noter

Le manque d'exercice, la sédentarité et l'excès de poids favorisent l'apparition de la cellulite. Les femmes minces et les athlètes sont peu ou pas atteintes de cellulite. Une alimentation trop riche en glucides (sucres), en lipides (gras), pauvre en fibres alimentaires et un apport excessif en sel contribuent aussi au processus de rétention d'eau.

Rhinite allergique

Les grands repères

Pathologie très courante touchant environ 20 % de la population, la rhinite allergique revient tous les ans à l'apparition des pollens. L'allergène le plus souvent retrouvé est le pollen, d'où l'apparition de crises en fonction des saisons : au printemps, pollen des arbres ; en été, pollen des herbages. On retrouve des éternuements, un écoulement nasal clair et des narines obstruées.

Fatigante par son aspect répétitif et irritante par sa durée, cette pathologie répond bien au traitement homéopathique. C'est un traitement de première intention qui permet de soulager beaucoup de cas, mais une consultation homéopathique est nécessaire pour mettre en place un traitement de fond.

R

Le traitement homéopathique

Choisir les remèdes les plus approchants et les prendre jusqu'à amélioration.

TRAITEMENT DE BASE

▨ POLLEN 30 CH : prendre 5 granules le soir au coucher pendant la période des pollens.

▨ ALLIUM CEPA composé : prendre 5 granules au moment des crises.

▨ POUMON HISTAMINE 7 CH : prendre 5 granules au lever pendant la période des pollens.

TRAITEMENTS SPÉCIFIQUES

▨ EUPHRASIA 7 CH : indiqué si les yeux sont très irrités.

▨ NAPHTALINUM 7 CH : à utiliser si l'écoulement nasal est abondant.

Les **traitements complémentaires**

GEMMOTHÉRAPIE

Mélanger 50 gouttes (chez l'adulte) ou 1 goutte par kilo (chez les enfants) de chaque remède dans un verre d'eau, à prendre le matin jusqu'à amélioration :

▨ Rosa Canina jpd1

▨ Ribes Nigrum bmgd1

▨ Carpinus Betulus bmgd1

OLIGOTHÉRAPIE

Prendre les deux remèdes suivants en alternance jusqu'à amélioration :

▨ Manganèse oligo-élément : 1 prise les jours pairs.

▨ Soufre oligo-élément : 1 prise les jours impairs.

À noter

☐ Évitez si possible les allergènes qui déclenchent la réaction allergique, en essayant de rester à l'intérieur lorsque la densité pollinique est élevée, notamment le matin et le soir.

☐ Renoncez à faire sécher vos vêtements à l'extérieur en période pollinique.

☐ Ne gardez pas de fleurs à tige duveteuse comme les géraniums et les clématites dans la maison.

☐ Ne vous approchez pas trop des animaux à poils et à plumes.

☐ Évitez les acariens et les moisissures.

☐ Maintenez un taux d'humidité suffisant, car l'air très sec permet au pollen de « flotter » plus facilement dans l'air ambiant.

Rhinite chronique

Les **grands repères**

Une rhinite chronique est une rhinite persistante durant plus de quatre semaines par an. Toutes les rhinites ne sont pas allergiques. Certaines personnes développent une rhinite chronique non allergique provoquée par des causes toxiques (tabac, environnement).

La rhinite peut être aussi allergique. Souvent, les personnes sont d'emblée polysensibles (allergiques à plusieurs substances), associant rhinite saisonnière et allergie aux acariens toute l'année. La rhinite devient alors chronique.

Le **traitement homéopathique**

Prendre 3 granules 2 fois par jour des remèdes les plus approchants jusqu'à amélioration :

- POUMON HISTAMINE 9 CH : remède à prendre systématiquement dans un contexte allergique chronique.
- NATRUM CARBONICUM 7 CH : convient aux sujets frileux mais ne supportant pas les grosses chaleurs atmosphériques, avec un écoulement postérieur chronique de glaires visqueuses et/ou des flatulences.
- KALIUM BICHROMICUM 7 CH : indiqué en cas de secrétions gélatineuses et filantes.
- HYDRASTIS 7 CH : à utiliser si l'inflammation est chronique avec une tendance aux ulcérations.
- MERCURIUS BIODATUS 7 CH : à utiliser si la rhinite chronique est purulente et récidivante après une antibiothérapie.
- BOVISTA 7 CH : indiqué en cas d'écoulement visqueux et adhérant, de croûtes dans le nez.

Les **traitements complémentaires**

GEMMOTHÉRAPIE

Mélanger 50 gouttes (chez l'adulte) ou 1 goutte par kilo (chez les enfants) de chaque remède dans un verre d'eau, à prendre le matin jusqu'à amélioration :

R

- Betula Alba bmgd1
- Carpinus Betulus bmgd1
- Ribes Nigrum bmgd1

OLIGOTHÉRAPIE

Prendre les trois remèdes suivants en alternance, 1 jour sur 3, jusqu'à amélioration :

- Cuivre-or-argent oligo-élément
- Manganèse-cuivre oligo-élément
- Soufre oligo-élément

À noter

Les facteurs aggravant la rhinite chronique sont devenus très fréquents : tabagisme passif ou tabagisme chez la femme enceinte, introduction dans la vie domestique de plus en plus d'animaux, pollution extérieure et pollens multiples.

De plus, les personnes sensibles aux acariens paient leurs mauvaises habitudes : nous n'aérons pas assez nos maisons, et cette humidité atmosphérique constante empêche la disparition des acariens qui, normalement, ne devraient se manifester qu'en automne et en hiver.

La rhinite chronique entraîne une chute de la qualité de vie avec des troubles du sommeil, de la conduite, une diminution de l'attention, sans oublier les effets secondaires des médicaments (somnolence, fatigue).

Rhume – coup de froid

Les grands repères

Le rhume est aussi appelé coup de froid, rhinite, coryza, catarrhe, ou encore « crève », mais aussi à tort appelé grippe. Dans la majorité des cas, c'est une atteinte par un rhinovirus.

Le rhume est un état infectieux souvent bénin avec un nez pris ou un nez qui coule, sensation de mal-être, toux, enrouement, fièvre, etc.

Un traitement commencé rapidement permet souvent de stopper une évolution vers une infection pulmonaire ou ORL.

Le **traitement homéopathique**

À prendre au tout début du coup de froid (1 gr/2 h)

▨ KALI IODATUM 5 CH douleur à la racine du nez, aggravé la nuit, également indiqué dans les sinusites.

Prendre 3 granules 3 à 5 fois par jour des symptômes les plus évocateurs, espacer les prises dès amélioration.

▨ ACONIT 5 CH : fièvre et rhinite d'apparition brutale.

▨ STICTA PULMONARIA : nez et bouche secs, toux sèche douloureuse, muqueuse sèche.

▨ SAMBUCCUS NIGRA 7 CH : nez et bouche secs, enrouement, laryngite.

Les **traitements complémentaires**

GEMMOTHÉRAPIE

▨ RIBES NIGRUM bmgd1 et ALNUS GLUTINOSA bmgd1 : 50 gouttes ou (1 goutte par kilo) de chaque dans un verre d'eau.

OLIGOTHÉRAPIE

▨ CUIVRE oligo-élément : 2 prises par jour.

À **noter**

La transmission des rhinovirus se fait par voie aérienne (éternuements ou toux) ou lors d'un contact. En effet, il a été démontré que les rhinovirus sont présents sur les mains de 40 % à 90 % des personnes atteintes, et sur environ 10 % des objets manipulés (tasses, lunettes ou poignées de porte). Ces virus, qui peuvent survivre des heures hors de l'organisme re-contamine de nouveau en entrant par le nez, l'œil ou la bouche.

R

Sciatique

Les grands repères

Les victimes de la sciatique sont principalement des jeunes adultes (entre vingt et quarante ans) en pleine activité. À la suite d'un effort violent, le disque vertébral se fend et son noyau sort : c'est une hernie discale qui va venir appuyer sur la racine du nerf sciatique, provoquant des douleurs sur tout son trajet.

D'autres causes moins fréquentes existent, comme l'ostéoporose ou les infections ; elles touchent souvent des sujets plus âgés.

La sciatique ne nécessite pas forcément une intervention chirurgicale. La plupart du temps, on en vient à bout avec du repos et un traitement médical. Le repos de dix jours sur plan dur est indispensable pour obtenir une guérison sans rechute.

Le traitement homéopathique

SCIATIQUE AMÉLIORÉE PAR LE MOUVEMENT

Prendre 3 granules 3 fois par jour des deux remèdes les plus ressemblants jusqu'à amélioration :
- RHUS TOXICODENDRON 5 CH : à utiliser si la douleur est améliorée par le mouvement et la chaleur, aggravée par le repos.
- MEDORRHINUM 5 CH : à utiliser si la douleur est améliorée couché sur le ventre ou par le mouvement continu.
- RUTA GRAVEOLENS 5 CH : indiqué en cas de douleurs lombaires avec sciatique aggravée par le repos (assis ou couché), améliorée par le mouvement et la chaleur.
- MAGNESIA CARBONICA 5 CH : à utiliser si la douleur est aggravée la nuit et au repos, ou si le patient se lève pour marcher et se soulager.

SCIATIQUE AMÉLIORÉE AU REPOS

Prendre 3 granules 3 fois par jour des deux remèdes les plus ressemblants jusqu'à amélioration :
- COLOCYNTHIS 5 CH : à utiliser si la douleur est comme une crampe, améliorée lorsque la jambe est repliée sur l'abdomen, et si la douleur est aggravée lorsque la jambe est étendue.

▓ AMMONIUM MURIATICUM 5 CH : à utiliser si la douleur est aggravée lorsque le patient, assis, n'arrive pas à se relever, ou lorsqu'il se penche.

▓ BRYONIA ALBA 5 CH : préconisé si la douleur est aggravée au moindre mouvement, améliorée lorsque le patient se couche sur le côté douloureux.

Les **traitements complémentaires**

GEMMOTHÉRAPIE

Mélanger 50 gouttes (chez l'adulte) de chaque remède dans un verre d'eau, à prendre matin et soir jusqu'à amélioration :

▓ Viscum Album jpd1
▓ Ribes Nigrum bmgd1
▓ Fraxinus Excelsior bmgd1

OLIGOTHÉRAPIE

Prendre les deux remèdes suivants en alternance jusqu'à amélioration :

▓ Manganèse-cuivre oligo-élément : 1 prise les jours pairs.
▓ Manganèse-cobalt oligo-élément : 1 prise les jours impairs.

À noter

Dans la majorité des cas, les sciatiques provoquées par une hernie discale sont aussi difficiles à prévoir qu'une entorse de la cheville. Les principales victimes de la hernie discale sont les personnes qui soulèvent occasionnellement une charge, mais qui ne connaissent pas les bons gestes pour ménager leur dos. Soulever une charge brusquement, en mettant son dos en porte-à-faux (en étant penché en avant), peut suffire à provoquer une hernie discale, et il n'est pas besoin de soulever un poids énorme : une simple valise à sortir du coffre de la voiture suffit.

Il faut éviter de porter des charges lourdes, et lorsque cela arrive, pensez à plier les jambes avant de les soulever.

S

Sécheresse vaginale

Les **grands repères**

Parfois passagère, la sécheresse vaginale touche les femmes à différents moments de leur vie. Plus d'une femme sur six déclare avoir souffert de sécheresse vaginale. Très courante pendant la ménopause avec la diminution des sécrétions hormonales féminines, elle augmente la vulnérabilité aux infections gynécologiques et peut perturber l'harmonie sexuelle du couple.

Le **traitement homéopathique**

Prendre 5 granules au coucher des deux remèdes les plus approchants jusqu'à amélioration.

TRAITEMENT DE BASE DES SÉCHERESSES VAGINALES

■ SEPIA 9 CH: indiqué lorsqu'elles s'accompagnent de troubles du cycle, quand les règles sont irrégulières ou peu abondantes, avec un désir d'aliments acides et/ou une aversion pour le lait.

■ NATRUM MURIATICUM 5 CH: préconisé en cas de sécheresse augmentée après les règles, avec un vagin sensible, chez une femme présentant un désir de sel.

■ BERBERIS VULGARIS 5 CH: indiqué en cas de brûlure vaginale et d'aggravation après les règles.

■ LYCOPODIUM 5 CH: préconisé en cas de grande sécheresse vaginale après les règles, avec une possibilité de troubles digestifs, chez des femmes généralement brillantes et autoritaires.

■ GRAPHITES 5 CH: indiqué en cas de sécheresse vaginale au cours des règles, chez des femmes souvent sujettes à l'obésité, frileuses et insatisfaites.

■ BELLADONNA 5 CH: conseillé en cas de grande sécheresse du vagin pendant les règles et lors de la ménopause, avec des sueurs nocturnes au niveau de la poitrine.

Les **traitements complémentaires**

GEMMOTHÉRAPIE

Mélanger 50 gouttes (chez l'adulte) de chaque remède dans un verre d'eau, à prendre matin et soir jusqu'à amélioration :

- Vaccinum Vitis Idea jpd1
- Rubus Ideaus jpd1

OLIGOTHÉRAPIE

Prendre les deux remèdes suivants en alternance jusqu'à amélioration :

- Cuivre-or-argent oligo-élément : 1 prise les jours pairs.
- Manganèse-cuivre oligo-élément : 1 prise les jours impairs.

À noter

Les hormones conditionnent l'atmosphère vaginale, et une sécheresse indique un déséquilibre. Divers médicaments contre l'acné sont souvent très néfastes et peuvent provoquer une sécheresse de toutes les muqueuses, oculaires, buccales et vaginales.

Sinusite

Les **grands repères**

La sinusite est une inflammation d'une ou de plusieurs cavités muqueuses, appelées «sinus», qui communiquent avec les fosses nasales par de petites ouvertures. Les muqueuses s'inflamment et enflent, ce qui obstrue les sinus. Le mucus n'est alors plus drainé normalement, ce qui entraîne une douleur et une sensation de pression au visage ainsi qu'une congestion nasale, une mauvaise haleine et une diminution de l'odorat.

La sinusite aiguë fait souvent suite à une infection virale des voies respiratoires supérieures, mais un abcès dentaire, des allergies, le tabagisme actif ou passif et la pollution atmosphérique sont aussi mis en cause. La sinusite devient chronique lorsqu'elle tend à se répéter souvent ou si elle persiste au-delà de quatre semaines.

S

Pour remédier à la sinusite, il faut favoriser l'évacuation des sécrétions nasales en se mouchant, boire beaucoup d'eau, utiliser un humidificateur, inhaler de la vapeur ou encore faire des instillations de solution saline. Il est important de maintenir un bon taux d'humidité dans la maison (de 40 à 50 %), en particulier dans les chambres à coucher.

Le **traitement homéopathique**

SINUSITE AIGUË

Prendre 2 granules 5 fois par jour des deux remèdes les plus évocateurs jusqu'à amélioration :

▓ HEPAR SULFURIS 4 CH : indiqué en cas de sinusite avec un écoulement purulent et une douleur piquante à la racine du nez.

▓ MERCURIUS SOLUBILIS 4 CH : à utiliser si la sinusite aiguë est plutôt frontale, avec un mouchage vert purulent, une haleine fétide et/ou de la fièvre.

▓ CINNABARIS 4 CH : préconisé si la sinusite est frontale, avec le nez bouché et une douleur à la racine du nez.

▓ HYDRASTIS 4 CH : conseillé en cas de sinusite frontale avec une douleur au-dessus de l'œil et des sécrétions nasales très fluides, alternant avec des sécrétions jaunes épaisses.

SINUSITE CHRONIQUE

Prendre 3 granules matin et soir des deux remèdes les plus évocateurs jusqu'à amélioration :

▓ KALIUM BICHROMICUM 7 CH : indiqué en cas de sinusites à répétition (sinusite chronique), avec un écoulement dans les fosses nasales postérieures, une douleur à la racine du nez et un nasonnement en parlant. Ces troubles s'aggravent en buvant de la bière.

▓ LACHESIS 7 CH : préconisé en cas de sinusite sans écoulement, la douleur s'améliorant lors de la reprise de celui-ci.

▓ SILICEA 7 CH : indiqué en cas de sinusite chronique avec une douleur sourde améliorée par la chaleur.

▓ ARSENICUM ALBUM 7 CH : conseillé en cas de sinusite chronique avec un écoulement comme de l'eau, irritant et chaud.

▓ THUYA 7 CH : préconisé en cas de sinusite chronique avec des glaires chroniques et/ou la présence de polypes* nasaux.

Les traitements complémentaires

GEMMOTHÉRAPIE

En prévention, mélanger 50 gouttes (chez l'adulte) de chaque remède dans un verre d'eau, à prendre matin et soir jusqu'à amélioration :
- Carpinus Betulus bmgd1
- Alnus Glutinosa bmgd1
- Ribes Nigrum bmgd1

OLIGOTHÉRAPIE
SINUSITE AIGUË

Prendre les deux remèdes suivants jusqu'à amélioration :
- Cuivre-or-argent oligo-élément : 1 prise par jour.
- Magnésium oligo-élément : 1 prise par jour.

SINUSITE CHRONIQUE

Prendre les deux remèdes suivants en alternance jusqu'à amélioration :
- Manganèse-cuivre oligo-élément : 1 prise les jours pairs.
- Soufre oligo-élément : 1 prise les jours impairs.

À noter

Certains aliments ou épices ont un effet décongestionnant. C'est le cas du raifort, de l'ail, du curry. Le thym et la sauge ont des propriétés antimicrobiennes et assèchent les sinus.

Dans les sinusites chroniques, limiter le lait de vache et ses produits dérivés, car ils augmenteraient la production de mucus. Le plus simple est de les supprimer pendant trois mois et d'observer les effets. Par ailleurs, une alimentation riche en blé ainsi que la bière semblent entretenir les sinusites chroniques.

Soif

Les grands repères

La sensation de soif est un signal d'alarme qui informe l'organisme qu'il se déshydrate, c'est-à-dire que les entrées en eau sont inférieures aux pertes. Elle se déclenche lors du passage d'un sang trop concentré au contact de certains récepteurs nerveux situés dans le cerveau. La déshydratation se traduit par une sensation de sécheresse de la bouche et de la gorge, liée à une diminution de la sécrétion de salive.

La sensation de soif reste cependant subjective et certaines personnes n'ont jamais soif, même lorsqu'elles sont déshydratées ; c'est le cas souvent des personnes âgées. D'autres personnes, en revanche, ont toujours soif et ne sont jamais calmées ; c'est le cas dans la potomanie (maladie caractérisée par une soif permanente) et dans certains diabètes mal régulés.

Le **traitement homéopathique**

ABSENCE DE SOIF

Prendre 3 granules le soir des deux remèdes les plus ressemblants jusqu'à amélioration :

■ PULSATILLA 9 CH : indiqué chez un sujet buvant peu, ayant rarement la sensation de soif.

■ ALUMINA 9 CH : à utiliser si la bouche et les muqueuses sont sèches sans sensation de soif, et si le sujet présente une constipation chronique.

■ NUX MOSCHATA 9 CH : à utiliser si le sujet a rarement soif malgré une bouche sèche.

■ ANTIMONIUM CRUDUM 9 CH : convient aux gros mangeurs qui n'ont jamais soif et qui souffrent d'indigestion. L'obésité est souvent retrouvée.

■ GELSEMIUM 9 CH : indiqué en cas d'absence de soif même lorsqu'il y a de la fièvre et des courbatures.

■ ANTIMONIUM TARTARICUM 9 CH : à utiliser si la toux est productive avec un état fébrile sans sensation de soif.

SI LE SUJET A SOUVENT SOIF

Prendre 3 granules le soir des deux remèdes les plus ressemblants jusqu'à amélioration :

■ NATRUM MURIATICUM 9 CH : conseillé aux sujets ayant toujours soif avec une sensation de lèvres sèches, de bouche sèche, et un désir de sel.

■ SULFURICUM ACIDUM 9 CH : indiqué en cas de sensation de soif importante chez un alcoolique.

▇ ARSENICUM ALBUM 9 CH : préconisé en cas de soif avec une sécheresse de la bouche avec un besoin fréquent de petites gorgées d'eau.

▇ PHOSPHORUS 9 CH : indiqué en cas de soif d'eau froide pendant les accès fébriles et/ou vomissements par la suite.

À noter

Attention aux déshydratations : travailler ou faire du sport dans une atmosphère humide peut entraîner une déshydratation sans la sensation de soif. La déshydratation est à éviter car elle favorise l'apparition de blessures musculaires ou tendineuses et influe sur les performances physiques. Ainsi, une déshydratation de 2 %, soit une perte de 1,5 litre pour un homme de 70 kilos, réduit les performances de 20 %. La soif est déjà un signe de déshydratation. Il faut donc boire avant d'en ressentir le besoin.

Somnambulisme

Les grands repères

Le somnambulisme s'observe le plus souvent chez les enfants, surtout chez les garçons entre sept et douze ans, mais il existe aussi chez les adultes, notamment après la consommation de certains médicaments, d'alcool ou de drogue.

C'est un trouble du sommeil peu courant et très spectaculaire avec une activité physique portant sur des actes plus ou moins coordonnés pendant le sommeil lent profond, et dont le sujet n'a pas de souvenir au réveil.

Les somnambules se lèvent presque toujours au cours de la première moitié de la nuit, agissent mécaniquement, comme un automate, et leurs gestes évoquent souvent ceux du quotidien. Les épisodes sont généralement assez courts (quelques minutes) durant lesquels ils se déplacent, non pas les bras tendus comme on les a souvent représentés, mais les yeux ouverts, ce qui est assez impressionnant.

S

Le **traitement homéopathique**

Prendre 5 granules tous les soirs des deux remèdes les plus évocateurs jusqu'à amélioration :

■ Kalium Phosphoricum 15 ch : à utiliser si le sommeil est agité, avec des terreurs nocturnes, des paroles et des cris la nuit, une fatigue cérébrale et physique, chez un sujet souvent longiligne, se réveillant difficilement, avec des bâillements et des soupirs fréquents.

■ Silicea 15 ch : indiqué chez le sujet frileux, facilement épuisé, au caractère craintif et qui a besoin d'être encouragé. Il s'agit souvent d'enfants ayant eu du retard à la marche et/ou sursautant au moindre bruit.

■ Kalium Bromatum 15 ch : préconisé si le sujet est épuisé, souvent agité, ne pouvant rester immobile, remuant constamment les mains, difficile à calmer, avec un sommeil très agité, des terreurs nocturnes, des idées de persécution, une sensibilité au hoquet et à l'énurésie. Aggravation par l'effort intellectuel.

■ Stramonium 15 ch : convient au sujet nerveux ayant peur de l'obscurité, peur de rester seul, avec grincement des dents, loquacité, irritabilité et/ou bégaiement.

■ Zincum Metallicum 15 ch : indiqué en cas d'épuisement physique et nerveux, de perte de mémoire, d'impatience des membres inférieurs, de tics. Cet état s'aggrave en buvant du vin.

Les **traitements complémentaires**

GEMMOTHÉRAPIE

Mélanger 50 gouttes (chez l'adulte) ou 1 goutte par kilo (chez les enfants) de chaque remède dans un verre d'eau, à prendre le soir jusqu'à amélioration :
■ Tilia Tomentosa bmgd1
■ Citrus Medica bmgd1

OLIGOTHÉRAPIE

Prendre les deux remèdes suivants en alternance jusqu'à amélioration :
■ Lithium oligo-élément : 1 prise les jours pairs.
■ Phosphore oligo-élément : 1 prise les jours impairs.

À noter

Faut-il réveiller un somnambule ? En règle générale, non. Si vous lui suggérez de retourner se coucher, il suivra ce conseil dans la majorité des cas. Cependant, il ne faut pas hésiter à réveiller un enfant somnambule s'il se met en danger. Il faut alors le réveiller en douceur, progressivement, car les réactions de surprise au réveil peuvent être brutales.

Somnolence

Les grands repères

La somnolence est un état d'assoupissement peu profond mais difficile à surmonter. La somnolence anormale ou diurne est un état intermédiaire entre la veille et le sommeil, caractérisé par une tendance irrésistible à l'assoupissement.

La somnolence anormale est un symptôme très répandu dans la population générale. Elle augmente avec l'âge. La personne ne s'aperçoit pas forcément de ses somnolences, et c'est souvent l'entourage qui remarque cet état anormal. Certaines somnolences diurnes sont dues simplement à un manque de sommeil sous-estimé ou à une mauvaise qualité de sommeil.

Le traitement homéopathique

BESOIN IRRÉSISTIBLE DE DORMIR

Prendre 5 granules 1 fois par jour le soir au coucher ou lorsque le besoin se fait sentir du remède le plus approchant jusqu'à amélioration :

▨ ANTIMONIUM TARTARICUM 9 CH : indiqué en cas de tendance invincible au sommeil et d'assoupissement.

▨ NUX MOSCHATA 9 CH : préconisé en cas de tendance invincible au sommeil chez un sujet frileux, souvent engourdi cérébralement, parlant et répondant lentement.

S

SOMNOLENCE APRÈS LES REPAS

Prendre 5 granules avant les repas du remède le plus approchant jusqu'à amélioration :

◼ NUX VOMICA 9 CH : à utiliser si le désir de dormir se fait sentir après un gros repas.

◼ LYCOPODIUM 9 CH : indiqué si la somnolence a lieu 1 à 2 heures après les repas.

◼ ANACARDIUM ORIENTALIS 15 CH : préconisé si la somnolence après le repas s'accompagne de fatigue nerveuse (il s'agit souvent d'étudiants épuisés par un surmenage cérébral), état amélioré en mangeant.

SOMNOLENCE À L'EFFORT INTELLECTUEL

Prendre 5 granules au coucher du remède le plus approchant jusqu'à amélioration :

◼ PHOSPHORICUM ACIDUM 9 CH : conseillé chez un étudiant épuisé cérébralement, découragé, avec somnolences et céphalées à l'effort intellectuel.

◼ ZINCUM METALLICUM 9 CH : à utiliser si la fatigue s'accompagne d'impatiences au niveau des jambes.

SOMNOLENCE DANS UN LIEU TROP CHAUD

Prendre 5 granules 2 fois par jour du remède le plus approchant jusqu'à amélioration :

◼ NATRUM CARBONICUM 7 CH : indiqué si le sujet est frileux mais intolérant à la chaleur atmosphérique trop forte.

◼ NATRUM MURIATICUM 7 CH : convient au sujet introverti ayant toujours soif, maigre, fatigué, avec un désir de sel.

◼ SELENIUM 9 CH : préconisé en cas de fatigue et d'intolérance à la chaleur aggravées par le travail intellectuel, avec un besoin de dormir longtemps.

SOMNOLENCE DURANT LA GROSSESSE

Prendre 5 granules par jour du remède le plus approchant jusqu'à amélioration :

◼ HELEONIAS 7 CH : à utiliser si la somnolence est améliorée par la distraction.

◼ NUX MOSCHATA 9 CH : indiqué en cas de somnolence accompagnée d'une sensation de froid interne.

À noter

Des données récentes montrent que près d'un accident de la route sur deux est dû à une somnolence au volant.

Certains aliments contiennent de la mélatonine, une hormone impliquée dans le processus du sommeil, et du tryptophane, un acide aminé essentiel au métabolisme, dont les effets sur la somnolence ont été prouvés. Les aliments riches en amidon (pâtes, riz, pommes de terre, pain...) et les aliments sucrés, notamment le miel, ont la réputation de provoquer une somnolence. Cette action s'expliquerait par une augmentation du taux du glucose dans le sang ou encore par le fait qu'ils favorisent dans l'organisme la production de sérotonine, hormone aux propriétés sédatives.

Spasme du sanglot

Les grands repères

Le spasme du sanglot survient chez le jeune enfant et correspond à un blocage de la respiration au milieu des pleurs ou d'une colère. Les contrariétés mal vécues sont le facteur déclenchant, et le côté spectaculaire et inquiétant des crises permet à l'enfant de manipuler ses parents. Le spasme du sanglot ne dure jamais au-delà de cinq ans. Lorsque cela se produit, il faut rester serein sans surprotéger l'enfant en cédant à tous ses caprices.

Le traitement homéopathique

Prendre 1 dose par semaine du remède le plus approchant jusqu'à amélioration :

■ IGNATIA 15 CH : c'est le remède principal à essayer en premier lieu. Dès qu'il est contrarié, l'enfant bloque sa respiration, et le fait de soupirer peut être annonciateur d'une crise.

■ SUMBUL 9 CH : indiqué en cas de tendance émotive avec une constriction à la gorge.

■ NUX VOMICA 9 CH : à utiliser chez un enfant très coléreux, querelleur.

■ MOSCHUS 9 CH : préconisé lors des crises de nerfs avec théâtralisation, constriction suffocante à la gorge, besoin de grande inspiration.

S

À noter

Durant le spasme, il faut tamponner le front de l'enfant simplement avec de l'eau et rester calme et maître de la situation. De même, il ne faut pas céder aux caprices et instaurer immédiatement le dialogue en conservant toute l'affection habituelle.

Spasmophilie

Les grands repères

La spasmophilie est un ensemble de signes constitué de spasmes et d'hyperexcitabilité musculaire. Elle touche plus souvent les femmes que les hommes. Dans la majorité des cas, aucune cause n'est retrouvée, à part parfois quelques perturbations au niveau des taux de calcium et de magnésium dans le sang.

Les crises de spasmophilie se manifestent par des spasmes avec des crampes et des fourmillements dans les jambes, les bras, les mains et le visage, une «boule» dans la gorge, la gorge serrée, des troubles de la déglutition, des crampes et nœuds à l'estomac, de l'aérophagie, des spasmes intestinaux, des colites, une tension dans les mâchoires.

En dehors des crises, le spasmophile présente toute une série de symptômes évocateurs comme des troubles de la vision et de l'ouïe (mouches devant les yeux, paupières qui tremblent, bourdonnements d'oreille), une fatigue (principalement le matin), une tachycardie, des palpitations, une oppression respiratoire, une perte de la libido, des troubles du sommeil et un certain état dépressif.

Une alimentation équilibrée ainsi que la pratique d'un sport sont souvent bénéfiques. Une supplantation en magnésium ou en calcium, en quantité raisonnable, peut améliorer certains symptômes.

Le traitement homéopathique

POUR DIMINUER L'ANGOISSE DE LA CRISE

Prendre 5 granules par semaines hors des crises, et 5 granules 3 fois par jour en période de crise, du remède le plus approchant jusqu'à amélioration :

▨ IGNATIA 9 CH : c'est un remède important pour les spasmophiles ayant une sensation de boule à la gorge, un nœud au ventre, des angoisses, une oppression thoracique. Ici, les crises sont souvent déclenchées par une contrariété et améliorées par la distraction.

▨ ACTEA RACEMOSA 9 CH : indiqué en cas de tension au niveau des cervicales, de spasmes, de douleurs musculaires. Aggravation aux émotions et à la lumière.

▨ AMBRA GRISEA 9 CH : préconisé si le sujet est très impressionnable, avec une toux nerveuse, des ballonnements, des crampes et/ou une loquacité.

▨ MOSCHUS 9 CH : conseillé si la crise est très théâtrale, accompagnée d'une perte de connaissance, d'une grande excitation, de palpitations et/ou d'une oppression thoracique.

SPASMES PENDANT LES CRISES

Prendre 2 granules toutes les 3 minutes des deux remèdes les plus évocateurs :

▨ CUPRUM METALLICUM 5 CH : c'est un remède important si la spasmophilie se manifeste par des crampes des mollets, des mains et de la gorge.

▨ MAGNESIA PHOSPHORICA 7 CH : à utiliser si les spasmes des muscles abdominaux sont très douloureux, avec des crampes intestinales, troubles améliorés lorsque le sujet est plié en deux.

▨ MAGNESIA CARBONICA 7 CH : indiqué en cas de spasmophilie accompagnée de nervosité et de frilosité, avec des fourmillements et des crampes, associée à des diarrhées. On retrouve aussi des insomnies à 2 h du matin.

▨ STRYCHNINUM 7 CH : conseillé en cas de spasmes musculaires au niveau des mains, du cou et du dos, aggravés au moindre toucher, avec des tremblements et une sensation de froid au niveau de la colonne vertébrale.

S

Les **traitements complémentaires**

GEMMOTHÉRAPIE

En prévention, mélanger 50 gouttes (chez l'adulte) ou 1 goutte par kilo (chez les enfants) de chaque remède dans un verre d'eau, à prendre le soir 5 jours par semaine jusqu'à amélioration :

- Abies Pectinea bmgd1
- Betula Alba bmgd1
- Ficus Carica bmgd1

OLIGOTHÉRAPIE

Prendre les trois remèdes suivants en alternance, 1 jour sur 3, jusqu'à amélioration :

- Magnésium oligo-élément
- Cobalt oligo-élément
- Phosphore oligo-élément

À noter

La spasmophilie peut être aggravée par une carence en magnésium et autres oligo-éléments. Cette carence peut être attribuée à des erreurs alimentaires et aux nouveaux procédés de raffinage des aliments qui les appauvrissent en éléments micronutritifs. Pour cela, équilibrez votre alimentation et consommez de préférence des aliments complets, non raffinés : féculents complets (pain, pâtes, riz, céréales...), huile vierge de première pression à froid (olive, noix, soja, colza, etc.). Privilégiez les aliments riches en magnésium tels que les amandes, noisettes, haricots blancs, cacao, fruits secs... Une alimentation plus équilibrée doit permettre de pallier ces déficiences afin d'harmoniser les fonctions physiologiques des organes et de nourrir les échanges cellulaires.

Susceptibilité et vexation

Les **grands repères**

Troubles de l'humeur, tendance agressive explosive, susceptibilité, méfiance, interprétation erronée de facteurs extérieurs peuvent être observés chez certaines personnes.

La susceptibilité prend naissance dans le fait que l'on sent, à tort et de façon exagérée, son estime de soi attaquée. Mais suffit-il de le savoir pour éviter ce piège ? Force est de constater que non, et cela pour beaucoup d'entre nous…

Le traitement homéopathique

SUJET SUSCEPTIBLE, IRRITABLE, HYPERACTIF

Prendre 10 granules 1 fois par semaine des remèdes les plus évocateurs jusqu'à amélioration :

ANTIMONIUM CRUDUM 15 CH : à utiliser si le sujet est boudeur, grognon, irascible, avec un tempérament romantique vite exalté, sensible à son entourage mais aussi aux déceptions provoquées par ces personnes, se réfugiant alors dans la nourriture.

CHAMOMILLA VULGARIS 15 CH : indiqué chez l'enfant très susceptible, coléreux, ne supportant pas qu'on le regarde, capricieux, toujours mécontent, jamais satisfait, jetant l'objet qu'il vient de désirer et en réclamant un autre, enfant qui crie, gesticule, ne tient pas en place, sujet aux insomnies et aux cauchemars. Cet état s'améliore en voiture ou lorsqu'on le porte.

LYCOPODIUM 15 CH : préconisé si le sujet est brillant avec une colère froide, ne supportant pas la contradiction, ayant une haute opinion de lui-même rivalisant avec un manque de confiance en soi.

NUX VOMICA 15 CH : à utiliser chez le sujet très nerveux, impatient, autoritaire, coléreux à la moindre contradiction, pouvant être violent, avec insomnie et/ou réveil d'endormissement. Ce sujet est généralement un bon vivant avec des excès de table faciles, une digestion difficile et une somnolence après le repas. On retrouve une recherche des excitants comme le café et l'alcool.

SPIGELIA 15 CH : indiqué chez un sujet hypersensible au bruit, n'aimant pas le contact physique, avec un cuir chevelu sensible au toucher, un bégaiement, une nuque raide, de la boulimie et des nausées à jeun.

COLOCYNTHIS 15 CH : préconisé chez un sujet susceptible, à colère rapide, somatisant facilement (essentiellement sur le système digestif) avec des spasmes coliques, gros mangeur mais refusant de s'alimenter lors des crises.

SUJET SUSCEPTIBLE, ORGUEILLEUX

Prendre 10 granules 1 fois par semaine des remèdes les plus évocateurs jusqu'à amélioration :

▨ PLATINA 15 CH : indiqué chez un sujet hautain et orgueilleux, surestimant sa valeur et sous-estimant les autres, ressassant ses désillusions passées, recherchant le silence et la solitude.

▨ PALLADIUM 15 CH : à utiliser si le sujet cherche à briller, est avide de flatteries et d'approbations, déçu et vexé si l'on ne fait pas attention à lui.

▨ LACHESIS 15 CH : convient au sujet suspicieux, méfiant, jaloux, susceptible, au tempérament boudeur.

▨ SEPIA 15 CH : conseillé si la bouderie est peu améliorée par la consolation, le sujet broyant du noir. Ce caractère est aggravé avant les règles.

▨ STAPHYSAGRIA 15 CH : préconisé chez les tempéraments forts, s'offusquant pour un rien, se vexant facilement, avec une indignation contenue, une colère rentrée, boudant longtemps, subissant des frustrations répétées et recherchant les sucreries.

▨ PULSATILLA 15 CH : à utiliser chez un sujet en demande d'affection, recherchant la sympathie, à caractère timide, doux, jaloux, parfois soupçonneux, avec pleurs faciles mais rapidement consolé.

▨ NATRUM MURIATICUM 15 CH : indiqué chez un introverti ruminant ses ennuis, résistant à toute psychothérapie, ayant un grand amour-propre avec la crainte d'être jugé ridicule et aimant la solitude.

▨ CAUSTICUM 15 CH : conseillé en cas de bouderie, de faiblesse physique, de pessimisme, de méfiance, chez un esprit critique et contradicteur qui présente des contractures et n'aimant pas les aliments sucrés.

▨ KALIUM CARBONICUM 15 CH : préconisé en cas de bouderie, de fatigue musculaire, d'hypersensibilité au bruit, de mauvaise humeur, d'irritabilité et de peur de la solitude.

À noter

Derrière la susceptibilité se cache bien souvent une grande émotivité ou un manque de confiance en soi. Tout le monde peut être susceptible un jour, car une parole un peu rude mal comprise touche la personne et son amour-propre, surtout lors des moments de fatigue ou de déprime. En revanche, celui qui entend souvent les autres lui reprocher d'être trop susceptible doit se remettre en cause, apprendre à relativiser et à prendre confiance en lui. S'interroger sur ce qui nous a touchés peut nous en apprendre long sur nous-mêmes.

Tendinite

Les **grands repères**

La tendinite est une inflammation des tendons. Elle se manifeste par une douleur au niveau du tendon qui s'aggrave au toucher et au mouvement.

La tendinite est une lésion qui survient le plus souvent chez les personnes adultes. On retrouve une inflammation du tendon localisée près de son insertion avec l'os.

Tous les tendons peuvent être touchés mais les localisations les plus fréquentes sont au niveau des pieds, des coudes, des épaules, des poignets ou des genoux ainsi que sur les parties articulées.

Les tendinites surviennent surtout chez les sportifs et dans les professions qui exigent de faire des gestes répétitifs.

Nombre de douleurs chroniques des articulations sont en fait des tendinites.

Le **traitement homéopathique**

3 granules matin et soir des 2 ou 3 remèdes les plus évocateurs. Espacer à une prise par jour dès amélioration.

EN FONCTION DES CARACTÉRISTIQUES
- ARNICA 5 CH : tendinite d'effort, à prendre systématiquement.
- MAGNESIA PHOS 7 CH : contracture musculaire associée.
- CAUSTICUM 9 CH raideur musculaire, sensation de tendon rétracté.
- HEDOEMA PULEGIOIDES 5 CH : Tendon très enflé.

EN FONCTION DE LA LOCALISATION
- Cheville : LEDUM PALUSTRE 5 CH
- Tendons d'Achille : AMMONIUM MUR 5 CH
- Coude : KALI BICHROMICUM 5 CH
- Épaule : FERRUM METALLICUM 5 CH
- Genou : STICTA PULMONARIA 5 CH
- Poignet : AMMONIUM MUR 5 CH

T

PRÉVENTION DES RÉCIDIVES

Prendre avant et après toute activité physique 3 granules de chaque :

- ARNICA 7 CH
- RUTA GRAVEOLENS 7 CH,
- RHUS TOX 7 CH

Les **traitements complémentaires**

GEMMOTHÉRAPIE

- RIBES NIGRUM bmgd1
- ABIES PECTINEA bmgd1
- FRAXINUS EXELCIOR bmgd1

50 gouttes ou (1 goutte par kilo) de chaque dans un verre d'eau.

OLIGOTHÉRAPIE

- MANGANÈSE et SOUFFRE oligo-élément : 1 prise jour impair.
- CUIVRE OR ARGENT et POTASSIUM oligo-élément : 1 prise jour pair.

À noter

La prévention des tendinites nécessite le respect de deux grands principes :

☐ prendre garde à ne pas faire d'effort soutenu en étant mal hydraté, et boire régulièrement pendant l'effort

☐ bien échauffer le muscle avant tout exercice.

Terreurs nocturnes

Les **grands repères**

Les terreurs nocturnes concernent les enfants de quatre à treize ans et touchent entre 1 et 3 % de cette population. Elles sont plus fréquentes chez les garçons et sont favorisées par le stress, la fièvre, les rythmes de sommeil irréguliers, ainsi que chez les enfants ayant des difficultés psychologiques.

Généralement, les terreurs nocturnes ont lieu une à trois heures après l'endormissement ; elles peuvent survenir au cours d'une sieste longue. L'enfant s'assoit brutalement sur son lit, les yeux sont grands ouverts, fixes, les pupilles dilatées, il hurle et est très rouge. Il peut aussi transpirer et prononcer des paroles incohérentes. On ne peut pas le réveiller car il se débat quand on le touche et ne reconnaît personne.

Ces épisodes durent de quelques secondes à parfois plus de vingt minutes. L'enfant ne se souvient pas d'avoir fait des terreurs nocturnes, et c'est ce qui les différencie des cauchemars.

Le traitement homéopathique

Prendre 5 granules tous les soirs en alternant un ou deux remèdes les plus ressemblants jusqu'à amélioration :

▨ STRAMONIUM 15 CH : remède à utiliser en première intention, chez un enfant ayant peur du noir, peur de rester seul la nuit ; il peut aussi avoir des tics de la face et être somnambule, et/ou présenter des grincement de dents.

▨ BORAX 15 CH : indiqué en cas de peur du noir sans peur de rester seul, chez un enfant sursautant au moindre bruit.

▨ CALCAREA PHOSPHORICA 9 CH : à utiliser si l'enfant ou l'adolescent est fatigué, avec une mauvaise concentration, une baisse de mémoire, un réveil la nuit, des cris pendant le sommeil.

▨ KALIUM BROMATUM 15 CH : préconisé en cas de fatigue cérébrale, de troubles de la parole, d'énurésie, de somnambulisme, chez un enfant qui remue toujours les mains et qui emploie un mot pour un autre.

▨ CINA 9 CH : à utiliser si l'enfant est nerveux, grognon, susceptible, capricieux, n'aimant pas que l'on s'occupe de lui, sujet à être infesté par les vers intestinaux.

▨ ZINCUM METALLICUM 9 CH : indiqué si le sujet est nerveux avec des impatiences des jambes et/ou des tics.

Les traitements complémentaires

GEMMOTHÉRAPIE

Mélanger 1 goutte par kilo de chaque remède dans un verre d'eau, à prendre au coucher jusqu'à amélioration :

■ Tilia Tomentosa bmgd1
■ Citrus Medica bmgd1

À noter

Voici deux conseils pour gérer les terreurs nocturnes: d'abord, ne réveillez pas votre enfant et essayez de le recoucher doucement.

Ensuite, s'il se réveille vraiment, réconfortez-le et rassurez-le en lui disant que tout va bien, que vous êtes là et qu'il peut se rendormir.

Tics de la face

Les grands repères

Les tics sont des contractions répétées, rapides et inhabituelles de certains muscles, qui donnent lieu à des actions individualisées stéréotypées dont on ne peut s'abstenir volontairement que pour de brèves périodes uniquement.

Ils concernent souvent le visage, les cordes vocales, le cou et, moins fréquemment, les membres. Sont inclus, par exemple, les éclaircissements de gorge répétés, des vocalisations, des reniflements, des pincements de lèvres et des clignements excessifs des yeux.

Les tics ont tendance à être aggravés par le stress émotionnel et disparaissent pendant le sommeil.

Le traitement homéopathique

Prendre 3 granules matin et soir des deux remèdes les plus ressemblants jusqu'à amélioration:

■ AGARICUS 7 CH: à utiliser chez les enfants hyperactifs présentant des tics du visage qui s'aggravent lors de l'effort intellectuel.

■ TARENTULA HISPANA 7 CH: indiqué chez des sujets nerveux, toujours en mouvement. Les tics sont améliorés en écoutant de la musique.

■ ACTEA RACEMOSA 9 CH: préconisé si les tics s'aggravent par les émotions ou au moment des règles, chez un sujet à personnalité extravertie et parlant beaucoup.

▨ IGNATIA 9 CH : conseillé si les tics surviennent lors de contrariétés et d'émotions, avec une toux réflexe analogue à un tic, et si les tics se font au niveau de la bouche.

▨ CUPRUM METALLICUM 5 CH : indiqué en cas de tics accompagnés de spasmes des paupières supérieures.

▨ STRAMONIUM 7 CH : à utiliser si les tics sont peu douloureux mais très brusques, apparaissant lors de peurs chez un enfant craignant l'obscurité et la solitude.

▨ NUX VOMICA 9 CH : préconisé en cas de tics aggravés avec le stress ou lors de colères.

Les **traitements complémentaires**

GEMMOTHÉRAPIE

Mélanger 50 gouttes (chez l'adulte) ou 1 goutte par kilo (chez les enfants) de chaque remède dans un verre d'eau, à prendre matin et soir jusqu'à amélioration :

▨ Tilia Tomentosa bmgd1
▨ Abies Pectinea bmgd1

OLIGOTHÉRAPIE

Prendre les trois remèdes suivants en alternance, 1 jour sur 3, jusqu'à amélioration :

▨ Magnésium oligo-élément : 1 prise par jour.
▨ Cobalt oligo-élément : 1 prise 1 jour sur 2.
▨ Phosphore oligo-élément : 1 prise 1 jour sur 2.

À noter

Les tics sont souvent mal vécus car remarqués facilement par l'entourage, modifiant de fait les relations sociales, surtout quand ils sont fréquents et qu'ils perturbent la parole. Ils sont amplifiés par l'anxiété et les émotions, et peuvent être révélateurs de conflits psychologiques sous-jacents.

T

Timidité

Les **grands repères**

La timidité est un «manque d'assurance, de hardiesse dans les rapports avec autrui». Les psychologues l'appellent «l'anxiété sociale». C'est un sentiment banal éprouvé lors de situations non familières comme un examen oral, un rendez-vous galant, un entretien d'embauche, etc.

La timidité se manifeste à la fois physiquement et psychologiquement, toujours en présence d'autrui. Les grands signes sont: transpiration, mains moites, rougeurs, bégaiement, tremblements, palpitations. Le timide soutient difficilement le regard de son interlocuteur, parle peu, se montre réservé et peut même avoir un comportement d'évitement des situations qui l'angoissent.

Le **traitement homéopathique**

TIMIDITÉ CHEZ UN ÉMOTIF

Prendre 2 granules 2 fois par jour des deux remèdes les plus évocateurs jusqu'à amélioration:

■ COCA 30 CH: c'est le grand remède de la timidité «maladive», difficile à vaincre, entraînant une fuite des relations sociales, une recherche de la solitude, avec (souvent) une voix faible. Ce type de sujet est vite essoufflé et a le mal des montagnes.

■ AMBRA GRISEA 15 CH: indiqué si le sujet est vite gêné, impressionnable, perdant ses idées en société, avec la peur d'avoir à parler en public.

■ PULSATILLA 15 CH: convient aux jeunes filles pudiques au caractère passif et émotif.

■ GELSEMIUM 15 CH: préconisé en cas de timidité due au trac.

TIMIDITÉ ET MANQUE DE CONFIANCE EN SOI

Prendre 2 granules 2 fois par jour des deux remèdes les plus évocateurs jusqu'à amélioration:

■ KALIUM SULFURICUM 15 CH: conseillé en cas de timidité avec une tendance aux larmes, peu améliorée par la consolation, avec un comportement hâtif et irritable, des angoisses et des peurs pour un rien.

■ Silicea 15 ch : convient au sujet asthénique, frileux, au caractère affectueux, vif, qui présente une timidité devant l'action et qui a besoin d'être encouragé cérébralement.

■ Lycopodium 15 ch : indiqué chez le sujet brillant présentant un manque de confiance en lui.

TIMIDITÉ PAR INHIBITION

Prendre 2 granules 2 fois par jour des deux remèdes les plus évocateurs jusqu'à amélioration :

■ Mancinella 15 ch : à utiliser lorsque la puberté ou la ménopause s'accompagne d'un comportement taciturne, d'une aversion pour la discussion et d'un refus d'échanges lors de conversations.

■ Silicea 15 ch : convient au sujet souvent chétif, à l'esprit vif, mais qui a besoin d'encouragements pour se lancer.

À noter

Contrairement à ce que l'on pense, la timidité n'est ni une maladie, ni un trait de caractère. Plusieurs thérapies peuvent vous aider à surmonter votre handicap, notamment la thérapie comportementale et cognitive (TCC). Certains préfèrent centrer leur travail sur le corps en pratiquant la sophrologie, qui allie relaxation, yoga et méditation. La psychanalyse est également une solution, en ce sens qu'elle consiste à trouver l'origine inconsciente du problème pour s'en libérer.

Torticolis

Les grands repères

Le torticolis est provoqué par une contraction des muscles du cou, entraînant une inclinaison de la tête et une limitation de ses mouvements. Il peut survenir suite à un effort musculaire ou à un choc, mais aussi après un coup de froid ou une infection profonde de l'oreille.

T

Le **traitement homéopathique**

Prendre 3 granules toutes les heures des deux remèdes les plus ressemblants jusqu'à amélioration:

■ LACHNANTES TINCTORIA 5 CH: remède de première intention lors des torticolis.

■ ARNICA 5 CH: à utiliser si le torticolis fait suite à un choc ou à un traumatisme.

■ RHUS TOXICODENDRON 5 CH: indiqué si le torticolis survient suite à un effort musculaire ou à une exposition au temps humide, amélioré par le mouvement.

■ PHYTOLACCA 5 CH: préconisé en cas de torticolis apparaissant après une angine.

■ ACTEA RACEMOSA 5 CH: conseillé si le torticolis s'accompagne de spasmes suite à une mauvaise position.

Les **traitements complémentaires**

GEMMOTHÉRAPIE

Mélanger 50 gouttes (chez l'adulte) ou 1 goutte par kilo (chez les enfants) de chaque remède dans un verre d'eau, à prendre matin et soir jusqu'à amélioration:

■ Ribes Nigrum bmgd1

■ Alnus Glutinosa bmgd1

OLIGOTHÉRAPIE

Prendre les deux remèdes suivants en alternance jusqu'à amélioration:

■ Potassium oligo-élément: 1 prise les jours pairs.

■ Magnésium oligo-élément: 1 prise les jours impairs.

À noter

Le repos et la chaleur sont essentiels pour guérir. Limitez vos mouvements et appliquez des compresses chaudes plusieurs fois par jour, la chaleur ayant un pouvoir décontracturant sur les muscles. Ne tentez pas d'aller à l'encontre de la position prise par votre cou: non seulement c'est très douloureux, mais en plus vous risquez d'aggraver les symptômes.

Toux

Les **grands repères**

La toux est un signe évocateur dans beaucoup de pathologies. Elle accompagne bien sûr les maladies du système respiratoire et de la gorge, et est retrouvée dans le reflux gastro-œsophagien et dans certaines sinusites. Les toux grasses permettent de drainer les bronches et sont nécessaires pour éviter l'encombrement. Attention à ne pas utiliser de sirops à base de codéine qui stoppent la toux.

Toutes les toux durant plus de trois semaines nécessitent une consultation chez votre médecin traitant.

Le **traitement homéopathique**

Prendre 5 granules 3 fois par jour des deux remèdes les plus évocateurs jusqu'à amélioration.

TOUX SÈCHE AVEC CRACHAT DIFFICILE

▨ BRYONIA ALBA 5 CH : à utiliser si la toux est douloureuse, aggravée au moindre mouvement, si elle empêche les inspirations profondes, si la bouche est sèche avec une très grande soif. Amélioration en position allongée.

▨ CUPRUM METALLICUM 5 CH : indiqué si la toux est spasmodique, par quintes, donnant la sensation de s'étouffer avec un visage rouge foncé. La toux est soulagée en buvant de l'eau froide.

▨ CHAMOMILLA VULGARIS 5 CH : préconisé en cas de toux sèche pendant le sommeil (elle ne réveille pas le sujet).

▨ POUMON HISTAMINE 7 CH : indiqué en cas de toux sèche dans un contexte allergique.

▨ CAUSTICUM 5 CH : à utiliser si la toux est sèche et brûlante tout le long de la trachée, avec un enrouement douloureux et une fuite urinaire lors des toux prolongées.

▨ DROSERA 5 CH : conseillé en cas de toux sèche, quinteuse, par spasmes, surtout la nuit, avec une congestion de la face et des douleurs des muscles abdominaux. Ce traitement est utile dans les laryngite.

T

TOUX SÈCHE AVEC QUELQUES CRACHATS

■ KALIUM CARBONICUM 5 CH : indiqué en cas de toux douloureuse aggravée la nuit ; les crachats ont une allure de perle comme du tapioca.

■ PHOSPHORUS 5 CH : à utiliser si la toux est brûlante (1 prise toutes les heures) ; les crachats peuvent être teintés de filets de sang. La toux est aggravée après avoir parlé. Le malade désire des boissons froides mais les vomit facilement.

■ SPONGIA TOSTA 5 CH : préconisé en cas de toux sèche, sifflante, aboyante, rauque et plus importante la nuit.

TOUX GRASSE

■ PULSATILLA 5 CH : à utiliser si les crachats sont jaune-vert ; le crachat s'éclaircit au fur et à mesure que la journée avance. La toux est grasse dans la journée et sèche la nuit. Elle s'aggrave en s'allongeant et s'accompagne d'une fièvre sans soif.

■ KALIUM MURIATICUM 5 CH : indiqué en cas de rhinopharyngite avec mucosités épaisses, glaireuses, blanches, et une sensation d'oreilles bouchées.

■ ANTIMONIUM TARTARICUM 5 CH : préconisé si la toux est grasse, traduisant la présence d'une grande quantité de mucus, et si l'expectoration est difficile.

■ DULCAMARA 5 CH : à utiliser si la voix est rauque, avec une toux survenant par temps humide, le sujet se raclant la gorge pour expectorer les mucosités collantes.

TOUX PROVOQUANT NAUSÉES ET/OU VOMISSEMENTS

■ IPECA 5 CH : indiqué si la toux n'est pas douloureuse, commençant au niveau du larynx et provoquant des nausées. La langue est propre.

■ STICTA PULMONARIA 5 CH : conseillé en cas de toux en quintes aggravée et douloureuse la nuit, améliorée par la chaleur. Le nez est bouché à la racine et il est impossible de se moucher.

■ COCCUS CACTI 5 CH : à utiliser si la toux est sèche, irritante et provoquant des nausées en position couchée. Le malade crache ou vomit des glaires épaisses et visqueuses.

Les **traitements complémentaires**

GEMMOTHÉRAPIE

Mélanger 50 gouttes (chez l'adulte) ou 1 goutte par kilo (chez les enfants) de chaque remède dans un verre d'eau, à prendre au coucher jusqu'à amélioration :
- Rosa Canina jpd1
- Corylus Avellana bmgd1

OLIGOTHÉRAPIE

Prendre les deux remèdes suivants en alternance jusqu'à amélioration :
- Soufre oligo-élément : 1 prise les jours pairs.
- Sélénium oligo-élément : 1 prise les jours impairs.

À noter

La toux chronique est un problème difficile, et l'on pratique de nombreux examens pour rassurer le patient et être certain de ne pas passer à côté d'un diagnostic grave. Les trois causes les plus courantes de la toux chronique sont l'écoulement nasal postérieur, l'asthme et les régurgitations gastro-œsophagiennes.

Transpiration (problèmes de)

Les **grands repères**

La transpiration est une fonction naturelle qui a pour but d'aider à réguler la température du corps. Son odeur, son excès ou son absence peuvent être invalidantes et devenir gênantes. L'automédication est ici délicate pour trouver le remède adéquat.

Le **traitement homéopathique**

Prendre 3 granules 1 fois par jour des deux remèdes les plus évocateurs jusqu'à amélioration.

T

TRAITEMENT EN FONCTION DE LA LOCALISATION

▓ Calcarea Carbonica 5 ch : à utiliser lors de transpiration de la tête et du front en s'endormant.

▓ Silicea 7 ch : indiqué en cas de transpiration des pieds.

▓ Sepia 9 ch : préconisé en cas de transpiration des aisselles avec une odeur fétide et/ou des paumes des mains irritantes.

▓ Nitricum Acidum 7 ch : conseillé en cas de transpiration des aisselles avec une odeur fétide, des sueurs froides des mains et/ou des sueurs irritantes des pieds.

TRAITEMENT EN FONCTION DES MODALITÉS D'APPARITION

▓ Natrum Muriaticum 7 ch : à utiliser après les repas en cas de transpiration de la face et autour du nez.

▓ Sulfuricum Acidum 7 ch : indiqué après avoir mangé chaud ou bu de l'alcool, lors de transpirations épuisantes la nuit.

▓ Ambra Grisea 7 ch : préconisé en cas de transpiration survenant lors d'une émotion.

▓ Agaricus 7 ch : conseillé en cas de transpiration comme de l'eau, la nuit.

▓ China Rubra 7 ch : à utiliser si transpiration apparaît la nuit, lors d'une fatigue à l'effort, et/ou si elle est épuisante au niveau du cou.

▓ Sulfur 9 ch : convient au sujet qui transpire facilement, notamment après les repas, et qui a toujours trop chaud.

▓ Phosphoricum Acidum 9 ch : indiqué en cas de transpiration abondante la nuit, épuisante.

▓ Veratrum Album 9 ch : préconisé en cas de malaises avec des sueurs froides au niveau du front et de la face.

À noter

☐ Lors des grosses chaleurs, limitez les boissons très chaudes ou, au contraire, très glacées car elles créent des changements brutaux de température du corps compensés par une sudation plus importante.

☐ Supprimez le café, les boissons alcoolisées et les aliments épicés ; ils augmentent la température interne.

☐ Évitez les aliments riches en zinc et en fer comme le foie, les sardines, les crustacés, les abats ou encore le jaune d'œuf.

Trouble obsessionnel compulsif (TOC)

Les grands repères

Le trouble obsessionnel compulsif ou TOC est un mode de pensée envahissant, qui se produit de manière répétitive, conduisant à un comportement souvent répété ayant pour but de casser l'anxiété générée.

Bien que conscient de l'absurdité de son comportement, le sujet souffrant de TOC a de grandes difficultés à l'éviter. Ce trouble s'accompagne souvent de préoccupations concernant l'ordre, la propreté, la symétrie, la religion, le sexe.

Une psychothérapie est souvent nécessaire. L'homéopathie trouve sa place comme une thérapeutique d'appoint intéressante.

Le traitement homéopathique

Prendre 5 granules tous les soirs, puis toutes les semaines si amélioration, des deux remèdes les plus ressemblants :

▓ ARSENICUM ALBUM 15 CH : c'est le remède clé des patients obsessionnels méticuleux, perfectionnistes, mais aussi pessimistes et avares, toujours prêts à faire des reproches car éternels insatisfaits. Ces patients sont souvent très soignés, aimant être dans leur cadre et ne voulant surtout pas en sortir.

▓ ARGENTUM NITRICUM 15 CH : indiqué chez un sujet souvent précipité et anxieux, ayant de nombreuses peurs mal maîtrisées (peur du vide, des serpents, des grands espaces).

▓ NATRUM MURIATICUM 15 CH : à utiliser si les obsessions et les phobies poussent le sujet à ressasser et à vérifier sans arrêt s'il a bien fait les choses (par exemple, vérifier plusieurs fois que la porte est bien fermée à clé), avec une jalousie obsessionnelle, une fixation sur le passé et une personnalité souvent introvertie.

▓ THUYA 15 CH : préconisé en cas de tendance aux idées fixes chez un sujet qui s'inquiète de son état émotif et qui amplifie ses ennuis.

▓ STAPHYSAGRIA 15 CH : conseillé en cas d'obsessions sexuelles, de ten-

T

dance à la masturbation, de manifestations de refoulement, d'humeur instable.

Les **traitements complémentaires**

GEMMOTHÉRAPIE
Mélanger 50 gouttes (chez l'adulte) de chaque remède dans un verre d'eau, à prendre au coucher jusqu'à amélioration :
- Olea Europæa bmgd1
- Fraxinus Excelsior bmgd1
- Ficus Carica bmgd1

OLIGOTHÉRAPIE
Prendre les deux remèdes suivants en alternance jusqu'à amélioration :
- Lithium oligo-élément : 1 prise les jours pairs.
- Cuivre-or-argent oligo-élément : 1 prise les jours impairs.

À noter

Voici quelques conseils de base pour aider une personne ayant un TOC :

☐ Dans un premier temps, aidez en n'aidant pas : la règle principale à suivre pour aider un malade souffrant de TOC est de ne pas l'aider à accomplir ses rituels.

☐ Ensuite, évitez les comparaisons au jour le jour : comparer au jour le jour est trompeur car cela ne reflète pas les progrès. Rappelez plutôt au malade ses progrès sur une plus longue période.

☐ Enfin, accordez de l'attention aux plus petits progrès : la reconnaissance du moindre progrès est un outil puissant qui encourage le sujet à persévérer et lui fait savoir que son travail pénible est reconnu. N'hésitez donc pas à le complimenter.

Urticaire

Les **grands repères**

L'urticaire se caractérise par l'apparition de plaques rouges ou rosées, dues à un phénomène allergique, au niveau de la peau. Beaucoup de causes peuvent être retrouvées : infection, prise de médicaments, allergie, émotion, effort physique.

Le **traitement homéopathique**

PENDANT LA CRISE

Prendre 5 granules toutes les 10 minutes en alternant les deux remèdes les plus approchants :

▨ POUMON HISTAMINE 9 CH : remède à prendre dans tous les cas.

▨ URTICA URENS 9 CH : à utiliser si l'urticaire s'accompagne de violentes démangeaisons (aggravées par l'eau et la chaleur) et/ou pour les urticaires survenant après avoir mangé du poisson ou des coquillages.

▨ APIS 7 CH : indiqué en cas d'urticaire avec œdème rosé, grand prurit brûlant, amélioré par l'eau froide. Ce remède est également utile dans les urticaires dus au soleil ou à la transpiration après l'effort, qui sont améliorés au froid.

EN REMÈDE DE FOND

Prendre 5 granules au coucher des deux remèdes les plus approchants jusqu'à amélioration :

▨ SEPIA 9 CH : indiqué en cas de bouffées de chaleur concomitantes de la poussée d'urticaire, avec une fatigue matinale améliorée dans la journée et par l'exercice.

▨ SULFUR 9 CH : préconisé en cas de plaques très rouges chez un sujet ayant toujours trop chaud. Aggravation par l'eau, lors d'un bain par exemple.

▨ MURIATIC ACIDUM 9 CH : conseillé en cas d'urticaire déclenché par le soleil.

▨ CALCAREA CARBONICA 9 CH : c'est le remède de fond de l'urticaire chronique chez une personne obèse, transpirant au niveau du cuir chevelu et prenant froid facilement.

▨ ARSENICUM ALBUM 9 CH : à utiliser en cas d'urticaire chez des patients méticuleux, ayant eu des crises d'eczéma dans le passé. Cette forme d'urticaire s'améliore par des applications chaudes.

U

■ NATRUM MURIATICUM 9 CH : préconisé si l'urticaire survient lors d'un exercice violent ou d'une exposition au soleil. Aggravation à la mer et par la chaleur.

Les **traitements complémentaires**

GEMMOTHÉRAPIE

Mélanger 50 gouttes (chez l'adulte) de chaque remède dans un verre d'eau, à prendre jusqu'à amélioration :
■ Betula Alba bmgd1
■ Ribes Nigrum bmgd1

OLIGOTHÉRAPIE

Prendre les deux remèdes suivants en alternance jusqu'à amélioration :
■ Manganèse-cuivre oligo-élément : 1 prise les jours pairs.
■ Soufre oligo-élément : 1 prise les jours impairs.

À noter

Les aliments souvent mis en cause dans les crises d'urticaire sont les suivants : crustacés, poisson, lait, cacahuètes, blé, chocolat, œufs, fraises, noix. L'aspirine et les conservateurs alimentaires seraient également à l'origine de l'urticaire.

Pour calmer les démangeaisons, tamponnez les zones touchées avec du vinaigre de cidre dilué à 10 % dans de l'eau.

Vaccination (réactions de la)

Les grands repères

La vaccination consiste à injecter une substance issue d'un microbe pour immuniser l'organisme contre la maladie correspondante. L'immunisation artificielle apportée par la vaccination doit être moins dangereuse que la maladie elle-même, et suffisamment durable pour que le vaccin ne soit pas renouvelé trop fréquemment. Les réactions aux vaccinations sont généralement mineures.

Le traitement homéopathique

PROTOCOLE DE BASE POUR ÉVITER LES EFFETS SECONDAIRES

Prendre 5 granules la veille de la vaccination et 5 granules par jour les 5 jours suivants des deux remèdes ci-dessous :
- THUYA 7 CH
- SILICEA 7 CH

TRAITEMENT À SUIVRE EN CAS D'EFFETS SECONDAIRES POST-VACCINAUX

Prendre 10 granules par semaine des remèdes les plus évocateurs jusqu'à amélioration :
- ARSENICUM ALBUM 7 CH : indiqué en cas d'asthme ou de diarrhée après une vaccination.
- SULFUR 9 CH : à utiliser en cas d'éruption cutanée ou d'eczéma après une vaccination.
- AVIAIRE 9 CH : préconisé en cas de tendance aux rhinopharyngites et aux otites à répétition suite aux vaccinations.

Les traitements complémentaires

OLIGOTHÉRAPIE

Prendre les deux remèdes suivants en alternance, le mois qui suit la vaccination :
- Manganèse-cuivre oligo-élément : 1 prise les jours pairs.
- Soufre oligo-élément : 1 prise les jours impairs.

V

À noter

Toute vaccination est une agression immunitaire même si la perturbation est souvent minime. Il faut donc éviter de faire vacciner les enfants dans les suites immédiates de maladies infantiles, car elles entraînent presque toujours une baisse passagère de l'immunité, ainsi que dans les rhinopharyngites et autres infections saisonnières qui traduisent un autre apprentissage immunitaire en cours.

Varice

Les **grands repères**

Les varices sont des veines anormalement dilatées et sinueuses. À cette augmentation de diamètre s'associent également des anomalies de la paroi veineuse. Les valvules de ces veines sont absentes ou espacées congénitalement ou sont devenues incompétentes.

Situées habituellement au niveau des jambes, le retour du sang des pieds vers le cœur se fait à l'intérieur des veines. Ce sont les valvules qu'elles comportent qui évitent le reflux du sang lié à la pesanteur. Lorsque ces valvules sont altérées et n'exercent plus leur fonction de clapet, la circulation se ralentit, et les veines qui ont naturellement une paroi assez lâche se distendent, d'où l'apparition de varices. La réduction de la tonicité de la paroi veineuse participe également au développement de varices. L'immense majorité des varices se développent à partir du réseau de la veine saphène et de ses branches.

Le **traitement homéopathique**

TRAITEMENT DE BASE

Prendre 3 granules matin et soir, 6 jours sur 7, du remède le plus approchant jusqu'à amélioration :

■ CALCAREA FLUORICA 7 CH : à utiliser en cas de varices groupées en paquets volumineux, douloureuses, aggravées par temps humide et améliorées par le mouvement.

▨ Fluoricum Acidum 7 ch : indiqué si la douleur est aggravée par la chaleur et la démangeaison, les varices étant volumineuses.

TRAITEMENT DE FOND

Prendre 10 granules 1 fois par semaine du remède le plus approchant jusqu'à amélioration :

▨ Lachesis 9 ch : préconisé chez les femmes en période de ménopause.

▨ Pulsatilla 9 ch : conseillé chez les jeunes femmes qui ont des problèmes vasculaires.

▨ Sulfur 9 ch : indiqué en cas de varices accompagnées de troubles cutanés, de démangeaisons et de brûlures aggravées par la chaleur et la station debout, chez un sujet qui a la cinquantaine et une attirance pour l'alcool.

Les traitements complémentaires

GEMMOTHÉRAPIE

Mélanger 50 gouttes de chaque remède dans un verre d'eau, à prendre matin et soir jusqu'à amélioration :

▨ Vitis Vinifera bmgd1

▨ Sorbus bmgd1

▨ Æsculus Hippocastanum bmgd1

OLIGOTHÉRAPIE

Prendre les deux remèdes suivants en alternance jusqu'à amélioration :

▨ Manganèse-cobalt oligo-élément : 1 prise les jours pairs.

▨ Lithium oligo-élément : 1 prise les jours impairs.

À noter

Le sport a généralement des effets positifs sur le système vasculaire, mais les jambes peuvent souffrir de la pratique intensive de certaines activités. Le mieux est de pratiquer la natation ou l'endurance. En revanche, les sports où l'on piétine longtemps et ceux où l'on peut prendre des coups sur les jambes ne sont pas très conseillés. Ne restez pas immobile trop longtemps sans bouger et marchez le plus possible.

V

Varicelle

Les grands repères

La varicelle est une maladie infantile très contagieuse. L'incubation dure environ quinze jours, suivie d'une éruption de petites vésicules sur le corps qui sèchent en quarante-huit heures.

Le traitement homéopathique

Prendre 5 granules par jour des deux remèdes les plus approchants jusqu'à amélioration :

- Vaccininotoxinum 9 CH : utiliser ce remède les 5 premiers jours seulement.
- Mercurius Solubilis 7 CH : à utiliser pour éviter que les vésicules suppurent et pour calmer les démangeaisons aggravées par la chaleur.
- Rhus Toxicodendron 5 CH : indiqué si les démangeaisons sont importantes et améliorées par la chaleur.
- Mezereum 5 CH : conseillé si les démangeaisons importantes sont aggravées lors de la douche ou du bain et par la chaleur, avec du pus blanc sous les croûtes.

Les traitements complémentaires

GEMMOTHÉRAPIE

Mélanger 1 goutte par kilo de chaque remède dans un verre d'eau, à prendre matin et soir jusqu'à amélioration :
- Ribes Nigrum bmgd1
- Juglans Regia bmgd1

OLIGOTHÉRAPIE

Prendre 1 dose par jour du remède cuivre-or-argent oligo-élément jusqu'à amélioration.

À noter

Les démangeaisons sont importantes et il faut éviter que l'enfant se gratte pour limiter les cicatrices typiques en forme de rond. Pour les calmer, utilisez du talc au Calendula et désinfectez les vésicules.

Verrue

Les grands repères

Aussi bénigne que fréquente, la verrue est contagieuse. Plus de 6 millions de Français sont concernés, un chiffre en constante augmentation depuis quelques années.

Plusieurs catégories de verrues existent en fonction des types de papillomavirus mis en cause. Les verrues vulgaires sont les plus répandues, notamment chez l'enfant et l'adolescent. Elles sont souvent localisées au niveau des mains, mais on peut aussi les retrouver au niveau du corps, des coudes, des genoux, de la face, etc. Il existe aussi les verrues plantaires, saignant facilement et souvent douloureuses, ainsi que les verrues filiformes qui se présentent comme des petites excroissances allongées siégeant principalement sur le cou ou au niveau des paupières.

L'homéopathie agit souvent de manière très spectaculaire en l'espace de six à dix semaines, même sur des verrues tres anciennes ou récidivantes.

Le traitement homéopathique

TRAITEMENT DE BASE

Utiliser le remède le plus approchant:

■ Thuya 7 CH: prendre 10 granules 1 fois par semaine si les verrues sont dures et qu'elles saignent facilement, jusqu'à la disparition de la verrue.

■ Antimonium Crudum 9 CH: prendre 3 granules tous les soirs si les verrues sont cornées, siégeant au niveau des mains, jusqu'à disparition de la verrue.

V

TRAITEMENT SELON LES CIRCONSTANCES

Prendre 10 granules par semaine des remèdes les plus approchants jusqu'à disparition de la verrue:

■ Causticum 15 ch: à utiliser si les verrues siègent au niveau du nez ou sous les ongles.

■ Dulcamara 15 ch: indiqué pour les verrues plantaires attrapées en piscine ou dans un lieu humide.

■ Nitricum Acidum 9 ch: préconisé si les verrues saignent très facilement, plutôt d'allure pointue ou filiforme.

TRAITEMENT LOCAL

Tamponner tous les jours avec le remède Thuya, teinture-mère des verrues.

Les **traitements complémentaires**

GEMMOTHÉRAPIE

Mélanger 50 gouttes (chez l'adulte) ou 1 goutte par kilo (chez les enfants) de chaque remède dans un verre d'eau, à prendre le soir au coucher jusqu'à la disparition de la verrue:

■ Ficus Carica bmgd1

■ Vitis Vinifera bmgd1

OLIGOTHÉRAPIE

Prendre les deux remèdes suivants en alternance jusqu'à disparition de la verrue:

■ Fluor oligo-élément: 1 prise les jours pairs.

■ Magnésium oligo-élément: 1 prise les jours impairs.

À noter

Les verrues se répandent plus volontiers dans les ambiances chaudes et humides, celles justement qui règnent dans les piscines ou dans les vestiaires sportifs. Veillez donc à porter des tongs à la piscine ou des sandalettes en salle de sport. Enfin, et c'est une règle d'or, utilisez une serviette de bain par personne.

Vertige

Les **grands repères**

Le vertige est un trouble de l'équilibre avec une sensation subjective de rotation ou de tangage. Les vertiges peuvent être provoqués par un trouble de l'oreille interne ou par une atteinte du système nerveux, mais ils sont souvent d'origine bénigne. Cependant, une consultation ORL est absolument nécessaire pour dédouaner tout phénomène organique.

Un cas particulier, la maladie de Ménière, se caractérise par un vertige durant de cinq minutes à cinq heures ; elle touche davantage les personnes stressées et angoissées. Ce type de vertige est précédé d'un assourdissement de l'oreille et d'un bourdonnement. Il est dû à l'augmentation inexpliquée de la pression dans l'oreille interne.

Le **traitement homéopathique**

Prendre 3 granules toutes les 5 minutes des deux remèdes les plus ressemblants, puis espacer les prises dès amélioration :

▧ CONIUM MACULATUM 7 CH : c'est le grand remède des vertiges déclenchés en tournant la tête sur le côté (aggravés au moindre mouvement), des vertiges déclenchés en regardant fixement un objet ou des vertiges survenant lors d'effort physique.

▧ ARGENTUM NITRICUM 7 CH : indiqué en cas de vertiges en altitude ou de vertiges dans l'obscurité avec des bourdonnements d'oreille et une tendance à tituber.

▧ COCULUS INDICUS 7 CH : à utiliser si les vertiges ont lieu lors de mouvements passifs, en voiture, en bateau, avec des nausées et/ou aggravés en mangeant.

▧ BRYONIA ALBA 7 CH : préconisé lorsque les vertiges sont aggravés par le mouvement et améliorés par le repos.

▧ NUX VOMICA 5 CH : conseillé en cas de vertiges après un repas riche, en levant la tête, en marchant.

V

Les **traitements complémentaires**

GEMMOTHÉRAPIE

Mélanger 50 gouttes (chez l'adulte) ou 1 goutte par kilo (chez les enfants) de chaque remède dans un verre d'eau, à prendre le matin jusqu'à amélioration :

- Ficus Carica bmgd1
- Alnus Glutinosa bmgd1

OLIGOTHÉRAPIE

Prendre les deux remèdes suivants en alternance jusqu'à amélioration :

- Cobalt oligo-élément : 1 prise les jours pairs.
- Manganèse-cobalt oligo-élément : 1 prise les jours impairs.

À noter

La source du vertige se situe souvent dans l'oreille interne. Là se logent les canaux semi-circulaires et le vestibule, structures indiquant en temps réel au cerveau la position du corps dans l'espace ; ce sont les organes de l'équilibre. Les vertiges arrivent lors d'un dysfonctionnement de ces organes ou des voies nerveuses qui les relient au cerveau.

Plus rares, certains vertiges proviennent de l'altération de la partie du cerveau qui gère l'équilibre, principalement le cervelet, situé à l'arrière de la tête.

Zona

Les grands repères

Le zona est une atteinte neurologique due à un virus proche de celui de la varicelle et touchant 20 % de la population.

La forme la plus courante est le zona intercostal pour lequel on retrouve des éruptions de vésicules sur le trajet des nerfs sensitifs. Il existe également un zona ophtalmique (examen ophtalmique indispensable) qui atteint le visage. D'autres localisations peuvent aussi être retrouvées comme les fesses, l'abdomen ou les membres inférieurs.

Les douleurs (type de brûlure intense) augmentent jusqu'à l'apparition des vésicules qui sécheront en quatre ou cinq jours, laissant place à des croûtes. La complication la plus courante est la persistance des douleurs durant plusieurs mois.

Cette pathologie répond très bien au traitement homéopathique.

Le traitement homéopathique

LE TRAITEMENT DE BASE

Prendre le plus tôt possible 1 dose de VACCINOTOXINUM 30 CH puis, 6 heures plus tard, 1 dose de STAPHYLOCOCCINUM 30 CH, puis à nouveau 6 heures plus tard, 1 dose de SULFUR 15 CH.

Dès l'apparition des premières vésicules, prendre RHUS TOXICODENDRON 9 CH, ARSENICUM ALBUM 7 CH, CANTHARIS 7 CH, 3 granules toutes les heures en alternance.

LES TRAITEMENTS SPÉCIFIQUES

Prendre 5 granules matin et soir des deux remèdes les plus approchants jusqu'à amélioration :

▨ ARSENICUM ALBUM 9 CH : à utiliser si les démangeaisons sont importantes, si le sujet se gratte jusqu'au sang et les séquelles sont douloureuses, aggravées la nuit entre 1 et 3 h.

Z

■ RANUNCULUS BULBOUS 15 CH: indiqué si les douleurs augmentent au moindre mouvement, avec des vésicules bleuâtres ou rougeâtres.

■ CAUSTICUM 15 CH: en cas de séquelles douloureuses, prendre 5 granules en alternance 1 soir sur 3, et cela pendant plusieurs semaines.

■ HYPERICUM 15 CH: préconisé si les douleurs s'aggravent au toucher et par temps froid, surtout au niveau du thorax.

■ MEZEREUM 15 CH: remède utile pour le zona ophtalmique et pour les séquelles douloureuses, les douleurs s'aggravant la nuit et se déplaçant sans cesse avec des démangeaisons.

■ CROTON TIGLIUM 15 CH: indiqué en cas de zona des parties génitales.

■ KALMIA LATIFOLIA 15 CH: à utiliser si la douleur est lancinante, accompagnée de fourmillements.

Les **traitements complémentaires**

GEMMOTHÉRAPIE

Mélanger 50 gouttes (chez l'adulte) de chaque remède dans un verre d'eau, à prendre matin et soir jusqu'à amélioration:

■ Ficus Carica bmgd1
■ Ribes Nigrum bmgd1

OLIGOTHÉRAPIE

Prendre les deux remèdes suivants en alternance jusqu'à amélioration:

■ Manganèse-cuivre oligo-élément: 1 prise les jours pairs.
■ Cuivre-or-argent oligo-élément: 1 prise les jours impairs.

À noter

Un avis médical s'impose dans la majorité des cas de zona, mais quelques recommandations peuvent être utiles pour éviter de contracter ou d'infecter un zona:

☐ Bien désinfecter les vésicules pour éviter une surinfection.

☐ Bien se laver les mains après un contact avec une personne ayant un zona.

☐ Attention au risque de contamination sur les enfants n'ayant pas eu la varicelle et chez les immunodéprimés.

PARTIE III

LES REMÈDES

Les **remèdes homéo**

Aconitum Napellus

GÉNÉRALITÉS

L'origine de ce remède est l'aconit napel, renonculacée poussant dans les montagnes. Il est utile dans les pathologies qui apparaissent soudainement et s'aggravent par le froid sec.

PRINCIPALES INDICATIONS

▨ Anxiété, crise d'angoisse et agitation la nuit, peur de la mort, crise de panique, en général chez des sujets qui ne supportent pas la musique, palpitation, tachycardie.

▨ Fièvre d'apparition brutale accompagnée d'une soif intense.

▨ Conjonctivite et/ou rhinite.

▨ Paralysie faciale, névralgie du trijumeau* déclenchée par le froid.

▨ Orchite très douloureuse, testicule enflé et chaud.

Actea Racemosa

GÉNÉRALITÉS

L'origine de ce remède est le cimifuga, actée à grappes et herbacée poussant en Amérique du Nord. L'Actea Racemosa est utile pour soigner les spasmes, les contractions musculaires et les migraines. Il est particulièrement indiqué chez les sujets manifestant une loquacité sans limite, des peurs multiples, avec une tendance à la méfiance, à la jalousie et aux soupçons. Chez les femmes, ces symptômes s'aggravent pendant les règles.

pathiques

PRINCIPALES INDICATIONS

▨ Tendance générale à la frilosité.

▨ Insomnie, impressionnable, peur de tout, spasmophilie, névralgies ciliaires et oculaires.

▨ Céphalée avec sensation de la tête qui implose, sensibilité des trois premières vertèbres dorsales.

▨ Règles douloureuses, irrégulières et épuisantes, avec une sensation de crampes. Ovulation douloureuse.

▨ Acouphènes avec une hypersensibilité au bruit.

▨ Nausées lors de la grossesse.

▨ Contractures musculaires du cou et du dos, torticolis.

Agaricus

GÉNÉRALITÉS

Cette teinture-mère provient du champignon amanite muscarine appelé aussi «amanite tue-mouches». Ce champignon vénéneux pousse dans les bois. C'est le remède des spasmes nerveux et musculaires (on note une aggravation par le froid, le travail mental et les rapports sexuels).

PRINCIPALES INDICATIONS

▨ Tics du visage et spasmes musculaires, spasmophilie.

▨ Alcoolisme avec excitation joyeuse et loquace suivie d'une dépression cérébrale.

▨ Insomnie, rumination cérébrale, difficultés de compréhension.

▨ Syndrome de Raynaud*, engelures des mains, des pieds et/ou du nez.

▨ Faim rongeante sans appétit, hoquet et diarrhée.

Agnus Castus

GÉNÉRALITÉS

L'Agnus Castus est le fruit du gattilier, petit arbrisseau d'Asie centrale. C'est le remède contre la neurasthénie* sexuelle. Il est généralement indiqué chez les sujets présentant un vieillissement prématuré et dans les suites d'excès sexuels répétés et d'onanisme*.

PRINCIPALES INDICATIONS

- Manque de désir sexuel et impuissance chez l'homme.
- Déprime chronique, désintérêt général dû aux excès sexuels.
- Vieillissement prématuré.
- Tachycardie en fumant du tabac.

Allium Cepa

GÉNÉRALITÉS

L'origine de ce remède est le bulbe d'oignon, remède des rhinites et des inflammations des yeux.

PRINCIPALES INDICATIONS

- Rhume banal, rhinite saisonnière, rhinite chronique avec des écoulements clairs, brûlants et irritants au niveau des narines, éternuements.
- Allergie aux pollens, polypes* du nez.
- Otite catarrhale des enfants.
- Conjonctivite avec une sensation de brûlure (comme avec la fumée) besoin de se frotter les yeux, les larmes coulent comme de l'eau, les yeux sont rouges.
- Colique abdominale après avoir eu froid, suite à un gros repas ou après avoir mangé des concombres et/ou de la salade.
- Névralgie* des moignons d'amputation.

Aloe

GÉNÉRALITÉS

L'aloès est une liliacée poussant communément en Afrique du Sud. C'est le remède contre les stases* et les congestions du petit bassin qui surviennent à la suite de surcharge alimentaire. Ces symptômes s'aggravent avec l'alimentation, la chaleur et la consommation de bière.

PRINCIPALES INDICATIONS

▨ Diarrhée urgente suite à un excès alimentaire.
▨ Colite, distension abdominale, ballonnements et gaz.
▨ Hémorroïdes en grappe avec des démangeaisons.
▨ Hypertrophie de la prostate avec une pesanteur au niveau du périnée.
▨ Céphalée frontale, congestive, améliorée par les applications froides.
▨ Paresse physique et intellectuelle.

Alumina

GÉNÉRALITÉS

L'ALUMINA provient de l'oxyde d'alumine obtenu par purification du minéral appelé «bauxite». Ce remède est indiqué dans les cas de constipation et de sécheresse des muqueuses.

PRINCIPALES INDICATIONS

▨ Constipation, transit lent.
▨ Troubles de la mémoire, indécision, asthénie, manque de dynamisme.
▨ Enrouement douloureux de la voix des orateurs et des chanteurs.
▨ Conjonctivite dues à la sécheresse de l'œil.
▨ Déshydratation des muqueuses et atrophie cutanée, démangeaisons.

Ambra Grisea

GÉNÉRALITÉS

L'origine de l'AMBRA GRISEA est l'ambre gris. Ce remède est indiqué dans les hypersensibilités nerveuses affaiblies par l'âge, le surmenage ou les insomnies. Ces troubles s'aggravent dès que le sujet est bouleversé.

PRINCIPALES INDICATIONS

▨ Vieillissement et perte de mémoire chez des sujets facilement impressionnables, timides, hypersensibles à la musique. Ces symptômes s'aggravent en présence d'inconnus.

▓ Insomnie par surexcitation (le sommeil disparaît au coucher).

▓ Toux spasmodique, asthme d'effort lors des rapports sexuels, palpitations.

▓ Aérophagie, ballonnements en mangeant très peu, à la moindre bouchée.

▓ Prurit* vulvaire voluptueux.

Ammonium Carbonicum

GÉNÉRALITÉS

Les dilutions homéopathiques sont fabriquées à partir de carbonate d'ammonium. Ce remède est indiqué chez des personnes sédentaires, en surcharge pondérale, présentant des troubles respiratoires.

PRINCIPALES INDICATIONS

▓ Personne préoccupée de sa santé, ayant peur de faire un malaise, se sentant faible physiquement.

▓ Sujet constamment assoupi, tendance aux apnées du sommeil, lenteur intellectuelle, frilosité.

▓ Céphalée de plénitude, battante, avec la sensation que la tête va éclater.

▓ Hémorroïdes importantes.

▓ Rhinite chronique avec nez bouché la nuit, obligeant à respirer par la bouche. Nez avec sécrétions abondantes, éternuements, perte de l'odorat. Rhume sec, nez bouché (surtout la nuit), saignements de nez.

▓ Asthme et toux la nuit, gingivite saignante, asthénie* et dépression.

Ammonium Muriaticum

GÉNÉRALITÉS

Les dilutions homéopathiques sont préparées à partir de chlorure d'ammonium. C'est le remède des infections ORL et des douleurs rhumatismales aggravées au froid et à l'humidité.

PRINCIPALES INDICATIONS

▓ Surcharge pondérale, frilosité, indolence.

▓ Sciatique aggravée en s'asseyant, avec une sensation de contracture des muscles et des tendons, améliorée par la marche ou en position couchée. Douleurs lombaires et du sacrum.

■ Tendinite du tendon d'Achille, douleurs musculaires avec une sensation de contraction et de raccourcissement.

■ Douleur des moignons d'amputation avec une sensation de contraction des muscles et des tendons locaux.

■ Rhinite avec glaires abondantes.

■ Constipation avec flatulences.

Anacardium Orientalis

GÉNÉRALITÉS

L'origine de l'ANACARDIUM ORIENTALIS est la fève de malacca, fruit sec issu d'arbres poussant dans les régions montagneuses de l'Inde. C'est le remède des intellectuels surmenés ayant des conflits psychiques internes. Il est particulièrement préconisé en cas de dissociation de la personnalité, d'indécision, de contradiction et de variabilité du caractère. Ces symptômes s'améliorent par l'alimentation et s'aggravent par l'effort intellectuel.

PRINCIPALES INDICATIONS

■ Ulcère de l'estomac, boulimie, tachyphagie*.

■ Violence, colère, difficultés de concentration, troubles de la mémoire.

■ Céphalée des étudiants.

■ Hallucination de l'odorat.

Anatherum Muricatum

GÉNÉRALITÉS

L'ANATHERUM MURICATUM provient du chiendent des Indes, plante herbacée de la famille des grimacées.

PRINCIPALES INDICATIONS

■ Friabilité des ongles (dilution en D3).

■ Furoncle de l'extrémité du nez.

■ Crevasse du mamelon.

■ Excitation sexuelle augmentée par le coït, onanisme*.

Antimonium Crudum

GÉNÉRALITÉS

L'Antimonium Crudum provient du sulfure noir d'antimoine. C'est le remède contre les troubles digestifs dus aux excès alimentaires. Il est généralement préconisé chez les personnalités irascibles et sentimentales présentant un gros appétit. Ces phénomènes s'aggravent par les déceptions et les excès alimentaires.

PRINCIPALES INDICATIONS

- Boulimie à la suite d'une déception sentimentale.
- Indigestion, nausée, ballonnements, céphalée due à l'indigestion.
- Douleurs articulaires chroniques aux doigts.
- Verrues plantaires, eczéma, kératose*.

Antimonium Tartaricum

GÉNÉRALITÉS

Les dilutions homéopathiques sont fabriquées à partir du tartrate d'antimoine. Ce remède est indiqué dans les troubles respiratoires avec beaucoup de sécrétions. Ces problèmes s'aggravent par temps froid humide, par la chaleur, par le lait et tous les aliments acides.

PRINCIPALES INDICATIONS

- Tendance invincible au sommeil, assoupissement et prostration.
- Bronchite chronique avec une respiration bruyante et des glaires.
- Nausées constantes et vomissements.

Apis

GÉNÉRALITÉS

L'Apis est produit à partir du venin d'abeille. C'est le remède contre les inflammations aiguës et violentes s'accompagnant d'un œdème de la peau et des muqueuses, avec des douleurs piquantes et brulantes. Ces symptômes s'améliorent par le froid.

PRINCIPALES INDICATIONS

- Œdème allergique de Quincke, allergie au soleil, piqûres d'insectes, urticaire, abcès, furoncles.

- Œdème vulvaire, douleur aux ovaires.
- Angine, rhinite, cystite.
- Fièvre avec absence de soif.

Aranea Diadema

GÉNÉRALITÉS

L'Aranea Diadema provient de l'araignée à croix papale. C'est le grand remède contre les névralgies de périodicité régulière qui s'aggravent la nuit et s'améliorent par une forte pression ou par la chaleur.

PRINCIPALES INDICATIONS

- Douleurs névralgiques à horaire fixe, névralgie faciale du trijumeau*, névralgies intercostale, crurale, cervicale et brachiale.
- Grande frilosité (surtout au froid humide) et sensation de froid dans les os.

Argentum Metallicum

GÉNÉRALITÉS

L'origine de ce remède est l'argent métallique. Il est indiqué dans les cas d'inflammations chroniques.

PRINCIPALES INDICATIONS

- Pharyngite et laryngite chroniques avec enrouement.
- Douleur chronique des testicules et des ovaires.

Argentum Nitricum

GÉNÉRALITÉS

L'origine de ce remède est le nitrate d'argent. Il est préconisé dans les cas d'anxiété avec appréhension multiple et atteinte de la muqueuse digestive. Ces phénomènes s'aggravent dans les espaces fermés, à la chaleur et en mangeant des aliments sucrés.

PRINCIPALES INDICATIONS

- Phobies (lieux publics, foule, claustrophobie, etc.).

▓ Agitation anxieuse, précipitation, sujet qui a l'impression que le temps passe trop vite et qui voudrait terminer avant d'avoir commencé.

▓ Nervosité, tremblements et envie d'uriner avec le trac et/ou des palpitations d'émotion.

▓ Tachyphagie*, ulcère gastrique de stress, désir de sucrerie.

▓ Diarrhées d'hypertransit par émotivité, par trac.

▓ Vertiges dans le noir.

Aristolochia

GÉNÉRALITÉS

Ce remède provient de l'aristoloche clématite, espèce vivace poussant dans les zones non cultivées. Il est indiqué en cas de troubles génitaux féminins et de syndrome prémenstruel des jeunes femmes. Ces symptômes s'aggravent avant et après les règles.

PRINCIPALES INDICATIONS

▓ Règles peu abondantes, absentes ou en retard, seins tendus.

▓ Extrémités froides, cyanosées, avec parfois des œdèmes des extrémités, notamment avant les règles.

▓ Cyanose, leucorrhées, cystite chronique.

Arnica

GÉNÉRALITÉS

Les feuilles et les fleurs d'ARNICA, plantes vivaces des pâturages de montagnes, contiennent un alcaloïde appelé l'arnicine. Ce remède est indiqué en cas de traumatismes, de contusions, d'hémorragie, de surmenage, de stress et d'émotions violentes. C'est le grand remède des atteintes vasculaires.

PRINCIPALES INDICATIONS

▓ Traumatismes ou surmenage physique : entorse, lumbago, tendinite, contusions, effort physique, laryngite après un excès de voix. Chez le sportif : endurance, microtraumatismes répétés, cœur forcé, excès sportif.

▓ Pour les interventions chirurgicales, remède utilisé en pré et postopératoire.

▓ Hémorragie et fragilité vasculaire, ecchymose, hématome, hémorragie rétinienne.

▓ Épuisement, dépression, désespoir après une épreuve physique, intellectuelle ou émotionnelle importante (à utiliser ici en haute dilution, c'est-à-dire en 15 CH ou 30 CH).

Arsenicum Album

GÉNÉRALITÉS

Ce remède est fabriqué à partir d'anhydride arsénieux, ou arsenic blanc. C'est le remède de fond des sujets épuisés, pessimistes, ayant tendance à être maniaques, perfectionnistes et très routiniers. Ces patients aiment l'ordre, la symétrie, les événements bien cadrés. Ces signes s'aggravent par l'alcool et par le froid.

PRINCIPALES INDICATIONS

▓ Remède des dermatoses* chroniques.

▓ Dépendance alcoolique, insomnie, dépression, tics.

▓ Asthme sec survenant la nuit.

▓ Troubles digestifs, brûlures d'estomac, intoxications digestives, diarrhée.

▓ Psoriasis.

Aurum Metallicum

GÉNÉRALITÉS

Cette dilution homéopathique est faite à partir de l'or. Ce remède est préconisé en cas d'état dépressif suite à une déception sentimentale, en cas de surmenage ou de choc affectif. Il est utile dans les troubles du caractère mélangeant pessimisme et autoritarisme. Une pathologie vasculaire est souvent retrouvée. Ces phénomènes peuvent s'aggraver sous l'effet de l'alcool et s'améliorent par la musique.

PRINCIPALES INDICATIONS

▓ État dépressif, autodépréciation, idée de suicide, insomnies, sentiment d'abandon.

▓ Colère violente et incontrôlable, sujets qui aiment prendre des risques.

■ Personnalités autoritaires, intolérantes, contradictoires et susceptibles.

■ Otites chroniques, acouphènes.

■ Hypertension et artériosclérose*.

■ Alcoolisme.

Arum Triphyllum

GÉNÉRALITÉS

L'Arum Triphyllum est une plante de la famille des aracés, originaire de
l'Amérique du Nord. Elle tient son nom du fait qu'elle a trois feuilles.
La teinture-mère est fabriquée à partir du rhizome. C'est le remède
de l'inflammation de la gorge.

PRINCIPALES INDICATIONS

■ Pharyngite très douloureuse avec excoriation de couleur rouge
vif.

■ Laryngite très douloureuse ou infectieuse des orateurs, avec
enrouement et voix bitonale.

■ Rhinopharyngite infectieuse avec nez bouché et écoulement très
irritant entraînant un grattage du nez.

Asa Fœtida

GÉNÉRALITÉS

L'origine de ce remède est une ombellifère, l'ase fétide, grande plante
poussant dans les régions désertiques d'Asie. Ce remède est indiqué
dans les troubles digestifs et les spasmes.

PRINCIPALES INDICATIONS

■ Météorisme* gastrique avec aérophagie, éructations et spasmes.

■ Spasme œsophagien avec une sensation de boule empêchant la
déglutition.

■ Spasmophilie et engourdissement.

Aviaire

GÉNÉRALITÉS

Les dilutions homéopathiques sont fabriquées à partir de tuberculine brute prélevée sur les oiseaux. Ce remède est indiqué dans les allergies et les infections respiratoires à répétition, avec une aggravation par temps froid et humide.

PRINCIPALES INDICATIONS

- Rhinopharyngite, otite, sinusite.
- Trachéite, bronchite, asthme.

Baryta Carbonica

GÉNÉRALITÉS

Le Baryta Carbonica provient du carbonate de baryum. C'est un remède utile lorsqu'on observe un ralentissement des fonctions endocriniennes et dans le cas d'un retard du développement physique et/ou intellectuel. Ces troubles s'aggravent par le froid et l'humidité.

PRINCIPALES INDICATIONS

- Retard scolaire, vieillissement précoce, comportement enfantin.
- Hypertension, hypothyroïdie, constipation, obésité.
- Hypertrophie des amygdales.
- Frigidité, impuissance, hypertrophie de la prostate.

Belladonna

GÉNÉRALITÉS

Cette dilution homéopathique est fabriquée à partir de la belladone, plante poussant en Europe sur les sols calcaires. C'est le remède des états congestifs vasculaires et des inflammations qui s'aggravent au toucher et aux mouvements, et s'améliorent au repos et à la chaleur.

PRINCIPALES INDICATIONS

- Fièvre brutale et élevée avec une sensation de soif.
- Angine, laryngite, toux sèche.
- Ménopause avec bouffées de chaleur et céphalées.

- Syndrome de l'œil sec, photophobie*, sécheresse des muqueuses.
- Orchite, congestion utérine.
- Sécheresse vaginale.

Bellis Perinis

GÉNÉRALITÉS

Les dilutions homéopathiques sont fabriquées à partir de macérât de plante sèche de la pâquerette. Ce remède est intéressant dans les traumatismes avec amélioration au repos et en position couchée.

PRINCIPALES INDICATIONS

- Traumatisme mammaire avec un hématome se résorbant mal.
- Traumatisme vertébral, notamment au niveau du sacrum et du coccyx.
- Douleur de la musculature abdominale après un effort physique.
- Grande fatigue après un surmenage.

Berberis Vulgaris

GÉNÉRALITÉS

Cette dilution homéopathique est fabriquée à partir de l'épine vinette ou « berbéris », arbrisseau à épines poussant dans une grande partie de l'Europe. C'est le remède des lithiases*, des rhumatismes et de la goutte.

PRINCIPALES INDICATIONS

- Brûlures urinaires dues au microcalcul avec un besoin d'uriner, calcul rénal.
- Dorsalgie, lombalgie, douleur des cordons spermatiques.
- Douleurs à l'épaule gauche, douleurs à la vésicule biliaire, calcul vésiculaire, crise de goutte.
- Eczéma sec, psoriasis, eczéma des organes génitaux.
- Sécheresse vaginale.

Blatta Orientalis

GÉNÉRALITÉS

L'origine de ce remède est un cancrelat, insecte coureur originaire d'Europe. La teinture-mère est fabriquée à partir de l'animal entier. C'est le remède de l'asthme et des allergies aggravés par l'humidité.

PRINCIPALES INDICATIONS

▓ Asthme avec une hypersécrétion très difficile à expectorer.
▓ Bronchite chronique avec hypersécrétion.

Borax

GÉNÉRALITÉS

Les dilutions homéopathiques sont fabriquées à partir du borate de sodium. Ce remède est indiqué dans les aphtes.

PRINCIPALES INDICATIONS

▓ Aphtes chroniques et récidivants pouvant être accompagnés de diarrhée.
▓ Herpès buccal et génital récidivant.
▓ Vertiges lors des mouvements de descente (par exemple dans un ascenseur ou en avion), mal des transports en avion.
▓ Leucorrhées importantes au moment de l'ovulation.

Bovista

GÉNÉRALITÉS

Les dilutions homéopathiques sont fabriquées à partir du macérât de la vessie de loup, gros champignon comestible. Ce remède est utile dans les troubles circulatoires avec œdème et dans les problèmes gynécologiques.

PRINCIPALES INDICATIONS

▓ Eczéma avec démangeaisons et éruption croûteuse urticaire.
▓ Règles hémorragiques, saignement au moment de l'ovulation, œdème des mains et/ou des doigts apparaissant surtout au réveil.
▓ Syndrome prémenstruel avec prise de poids et céphalée.

▦ Diarrhée chronique avec flatulences, ballonnement, intolérance aux aliments sucrés.
▦ Somnolence après les repas, difficultés de concentration.
▦ Bégaiement de l'enfance.

Bryonia Alba

GÉNÉRALITÉS
Les dilutions homéopathiques sont fabriquées à partir de racines de bryone blanche, plante grimpante très toxique, originaire d'Europe du Nord. Ce remède est indiqué dans les inflammations aiguës présentant une sécheresse des muqueuses et des douleurs améliorées par le repos et l'immobilité, aggravées au moindre mouvement.

PRINCIPALES INDICATIONS
▦ Toux sèche et douloureuse, rhinite, bronchite, trachéite.
▦ Grippe avec toux et courbature.
▦ Sécheresse de la peau et des muqueuses.
▦ Constipation, selles sèches et volumineuses.
▦ Douleurs articulaires aggravées au moindre mouvement et au froid, améliorées à l'immobilité et à la pression (avec un bandage par exemple).
▦ Syndrome prémenstruel avec seins douloureux, les douleurs étant améliorées par le port du soutien-gorge.

Caladium

GÉNÉRALITÉS
Ce remède provient de l'arum des Antilles. Il est indiqué chez les sujets épuisés physiquement et mentalement suite à des excès sexuels ou à un abus de tabac. Cet état s'améliore au repos.

PRINCIPALES INDICATIONS
▦ Impuissance avec excitation sexuelle, souvent associée à un tabagisme.
▦ Prurit* des organes génitaux, irritation de la peau et des muqueuses, prurit de la femme enceinte, insomnies causées par le prurit.
▦ Bronchite chronique des fumeurs.

homéopathiques

■ Difficultés de concentration avec de l'aversion pour l'exercice physique.

Calcarea Carbonica

GÉNÉRALITÉS

Ce remède est fabriqué à partir d'écailles d'huître. Il est conseillé aux sujets qui ont peur de l'avenir, du « qu'en-dira-t-on », patients qui sont généralement lents, massifs, frileux et gourmands. Ces signes s'aggravent par l'exercice physique et mental, le froid et l'humidité.

PRINCIPALES INDICATIONS

■ Très gros appétit, risque d'évolution vers le diabète gras.
■ Obésité par excès alimentaire, désir de lait, de pâtes et d'œufs.
■ Asthénie* à l'effort, peu de volonté, frilosité importante.
■ Spasmophilie et tétanie.
■ Polypes* nasal, genital, anal.
■ Gynécomastie.

Calcarea Fluorica

GÉNÉRALITÉS

Ce remède provient du fluorure de calcium. Il est indiqué en cas de laxité ligamentaire méthodique et tenace, chez des sujets qui ne supportent pas l'autorité et se montrent souvent indécis. Ces phénomènes s'aggravent lorsque le temps est froid et humide.

PRINCIPALES INDICATIONS

■ Hyperlaxité ligamentaire avec tendance à la luxation et à l'arthrose.
■ Varices volumineuses, angiomes, nævi*, hémorroïdes.
■ Faiblesse sexuelle, sueur à l'effort.

Calcarea Phosphorica

GÉNÉRALITÉS

Le CALCAREA PHOSPHORICA provient du phosphate tricalcique. Ce remède contribue à la régulation du métabolisme osseux, chez des sujets généralement longilignes, émotifs, fatigués et facilement excitables. Les problèmes s'aggravent par temps humide et froid.

PRINCIPALES INDICATIONS

▓ Asthénie*, fatigabilité, troubles de l'attention, céphalées lors du travail intellectuel.

▓ Enfants et/ou adolescents fatigués, poussées de croissance rapides, douleurs osseuses lors des poussées de croissance.

▓ Appétit exagéré, douleurs abdominales après les repas, diarrhée après la consommation de fruits et de boissons froides.

▓ Fractures faciles, ostéoporose.

▓ Énurésie.

Calendula

GÉNÉRALITÉS

Les dilutions homéopathiques sont fabriquées à partir de la partie aérienne du souci, plante de la famille des marguerites. Ce remède est indiqué dans les plaies traumatiques en favorisant la cicatrisation.

PRINCIPALES INDICATIONS

Utilisé comme antiseptique local sur des plaies.

Camphora

GÉNÉRALITÉS

Ce remède provient du camphre. Il est utile contre les chutes brutales de tension artérielle.

PRINCIPALES INDICATIONS

▓ Hypotension, chutes brutales, malaises.

▓ Troubles de l'érection.

▓ Rhume avec nez bouché.

▓ Impuissance, priapisme*.

Cantharis

GÉNÉRALITÉS

Ce remède est fabriqué à partir de la mouche cantharide. Il est conseillé en cas d'état inflammatoire avec des sensations de brûlure intense des tissus atteints et/ou d'une intense excitation psychique érotique. Ces signes s'aggravent avec le bruit de l'eau.

PRINCIPALES INDICATIONS

▓ Brûlure avec cloque.
▓ Cystite avec excitation sexuelle, priapisme.
▓ Vaginite, vulvite, urétrite.
▓ Otite, conjonctivite, aphtes buccaux, laryngite, pharyngite.
▓ Œsophagite, gastroentérite.
▓ Excitation génitale avec inflammation des muqueuses.

Capsicum

GÉNÉRALITÉS

Les dilutions homéopathiques sont fabriquées à partir du piment doux séché. Ce remède est indiqué dans les sensations douloureuses des os et des muqueuses, améliorées par la chaleur et aggravées par le froid.

PRINCIPALES INDICATIONS

▓ Asthénie avec aversion pour l'exercice physique, désir de rester tranquille et couché, raideur articulaire.
▓ Face et nez rouges, tendance à la couperose.
▓ Tendance à l'alcoolisme, sujet qui boit beaucoup dès le matin.
▓ Inflammation digestive de la bouche au rectum, stomatite pharyngite, colite, hémorroïdes brûlantes.
▓ Sinusite chronique ou après une exposition au froid.

Carbo Vegetalis

GÉNÉRALITÉS

Les dilutions homéopathiques sont fabriquées à partir du charbon de bois de bouleau. Ce remède est indiqué dans les états chroniques avec une grande faiblesse et dans les troubles digestifs. Ces problèmes s'aggravent par temps chaud et humide.

PRINCIPALES INDICATIONS
▧ Troubles digestifs avec flatulences excessives, aérophagie, éructa-tions, mauvaise tolérance à l'alcool, notamment le vin.
▧ Bronchite chronique, emphysème*, asthme.
▧ Troubles circulatoires avec refroidissement des extrémités, varices.

Caulophyllum

GÉNÉRALITÉS
Le Caulophyllum provient du cohosh bleu, plante vivace des régions montagneuses d'Amérique du Nord. Ce remède agit sur les contrac-tions de l'utérus qui s'aggravent pendant les règles et par temps froid.

PRINCIPALES INDICATIONS
▧ Gynécologie : règles douloureuses, aménorrhée.
▧ Obstétrique : accouchement, contractions utérines, menace de fausse couche.
▧ Rhumatologie : douleur erratique des petites articulations.

Causticum

GÉNÉRALITÉS
Ce remède est fabriqué à partir de bisulfate de potasse. Il est préconisé en cas d'inflammation des muqueuses et de la peau, de spasmes, de fibrose* et de paralysie chronique. Ces troubles s'améliorent lorsque le temps est humide et pluvieux et lorsqu'il fait chaud.

PRINCIPALES INDICATIONS
▧ État dépressif, anxiété, peur de l'avenir, sensibilité aux malheurs des autres, susceptibilité.
▧ Rétraction tendineuse, crampe de l'écrivain, crampes aux mollets, spasmes des fléchisseurs.
▧ Cicatrice douloureuse, prurit* sénile, zona.
▧ Acouphènes, laryngite chronique, enrouement, trachéobronchite chronique.
▧ Fibromyalgie, parésie* musculaire, ptôsis*, paralysie faciale chro-nique.

- Syndrome des jambes sans repos (impatiences).
- Constipation avec besoin d'aller à la selle.
- Incontinence urinaire en toussant, énurésie du premier sommeil et libido perturbée, frigidité, impuissance.

Chamomilla Vulgaris

GÉNÉRALITÉS
Les dilutions homéopathiques sont fabriquées à partir de la plante entière de la camomille allemande ou matricaire. Ce remède est indiqué dans l'irritabilité nerveuse avec une intolérance à la douleur.

PRINCIPALES INDICATIONS
- Enfant très susceptible, coléreux, ne supportant pas qu'on le regarde, capricieux, toujours mécontent, jetant l'objet qu'il vient de désirer et en demandant un autre, criant, gesticulant, ne tenant pas en place, avec des insomnies et des cauchemars, des spasmes du sanglot ; ces troubles sont améliorés s'il est porté.
- Douleur des poussées dentaires, présence d'une joue rouge et d'une joue pâle.
- Douleurs abdominales améliorées en réchauffant le ventre, diarrhée.
- Règles douloureuses et abondantes.

Chelidonium Majus

GÉNÉRALITÉS
Les dilutions homéopathiques sont fabriquées à partir de macérât de chélidoine, plante poussant dans les lieux humides d'Europe. C'est le remède du drainage du foie et de la vésicule biliaire. Les troubles s'améliorent en mangeant.

PRINCIPALES INDICATIONS
- Draineur du foie, migraine, mauvaise digestion, douleur de la vésicule irradiant vers l'omoplate, hépatite aiguë.
- Somnolence après les repas.
- Périarthrite de l'épaule droite, cervicalgie.
- Verrues et démangeaisons, éruption dermatologique au niveau du sternum.

Chimaphila Umbellata

GÉNÉRALITÉS

Ce remède provient de la pirola umbellata, plante à tiges rampantes que l'on retrouve surtout dans les pays scandinaves et en Amérique du Nord.

PRINCIPALES INDICATIONS

- Infections urinaires récidivantes.
- Prostate augmentée de volume, adenome (tumeur bénigne).
- Prostatite chronique.

China Rubra

GÉNÉRALITÉS

Ce remède est fabriqué avec du quinquina rouge, écorce fournie à partir d'arbres originaires des Andes et cultivés en Indonésie. Ce remède est indiqué en cas d'affaiblissement par perte liquidienne.

PRINCIPALES INDICATIONS

- Épuisement, anémie posthémorragique.
- Hypersensibilité aux odeurs et aux bruits, acouphènes.
- Diarrhée chronique indolore, météorisme*.
- Céphalée, névralgie, odontalgie*, sensibilité du cuir chevelu.
- Excitation sexuelle, impuissance.

Chininum Sulfuricum

GÉNÉRALITÉS

L'origine de ce remède est le sulfate de quinine. Il est utile dans les troubles de l'audition avec bourdonnements d'oreille ainsi que dans certaines névralgies.

PRINCIPALES INDICATIONS

- Acouphènes avec sensation de congestion de l'oreille, chute de l'audition, bruit des battements du cœur dans l'oreille, céphalées battantes.
- Névralgie faciale revenant périodiquement à la même heure, douleur orbitaire, larmoiement.
- Fièvre intermittente avec sueurs.

Chromium Sulfuricum

GÉNÉRALITÉS

L'origine de ce remède est le sulfate de chrome. Il trouve son indication dans les hypertrophies glandulaires.

PRINCIPALES INDICATIONS

▧ Hypertrophie de la prostate avec faiblesse et incoordination musculaire.

▧ Hypertrophie de la thyroïde, goitre*, maladie de Basedow*, exophtalmie*.

Cina

GÉNÉRALITÉS

Ce remède provient de l'armoise d'Alep que l'on trouve surtout dans les steppes du Turkestan. Il est indiqué en cas de troubles dus aux vers intestinaux, de troubles du comportement et en cas de nervosité. Ces signes s'aggravent pendant la pleine lune, lors de colères ou de contrariétés.

PRINCIPALES INDICATIONS

▧ Présence de vers intestinaux (oxyurose) et conséquences (bruxisme, prurit* anal), toux, douleurs abdominales.

▧ Enfants nerveux, caractériels, susceptibles, agités, irritables ou victimes d'incontinence nocturne, énurésie.

▧ Cauchemars, terreurs nocturnes.

Cinnabaris

GÉNÉRALITÉS

Ce remède, fabriqué à partir de sulfure de mercure, est préconisé dans les cas d'inflammation aiguë des muqueuses.

PRINCIPALES INDICATIONS

▧ Conjonctivite, sinusite frontale.

▧ Inflammation du prépuce.

▧ Prurit des organes génitaux masculins.

▧ Verrues et condylomes anogénitaux.

Clematis Erecta

GÉNÉRALITÉS

Ce remède, fabriqué à partir de la clématite droite, plante de la famille des renonculacées, est conseillé en cas d'inflammation génito-urinaire.

PRINCIPALES INDICATIONS

▓ Urétrite, cystite avec douleurs de la vessie en début de miction.
▓ Orchite* très douloureuse, épididymite*.
▓ Névralgie dentaire.
▓ Conjonctivite brûlante, sensibilité à la lumière.

Cobaltum

GÉNÉRALITÉS

Le COBALTUM provient du cobalt. C'est le remède des douleurs du rachis lombaire et des faiblesses sexuelles aggravées par les rapports sexuels.

PRINCIPALES INDICATIONS

▓ Sommeil non récupérateur.
▓ Lombalgies, douleurs lombo-sacrées aggravées en position assise et améliorées par le mouvement.
▓ Faiblesse des membres inférieurs, surtout des genoux.
▓ Érection faible malgré le désir, éjaculation précoce, impuissance.

Coca

GÉNÉRALITÉS

Les dilutions homéopathiques sont fabriquées à partir du macérât de cocaïer, petit arbre des régions tropicales dont on se sert (les feuilles) pour fabriquer la cocaïne. C'est le remède des pathologies aggravées en altitude.

PRINCIPALES INDICATIONS

▓ Timidité maladive, inhibition en société.
▓ Insomnie en montagne, vertiges, céphalées, pathologies liées à l'altitude.

■ Épuisement et fatigue nerveux améliorés en étant couché, avec un désir d'alcool, de café.

Coculus Indicus

GÉNÉRALITÉS

Les dilutions homéopathiques sont fabriquées à partir du macérât de fruit sec de coque du levant, arbrisseau grimpant originaire d'Asie. Ce remède est indiqué dans le mal des transports, dans les fatigues, troubles aggravés par les mouvements passifs et les veilles prolongées.

PRINCIPALES INDICATIONS

■ Mal des transports, nausées, vertiges avec obnubilation.
■ Fatigue avec grande susceptibilité, hypersensibilité au bruit, sensation de tête vide.
■ Vomissements de la grossesse, nausées à la vue et à l'odeur des aliments.
■ Insomnie suite aux veillées répétées la nuit (travail de nuit).

Coffea Cruda

GÉNÉRALITÉS

L'origine du COFFEA CRUDA est le café vert. C'est le remède de l'hyperactivité cérébrale et de l'hypersensibilité survenant suite à une émotion positive.

PRINCIPALES INDICATIONS

■ Insomnie d'excitation par idéation excessive, optimisme voire euphorie, chez un sujet très impressionnable.
■ Palpitations et hypersensibilité au toucher suite à une émotion excessive.
■ Hypersensibilité, douleur, poussée dentaire, névralgie.

Collinsonia

GÉNÉRALITÉS

L'origine de ce remède est le collinsonia canadensis, plante vivace d'Amérique du Nord. Il est préconisé en cas d'hémorroïdes et de constipation.

- Constipation importante avec selles dures.
- Céphalée lors des crises hémorroïdaires.
- Hémorroïdes de la grossesse et à l'arrêt des règles.
- Varices vulvaires, notamment chez la femme enceinte.

Colocynthis

GÉNÉRALITÉS

Les dilutions homéopathiques sont préparées à partir du macérât de la pulpe du fruit desséché de la coloquinte. Ce remède est indiqué dans les douleurs et les spasmes améliorés par la flexion forcée ou les pressions fortes (les mains sur le ventre lors des coliques par exemple).

PRINCIPALES INDICATIONS

- Coliques spasmodiques soulagées en se pliant en deux, ballonnements, ventre distendu, diarrhée à chaque alimentation.
- Crampes douloureuses dans les membres.
- Névralgie faciale du trijumeau* et de l'orbite, améliorée par la pression forte.
- Sciatique améliorée par l'hyperflexion de la jambe.

Conium Maculatum

GÉNÉRALITÉS

Ce remède provient de la grande ciguë. C'est le remède de l'abstinence sexuelle. Il est indiqué lors des indurations glandulaires du sein et du testicule, et dans les cas de détérioration des fonctions intellectuelles. Ces problèmes s'aggravent lors de l'effort et de la consommation d'alcool.

PRINCIPALES INDICATIONS

- État dépressif et indifférence affective en période d'abstinence sexuelle, désir de sel, aversion pour le lait.
- Vertiges rotatoires, syndrome de Ménière*.
- Chalazion* des paupières, photophobie*.
- Seins douloureux, mastoses* avec nodosités*, gynécomastie.
- Adénome (tumeur bénigne), prostatite, gêne urinaire.

- Parésie* musculaire des membres inférieurs, fourmillement des extrémités.
- Impuissance malgré le désir sexuel, éjaculation précoce.
- Frigidité, prurit* des organes génitaux masculins.

Croton Tiglium

GÉNÉRALITÉS

L'origine du CROTON TIGLIUM est le bois des moluques, arbustes originaires d'Extrême-Orient. C'est le remède des éruptions cutanées mais aussi des inflammations de l'œil et des organes génitaux.

PRINCIPALES INDICATIONS

- Eczéma et herpès des organes génitaux et du visage, démangeaisons.
- Zona, éruptions vésiculeuses confluentes et prurigineuses.
- Diarrhée après antibiothérapie.
- Fissures au niveau du mamelon.
- Inflammation oculaire, conjonctivite, kératite*.

Cuprum Metallicum

GÉNÉRALITÉS

Les dilutions homéopathiques sont fabriquées à partir de cuivre. Ce remède est indiqué dans les spasmes apparaissant et disparaissant brusquement.

PRINCIPALES INDICATIONS

- Crampes musculaires au niveau des membres inférieurs, notamment les mollets et les orteils, aggravées par le froid.
- Spasmes de la paupière, torticolis, crise d'épilepsie.
- Spasmes digestifs avec colique violente, hoquet.
- Fatigue survenant suite à un surmenage cérébral et au manque de sommeil.

Cyclamen

GÉNÉRALITÉS

Ce remède provient du cyclamen d'Europe, petite plante des bois qui, comme son nom l'indique, pousse en Europe. Il est préconisé dans les cas de migraines et de scrupules pathologiques. Ces problèmes s'aggravent par l'alimentation trop grasse.

PRINCIPALES INDICATIONS

▧ Migraines ophtalmiques, céphalée au réveil.
▧ Remords et scrupules exagérés, perfectionnisme non justifié, idée de persécution.
▧ Règles irrégulières.
▧ Hoquet de la grossesse.
▧ Douleurs ostéo-articulaires, notamment du talon et du rachis dorsal.

Dioscorea Villosa

GÉNÉRALITÉS

Ce remède est fabriqué à partir d'igname sauvage, liane poussant en Amérique. Il est utile contre les douleurs spasmodiques digestives et utérines qui s'améliorent par les hyperextensions.

PRINCIPALES INDICATIONS

▧ Douleur abdominale avec crampe irradiant les organes génitaux.
▧ Douleur pénienne s'aggravant avec l'érection.
▧ Transpiration des organes génitaux et forte odeur.
▧ Douleur dorso-lombaire avec sciatique.
▧ Douleur gastrique, hoquet, météorisme*.

Drosera

GÉNÉRALITÉS

L'origine de ce remède est la drosera rotiundifolia, plante vivace poussant dans des lieux marécageux d'Europe centrale ; la teinture-mère est fabriquée à partir de la plante entière. C'est le remède de la toux et de la coqueluche.

PRINCIPALES INDICATIONS
- Coqueluche, quintes de toux aggravées en position couchée.
- Toux déclenchée en buvant, en parlant.
- Laryngite et spasmes du larynx.
- Enrouement, voix bitonale.
- Laryngite survenant suite aux efforts vocaux.
- Anxiété de la solitude.

Dulcamara

GÉNÉRALITÉS
L'origine du DULCAMARA est le solanum dulcamara, plante grimpante poussant dans les bois et les haies communes d'Europe. Ce remède est utile contre les pathologies qui surviennent par temps humide et froid.

PRINCIPALES INDICATIONS
- Céphalée, nez bouché.
- Douleurs abdominales, diarrhée.
- Douleurs musculaires et lombalgies par temps humide et froid.
- Eczéma, herpès génital.

Equisetum Hiemale

GÉNÉRALITÉS
Ce remède est fabriqué à partir de la prêle d'hiver, plante herbacée poussant dans les endroits marécageux. Il est indiqué en cas de mictions involontaires.

PRINCIPALES INDICATIONS
- Énurésie nocturne abondante chez des enfants souvent frileux.
- Incontinence des femmes âgées.

Ethylicum

GÉNÉRALITÉS
Les dilutions homéopathiques sont fabriquées à partir d'alcool éthylique absolu. Ce remède est indiqué dans les effets secondaires provoqués par l'alcoolisme.

PRINCIPALES INDICATIONS

▓ Alcoolisme avec dégradation psychologique, logorrhées, insomnie, conduite amorale, instabilité professionnelle, autosatisfaction, affabulation.

▓ Tremblements à jeun, somnolence, douleurs neurologiques.

▓ Troubles digestifs, nausées, aversion pour la viande, reflux gastrique, désir d'alcool, pancréatite.

Euphrasia

GÉNÉRALITÉS

Les dilutions homéopathiques sont fabriquées à partir du macérât de la plante euphraise. Ce remède est indiqué dans les affections des yeux avec une aggravation à la lumière solaire et à l'air.

PRINCIPALES INDICATIONS

▓ Conjonctivite allergique avec larmoiement irritant.

▓ Hypersécrétion lacrymale.

▓ Rhinite allergique et chronique avec écoulement nasal non irritant.

▓ Laryngite et pharyngite allergiques.

Ferrum Phosphoricum

GÉNÉRALITÉS

Les dilutions homéopathiques sont fabriquées à partir de phosphate ferreux, poudre gris-bleu insoluble dans l'eau. Ce remède est indiqué dans les états inflammatoires avec congestion et tendance aux hémorragies. Ces problèmes s'aggravent la nuit.

PRINCIPALES INDICATIONS

▓ Fièvre modérée au-dessous de 39 °C, bon état général.

▓ Otite moyenne aiguë avec peu ou pas de fièvre.

▓ Toux sèche striée de sang.

▓ Diarrhée avec des filets de sang et des aliments non digérés.

▓ Saignements de nez le matin en se mouchant.

Fluoricum Acidum

GÉNÉRALITÉS

Ce remède est composé à partir d'acide fluorhydrique. Il convient aux personnes hyperactives et infatigables, passionnées, enthousiastes, satisfaites d'elles-mêmes et instables sur le plan affectif. Ces sujets ont tendance à développer des troubles au niveau cutané et veineux. Ces phénomènes s'aggravent en cas d'inactivité et de consommation d'alcool.

PRINCIPALES INDICATIONS

- Excitation sexuelle avec grande activité physique et cérébrale.
- Caries dentaires, cheveux cassants, ongles mous.
- Otite chronique.
- Fissures et inflammation des mamelons.
- Varices, ulcère variqueux, fistule anale, cirrhose.

Gelsemium

GÉNÉRALITÉS

C'est le faux jasmin de Virginie, retrouvé dans les bois humides du sud-est des États-Unis. Ce remède est indiqué en cas de grippe, de courbature. C'est un grand remède de l'anxiété d'anticipation ; trac ou phobies avec tremblements. Ces phénomènes s'aggravent par le tabac, le temps chaud et les émotions.

PRINCIPALES INDICATIONS

- Grippe avec fièvre et abattement sans soif, inflammation des muqueuses respiratoires et digestives, courbatures et céphalées.
- Maux de tête et migraines congestives.
- Insomnie d'endormissement, anxiété d'anticipation avec tremblements, éjaculation précoce.
- Diarrhée ou envie d'uriner lors des émotions, trac des examens.
- Tremblements d'un membre, d'une main, de la langue.
- Phobies et peurs, claustrophobie, timidité.
- Rhume des foins.

Glonoinum

GÉNÉRALITÉS

L'origine de ce remède est la nitroglycérine, liquide visqueux et huileux, insoluble dans l'eau, utilisé comme explosif. C'est le remède des bouffées de chaleur et des céphalées aggravées par la chaleur et l'alcool, améliorées par le froid.

PRINCIPALES INDICATIONS

▨ Céphalées et migraines congestives et explosives, battements violents, suite d'insolation, face rouge et congestive.
▨ Ménopause congestive.
▨ Bouffées de chaleur congestives, palpitation, hypertension.

Graphites

GÉNÉRALITÉS

Les dilutions de ce remède sont obtenues à partir de plombagine, poudre noire contenant du carbone. Il est conseillé en cas de ralentissement général de l'organisme et des fonctions endocriniennes. On retrouve souvent une tendance à l'obésité, une atteinte chronique cutanée et ORL ou une affection de la sphère digestive. Ces pathologies s'aggravent par le froid et par la consommation d'aliments gras.

PRINCIPALES INDICATIONS

▨ Acouphènes améliorés par le bruit.
▨ Crainte, indécision, méticulosité, esprit critique.
▨ Eczéma suintant derrière l'oreille et les plis de flexion des organes génitaux, eczéma des mamelons, verrues, cicatrices chéloïdes, acné du visage.
▨ Inflammation chronique et eczéma de la paupière, orgelet.
▨ Fissure anale, constipation chronique.
▨ Ulcère gastrique, aversion pour la viande, les sucreries, intolérance au gras.
▨ Petite libido, prurit* des organes génitaux.
▨ Règles peu abondantes et en retard, leucorrhée.
▨ Prurit vulvaire, sécheresse vaginale.

Gratiola

GÉNÉRALITÉS
Ce remède provient de la gratiole officinale, plante herbacée poussant dans les lieux humides d'Europe. Il est utile en cas de troubles digestifs, de névralgies et de libido excessive chez la femme.

PRINCIPALES INDICATIONS
▨ Diarrhée « explosive » après la consommation d'eau froide.
▨ Douleurs gastriques, éructations, nausées.
▨ Céphalée battante, temporale, congestive, aggravée par le café.
▨ Nymphomanie, masturbation, congestion utérine.
▨ Règles longues et en avance, douleurs sur la face antérieure des cuisses.

Grindelia

GÉNÉRALITÉS
Les dilutions homéopathiques sont fabriquées à partir de la partie aérienne desséchée de grindelia robusta, plante originaire d'Amérique du Nord. Ce remède trouve son indication dans les troubles respiratoires.

PRINCIPALES INDICATIONS
▨ Apnée du sommeil et suffocation en s'endormant.
▨ Asthme avec beaucoup de glaires.
▨ Encombrement bronchique.

Hamamelis

GÉNÉRALITÉS
Ce remède est fabriqué à partir d'hamamélis de Virginie, petit arbre très commun dans les forêts humides d'Amérique du Nord. Il est conseillé en cas de congestions veineuses.

PRINCIPALES INDICATIONS
▨ Saignements de nez, saignements des varices œsophagiennes.
▨ Hémorroïdes saignant facilement, varices, ecchymoses.
▨ Orchite* chronique.
▨ Pathologie des organes génitaux.

Hekla Lava

GÉNÉRALITÉS

Ce remède trouve son origine dans les cendres de lave issue des volcans. Il est intéressant dans les exostoses (surproductions osseuses).

PRINCIPALES INDICATIONS

▓ Exostose, périostite*, excroissance osseuse, épines calcanéennes (excroissance osseuse sous l'os du pied).
▓ Caries dentaires.
▓ Sinusite chronique, surtout maxillaire.
▓ Névralgie faciale après une extraction dentaire.

Helonias Dioica

GÉNÉRALITÉS

Ce remède provient de l'helonias, plante vivace poussant en Amérique du Nord. Il est utile en cas de problèmes gynécologiques et de troubles de l'humeur. Ces problèmes s'améliorent par la distraction, l'occupation et l'exercice mental.

PRINCIPALES INDICATIONS

▓ Tristesse et troubles de la libido, intolérance à la contradiction et à la consolation.
▓ Syndrome prémenstruel, mycoses vaginales à répétition.
▓ Impression obsessionnelle et désagréable de sentir son utérus.
▓ Lombalgie aggravée par les règles.
▓ Hypersalivation chez l'enfant et la femme enceinte.
▓ Frigidité.

Hepar Sulfur

GÉNÉRALITÉS

L'Hepar Sulfur est produit à partir de soufre calcaire. C'est un remède utile dans les suppurations et pour certaines névralgies aggravées par le froid.

PRINCIPALES INDICATIONS

▓ Caractère pervers. Cherche à détruire, à mettre le feu, à faire le mal.

▓ Orgelet, chalazion*, conjonctivite avec suppuration.

▓ Coryza (rhume) aigu, écoulement purulent du nez avec douleurs à la racine.

▓ Toux sèche, rauque, douloureuse.

▓ Sinusite, acné, érythème* fessier, eczéma infecté.

▓ Abcès, furoncle.

▓ Transpiration à mauvaise odeur, transpiration des organes génitaux.

▓ Bartholinite.

▓ Névralgie, douleur mal supportée aggravée lors de l'effleurement de la zone douloureuse, aggravation par le froid.

Histaminum

GÉNÉRALITÉS

Les dilutions homéopathiques sont fabriquées à partir de l'histamine, comme traitement d'appoint dans les allergies.

PRINCIPALES INDICATIONS

▓ Œdème, urticaire, œdème de Quincke, eczéma allergique.

▓ Asthme, conjonctivite allergique.

▓ Sinusite allergique.

Hydrastis

GÉNÉRALITÉS

Les dilutions homéopathiques sont fabriquées à partir du rhizome d'hydrastis, plante originaire du Canada que l'on trouve dans les bois. Ce remède est indiqué dans les pathologies présentant des sécrétions jaunes, épaisses et visqueuses.

PRINCIPALES INDICATIONS

▓ Rhinite mucopurulente avec sécrétions jaunâtres, visqueuses.

▓ Sinusite frontale aiguë ou chronique.

▓ Laryngite avec enrouement.

▓ Bronchite chronique des fumeurs.

■ Constipation chronique, constipation de la grossesse.
■ Aphtes à répétition.

Hyoscyamus Niger

GÉNÉRALITÉS

Ce remède provient de la jusquiame noire poussant en Europe sur les terres sablonneuses. Il est indiqué en cas d'excitation et de spasmes chez des sujets généralement jaloux et susceptibles. Ces troubles s'accentuent par le toucher et les émotions.

PRINCIPALES INDICATIONS

■ Jalousie pathologique, exhibitionnisme, délire, érotomanie, nymphomanie.
■ Insomnie, rire pendant le sommeil.
■ Épuisement nerveux, logorrhées.
■ Troubles du caractère, propos insolents, querelles, violence.
■ Hoquet, toux nerveuse, tics.

Ignatia

GÉNÉRALITÉS

L'IGNATIA doit son nom à la fève de saint Ignace, fruit d'un arbuste originaire du Sud Vietnam. Il est préconisé en cas d'hypersensibilité du système nerveux avec réaction paradoxale et de tension nerveuse exagérée. Ces phénomènes s'aggravent à l'occasion d'émotions suscitées par la contrariété, les soucis, les odeurs ou la consolation, et s'améliorent avec la distraction.

PRINCIPALES INDICATIONS

■ Trac, hypersensibilité, spasmophilie.
■ Pathologies engendrées par le stress (céphalée, migraine, gastrite, asthme).
■ Morosité avec désir de solitude, rumination des soucis et chagrins.
■ Insomnie et sommeil léger.
■ Frigidité, vaginisme*, impuissance.

Iodum Metallicum

GÉNÉRALITÉS

Ce remède est constitué à partir d'iode. Il peut être indiqué dans les hypermétabolismes et les hyperthyroïdies s'aggravant par la chaleur, la faim et le café.

PRINCIPALES INDICATIONS

- Hyperthyroïdie, agitation permanente, anxiété au repos.
- Acné, peau sèche.
- Diarrhée chronique, pancréatite chronique.
- Laryngite aiguë, toux rauque et douloureuse.

Ipeca

GÉNÉRALITÉS

Les dilutions homéopathiques sont fabriquées à partir de la racine d'ipéca annelé, plante vivace poussant dans les forêts humides du Brésil. Ce remède est indiqué dans les troubles digestifs avec nausées et vomissements.

PRINCIPALES INDICATIONS

- Nausées permanentes d'origine digestive avec salivation abondante, langue propre, nausées non calmées par les vomissements.
- Diarrhée infantile avec douleur abdominale.
- Toux violente brusque, trachéite et asthme avec sécrétions importantes des muqueuses bronchiques.
- Rhinite avec éternuement continu.

Iris Versicolor

GÉNÉRALITÉS

L'origine de ce remède est le glaïeul bleu, plante herbacée poussant dans les lieux humides, originaire d'Amérique du Nord ; la teinture-mère est fabriquée à partir du rhizome frais. Ce remède est utile dans les brûlures digestives.

PRINCIPALES INDICATIONS

▪ Brûlures de tout le tube digestif (bouche, anus, estomac), vomissements.

▪ Reflux œsophagien brûlant, diarrhée douloureuse.

▪ Migraine périodique avec troubles de la vue et éblouissement, céphalées frontales.

▪ Sciatique gauche, périarthrite de l'épaule droite.

Jaborandi

GÉNÉRALITÉS

Ce remède trouve son origine dans la plante pilocarpus jaborandi ; la teinture-mère est fabriquée à partir de la plante entière. Il est utilisé dans les troubles oculaires avec larmoiement.

PRINCIPALES INDICATIONS

▪ Larmoiement profus et constant.

▪ Troubles de l'accommodation, sensation de globe oculaire endolori.

▪ Hypersalivation pouvant survenir pendant une grossesse.

▪ Sueur abondante et généralisée.

Kalium Bichromicum

GÉNÉRALITÉS

Les dilutions homéopathiques sont fabriquées à partir de bichromate de potasse. Ce remède est indiqué pour corriger les sécrétions anormales des muqueuses avec une aggravation l'hiver, en plein air et par la bière, et une amélioration l'été et par la chaleur.

PRINCIPALES INDICATIONS

▪ Rhinite avec sécrétions mucopurulentes, compactes, épaisses, collantes, formant des bouchons.

▪ Sinusite aggravée par le froid, douleur à la racine du nez.

▪ Otite chronique avec sécrétions épaisses.

▪ Aphtes buccaux, gastrite, œsophagite.

▪ Sciatique avec douleur en pointe sur le trajet du nerf.

Kalium Bromatum

GÉNÉRALITÉS

Ce remède provient du bromure de potassium. Il est utile contre les troubles du comportement avec une agitation caractéristique des mains, troubles s'aggravant à l'occasion d'émotions, de soucis et de surmenage intellectuel, et s'améliorant par des distractions très infantiles.

PRINCIPALES INDICATIONS

▨ Agitation nerveuse, station immobile difficile.
▨ Insomnie, terreurs nocturnes, somnambulisme.
▨ Excitation sexuelle psychique et impuissance.
▨ Acné pustuleuse ou rosacée, indure, violacée sur peau grasse.
▨ Anesthésie des muqueuses génitales induisant un manque de jouissance lors du coït, frigidité.
▨ Hoquet persistant, énurésie.

Kalium Carbonicum

GÉNÉRALITÉS

Ce remède est fabriqué à partir de carbonate de potassium. Il est préconisé en cas de ralentissement du métabolisme avec fatigue chronique, faiblesse musculaire et frilosité. Ces signes s'aggravent par l'exercice physique ou au cours du coït.

PRINCIPALES INDICATIONS

▨ Asthénie, essoufflement et irritabilité.
▨ Préoccupation maniaque de détails futiles.
▨ Angoisses et émotions ressenties dans l'estomac.
▨ Hypersensibilité au bruit et au toucher (aggravée les jours de fatigue).
▨ Douleur des genoux, sciatique.
▨ Ballonnements, gaz, lenteur du transit, constipation, boulimie.
▨ Asthme, bronchite chronique.
▨ Œdème des membres inférieurs et du coin de la paupière.
▨ Frigidité, impuissance.
▨ Lombalgies.

Kalium Lodatum

GÉNÉRALITÉS

Ce remède est composé à partir d'iodure de potassium. Il est indiqué dans les infections ORL Les symptômes ont tendance à s'aggraver la nuit et par la chaleur.

PRINCIPALES INDICATIONS

▤ Rhinite saisonnière et allergique.
▤ Sinusite maxillaire et frontale, constrictive, douleurs à la racine du nez.
▤ Rhumatismes et douleurs périostes* aggravés la nuit.
▤ Névralgie d'Arnold*, sciatique aggravée par la chaleur.
▤ Acné.

Kalium Muriaticum

GÉNÉRALITÉS

Les dilutions homéopathiques sont fabriquées à partir du chlorure de potassium, poudre blanche et inodore. Ce remède est indiqué dans les sécrétions et glaires adhérentes.

PRINCIPALES INDICATIONS

▤ Toux grasse avec glaires adhérentes difficiles à expulser, sécrétions épaisses, visqueuses et blanchâtres.
▤ Rhinopharyngite avec une sensation d'oreille bouchée.
▤ Œdème chronique des membres inférieurs avec une peau sèche et de petites desquamations.

Kalium Phosphoricum

GÉNÉRALITÉS

Les dilutions homéopathiques sont fabriquées à partir du phosphate monopotassique. C'est le remède des épuisements nerveux suite à un surmenage, aggravés par toute surexcitation, améliorés en mangeant et par l'exercice modéré.

PRINCIPALES INDICATIONS

▓ Tendance dépressive suite à un excès de travail intellectuel, sensation de découragement, de manque de volonté, anxiété sans motif défini, irritabilité. Symptomatologie aggravée par l'activité sexuelle.

▓ Insomnie suite à une excitation nerveuse, terreurs nocturnes.

▓ Tremblement des pieds et des mains, engourdissement.

▓ Céphalée occipitale.

▓ Acouphènes.

▓ Gencives saignantes, langue sèche, faim excessive et désir de boissons froides.

▓ Coryza (rhume) avec éternuements fréquents.

▓ Démangeaisons sur la paume des mains et sur la plante des pieds.

Kalmia Latifolia

GÉNÉRALITÉS

Ce remède provient du laurier d'Amérique, espèce ornementale d'arbres d'Amérique du Nord ; la teinture-mère est fabriquée à partir de la feuille. Ce remède est utile dans les névralgies et les douleurs lancinantes, violentes.

PRINCIPALES INDICATIONS

▓ Névralgie du zona.

▓ Névralgies oculaire, faciale, ciliaire, cervico-brachiale.

▓ Céphalée améliorée en mangeant.

▓ Douleur des globes oculaires.

▓ Douleur musculaire chronique.

Kreosotum

GÉNÉRALITÉS

Le KREOSOTUM provient de la créosote officinale, extraite du goudron. C'est le remède des irritations brûlantes des muqueuses avec ulcération.

PRINCIPALES INDICATIONS

▓ Leucorrhées irritantes, excoriantes*, avec des brûlures vulvo-vaginales.

▓ Douleurs de la dentition, caries nombreuses et précoces, carie du collet.

Lac Caninum

GÉNÉRALITÉS

Les dilutions homéopathiques sont fabriquées à partir du lait de vache. Ce remède est indiqué pour les douleurs qui changent de côté alternativement.

PRINCIPALES INDICATIONS

▪ Rêves très fréquents, humeur variable, crainte de la solitude.
▪ Migraine commencant d'un côté, finissant de l'autre.
▪ Angine changeant plusieurs fois de site, provoquant des douleurs à des endroits différents de la gorge, angine au moment des règles.
▪ Douleurs ovariennes alternant des deux côtés.
▪ Douleur au niveau de la nuque et des dorsales.
▪ Seins inflammés très sensibles au toucher.

Lachesis

GÉNÉRALITÉS

Le LACHESIS est fabriqué avec du venin de serpent. C'est le remède majeur des problèmes psychiques, vasculaires et gynécologiques en période de ménopause (aggravation au toucher, à la chaleur ou par le port d'un vêtement qui serre ; amélioration lors des écoulements ou de la perte de sang).

PRINCIPALES INDICATIONS

▪ Troubles du comportement : jalousie, autoritarisme, excitation psychique, susceptibilité pathologique, insomnie.
▪ Troubles de la ménopause : dépression et épuisement nerveux, nymphomanie, douleur des ovaires.
▪ Alcoolisme avec une préférence pour le vin et les liqueurs.
▪ Ecchymose au moindre choc, épistaxis.
▪ Céphalée battante souvent à gauche.
▪ Acouphènes avec une sensation d'oreille bouchée, vertiges au réveil.
▪ Règles irrégulières en préménopause, excitation sexuelle lors de la ménopause.
▪ Hémorroïdes.

Lachnantes Tinctoria

GÉNÉRALITÉS

Les dilutions homéopathiques sont fabriquées à partir des racines de narcisse rouge, plante originaire des régions marécageuse des États-Unis. Ce remède est indiqué dans les torticolis et les céphalées migraineuses.

PRINCIPALES INDICATIONS

▦ Torticolis avec raideur et contracture des muscles du cou.
▦ Céphalées migraineuses avec frilosité lors des crises.

Ledum Palustre

GÉNÉRALITÉS

Les dilutions de LEDUM PALUSTRE sont issues du lédon des marais, arbuste à feuilles persistantes poussant en Europe du Nord et en Asie. Ce remède est utile dans les traumatismes et les saignements qui les accompagnent.

PRINCIPALES INDICATIONS

▦ Plaies punctiformes peu douloureuses.
▦ Prévention des ecchymoses lors d'une intervention chirurgicale.
▦ Suites et prévention de piqûres d'insecte.
▦ Entorses répétées, arthrose du genou, de la hanche, améliorée par les bains froids.
▦ Tendance à l'alcoolisme.

Lilium Tigrinum

GÉNÉRALITÉS

Les dilutions de LILIUM TIGRINUM sont fabriquées à partir du lis tigre, plante herbacée fréquemment cultivée en Europe. Ce remède est indiqué aux personnes hyperactives, très occupées, scrupuleuses, attirées à la fois par le sexe et par la religion. Ces caractéristiques s'aggravent par la consolation.

PRINCIPALES INDICATIONS

- Précipitation, personne «brouillon», erreurs dans l'écriture et le langage, peur de la solitude.
- Sensation de pesanteur pelvienne avec des douleurs lombaires.
- Règles peu importantes, douleurs de la vessie.
- Douleurs des ovaires (surtout à gauche) aggravées par la marche.
- Nymphomanie.
- Palpitations, chaleur brûlante de la paume des mains.
- Faim excessive, surcharge pondérale.
- Ménopause.

Lobelia Inflata

GÉNÉRALITÉS

Les dilutions homéopathiques sont fabriquées à partir du macérât de la plante entière de lobélie. Ce remède est utile dans les troubles digestifs et respiratoires aggravés par l'odeur du tabac.

PRINCIPALES INDICATIONS

- Nausées matinales de la femme enceinte.
- Salivation et contraction de l'œsophage.
- Oppression thoracique avec une gêne respiratoire, asthme lors d'un effort.

Luesinium

GÉNÉRALITÉS

Ce remède est préparé à partir de sérosités de chancre syphilitique stérilisé. C'est un remède utile dans les processus pathologiques où se succèdent irritation, ulcération, sclérose. Ces troubles s'aggravent la nuit, en bord de mer ou par la prise d'alcool et s'améliorent à la montagne.

PRINCIPALES INDICATIONS

- Anxiété, idée fixe, peur des maladies.
- Insomnie de seconde partie de nuit.
- Difficultés scolaires, surtout pour les problèmes abstraits (mathématiques par exemple), faiblesse de la mémoire.
- État dépressif, tendance égoïste, désir d'alcool, mauvaise mémoire des noms propres.

■ Caries à répétition.
■ Asthme, laryngite nocturne.
■ Hyperlaxité avec une tendance aux luxations.
■ Atteintes tissulaires évoluant vers la sclérose.

Lycopodium

GÉNÉRALITÉS

Les dilutions homéopathiques de Lycopodium sont fabriquées à partir de la teinture-mère du lycopode officinal, plante herbacée poussant en Europe sur des terrains siliceux. C'est un remède pour les pathologies à évolution chronique et progressive avec troubles digestifs. Les signes s'aggravent entre 16 et 20 heures et s'améliorent par la consommation de boissons chaudes.

PRINCIPALES INDICATIONS

■ Remède de fond pour les personnes à fort caractère, intelligentes, autoritaires et au regard vif. Volontarisme, orgueil, attachement à la réussite mais aussi tendance à la querelle, à la critique et au manque de confiance en soi caractérisent ces sujets.
■ Baisse des facultés intellectuelles et de la mémoire avec l'âge, misanthropie, avarice.
■ Dépression nerveuse, tics, mal des transports, autodépréciation, troubles digestifs hépatiques accompagnés de fatigue physique et psychique.
■ Dermatologie : eczéma, dermites séborrhéiques, urticaire chronique, peau sèche, prurit*, psoriasis.
■ Troubles métaboliques : excès de cholestérol, acide urique.
■ Insuffisance hépatique et troubles digestifs, ballonnements, douleurs vésiculaires, migraines, gastrites, ulcères, constipation, colopathie*, intolérance aux oignons.
■ Hypertrophie de la prostate, hémorroïdes.
■ Éjaculation précoce avec une érection difficile chez le sujet jeune.
■ Impuissance et chute de la libido en vieillissant, aversion pour le coït chez le sujet âgé.
■ Sécheresse oculaire et/ou vaginale.

Lycopus Virginicus

GÉNÉRALITÉS

Les dilutions homéopathiques sont fabriquées à partir de lycope de Virginie, plante herbacée poussant dans les lieux humides d'Amérique du Nord. C'est un remède intéressant dans les troubles thyroïdiens.

PRINCIPALES INDICATIONS

▓ Palpitation et tachycardie lors d'hyperthyroïdie.
▓ Exophtalmie*.

Magnesia Carbonica

GÉNÉRALITÉS

Les dilutions homéopathiques sont fabriquées à partir de carbonate de magnésie. Ce remède est indiqué dans les troubles intestinaux qui s'aggravent en buvant du lait.

PRINCIPALES INDICATIONS

▓ Diarrhée avec douleur abdominale, désir de lait malgré une intolérance, désir de viande et de fruit chez l'adulte, colique (plié en deux) améliorée par la chaleur locale.
▓ Névralgies dentaire et faciale.
▓ Spasmophilie avec nervosité, frilosité, fourmillements et crampes, souvent associée à la diarrhée.
▓ Insomnie à 2 heures.
▓ Pharyngite chronique qui s'aggrave avant les règles.

Magnesia Muriatica

GÉNÉRALITÉS

Ce remède est fabriqué à partir de cristaux de chlorure de magnésium. Il est utile dans les troubles digestifs et gynécologiques.

PRINCIPALES INDICATIONS

▓ Constipation avec douleur hépatique.
▓ Règles douloureuses avec douleur lombaire.
▓ Nervosité avec céphalée (souvent au niveau temporal), palpitations.

▓ Sensations de brûlure de la plante des pieds, engourdissement des bras au réveil.

▓ Perte du goût et de l'odorat après une rhinopharyngite.

▓ Anxiété et nervosité aggravées par l'immobilisme.

Magnesia phosphorica

GÉNÉRALITÉS

Ce remède est fabriqué à partir de phosphate de magnésium. Il est généralement conseillé en cas de douleurs et de crampes, notamment aux mains ou aux mollets, s'améliorant à l'aide d'applications chaudes.

PRINCIPALES INDICATIONS

▓ Spasmophilie, spasmes de la paupière, tics du visage.

▓ Hoquet, diarrhée, colique abdominale.

▓ Règles douloureuses améliorées avec la pression, pliée en deux.

▓ Vaginisme* violent apparaissant et cédant brusquement.

Mancinella

GÉNÉRALITÉS

Les dilutions homéopathiques sont fabriquées à partir du macérât de figuier vénéneux. C'est un remède utilisé pour ses actions sur le psychisme et certaines inflammations de l'œil.

PRINCIPALES INDICATIONS

▓ Timidité maladive des adolescents avec une tendance mélancolique, une aversion pour la conversation, une sensation d'ennui.

▓ Inflammation oculaire avec conjonctivite et sensation de brûlure des globes oculaires.

▓ Tendance ulcérative de la bouche et du pharynx.

Medorrhinum

GÉNÉRALITÉS

Il s'agit d'un médicament issu de sécrétions humaines. C'est le remède de l'inflammation chronique des muqueuses génito-urinaires et du rhumatisme. Ces troubles s'améliorent en bord de mer et par temps humide.

PRINCIPALES INDICATIONS
- Infection génitale chronique, prostatite, bartholinite, épididymite*.
- Névralgie, sciatique, douleur des talons.
- Parole précipitée, bégaiement, troubles de la mémoire, alcoolisme.

Mercurius Corrosivus

GÉNÉRALITÉS
Les dilutions homéopathiques sont fabriquées à partir de chlorure de mercure. C'est le remède des inflammations très douloureuses des muqueuses.

PRINCIPALES INDICATIONS
- Angine très inflammatoire et douloureuse et impossibilité d'avaler.
- Colite intestinale très douloureuse avec diarrhée et glaires sanglantes.
- Inflammation oculaire importante, conjonctivite, kératite* avec photophobie*.

Mercurius Solubilis

GÉNÉRALITÉS
La base de ce remède est le mercure soluble. Il est conseillé en cas d'inflammation et d'ulcération des muqueuses, phénomènes qui s'aggravent la nuit et par temps froid et humide.

PRINCIPALES INDICATIONS
- Agressivité, autoritarisme, violence, précipitation, méchanceté.
- Angine et inflammation de la sphère ORL avec soif intense.
- Conjonctivite chronique, orgelet, otite aiguë suppurée, sinusite.
- Diarrhée aiguë, hépatite, pancréatite.
- Rhume de longue durée, angine avec mauvaise haleine, gencives enflées.
- Épididymite*, cystite, bartholinite.
- Gynécomastie, oreillons.
- Prurit* vulvaire, ulcération des muqueuses des organes génitaux.

Millefolium

GÉNÉRALITÉS

Les dilutions homéopathiques sont fabriquées à partir du macérât de millefeuille. C'est un remède indiqué dans les hémorragies.

PRINCIPALES INDICATIONS

▓ Hémorragies sans douleur ni fièvre, spontanées ou d'origine traumatique, touchant tous les organes (nez, poumons, bouche, estomac, intestins, reins, utérus).
▓ Varices douloureuses pendant la grossesse.
▓ Prévention avant une intervention chirurgicale.

Mezereum

GÉNÉRALITÉS

L'origine de ce remède est le bois gentil, arbrisseau qui pousse dans les bois d'Europe ; la teinture-mère est fabriquée à partir de l'écorce de la tige. C'est un remède utile dans les névralgies très sensibles au toucher et par temps froid et humide.

PRINCIPALES INDICATIONS

▓ Névralgie de la face aggravée par la mastication.
▓ Névralgie intercostale.
▓ Névralgie après zona et présence de vésicules.
▓ Éruption survenant après les vaccinations.
▓ Spasmes de la paupière.

Mica

GÉNÉRALITÉS

Les dilutions homéopathiques sont fabriquées à partir de silicate d'alumine et de potasse. Ce remède est intéressant dans les troubles de l'appétit.

PRINCIPALES INDICATIONS

▓ Anorexie mentale, sujet qui trouve inutile de manger pour prolonger une vie sans intérêt et sans plaisir, manque de chaleur vitale, frilosité.

■ Gingivite chronique avec déchaussement dentaire.
■ Sécheresse de la peau.

Moschus

GÉNÉRALITÉS

Le Moschus provient du musc. C'est un remède conseillé en cas de troubles nerveux et d'excitation sexuelle, phénomènes s'aggravant en public et par la consommation de café et d'alcool.

PRINCIPALES INDICATIONS

■ Hyperexcitation sexuelle (concerne les deux sexes), spasmes, distension.
■ Météorisme*, boule dans la gorge, crises de nerfs, palpitations.
■ Pesanteur au niveau du vertex.
■ Comportement moqueur, hystériforme, théâtralisme, réactions émotives exagérées (larmes et rires), comportement précipité et maladroit.
■ Impuissance des diabétiques, érection accompagnée de douleurs brûlantes urétrales et d'un désir d'uriner.
■ Sensations insupportables de chatouillement des régions génitales, nausées et vomissements après le coït, défaillance lors de l'acte sexuel.
■ Règles en avance et abondantes avec excitation sexuelle, nymphomanie.

Murex

GÉNÉRALITÉS

Le Murex est fabriqué à partir du mollusque murex trunculus, gastéropode des côtes de la Méditerranée. Il est indiqué en cas de congestion utérine avec une sensation de ptôse* et de saignements (aggravation avant les règles et à l'effort).

PRINCIPALES INDICATIONS

■ Tristesse et découragement avant les règles.
■ Excitation sexuelle provoquée par le toucher de la vulve, accalmie en croisant et en serrant fortement les jambes.
■ Pesanteur de l'utérus, règles longues, douloureuses et prématurées.

- Envie d'uriner constamment (surtout la nuit), douleurs lombaires.
- Prolapsus utérin (descente d'organes) possible.
- Nymphomanie, vaginisme*.

Muriatic Acidum

GÉNÉRALITÉS

Les dilutions homéopathiques sont fabriquées à partir de l'acide chlorhydrique concentré. Ce remède est indiqué dans les inflammations avec sécheresse et ulcération.

PRINCIPALES INDICATIONS

- Lucite* après une exposition au soleil, œdème, éruption cutanée, vésicules.
- Sécheresse des lèvres, de la langue, de la bouche et du pharynx.
- Hémorroïdes douloureuses, incontinence rectale.
- Douleur du tendon d'Achille avec faiblesse musculaire.

Naphtalinum

GÉNÉRALITÉS

Les dilutions homéopathiques sont fabriquées à partir de naphtaline. C'est un remède utile dans les allergies.

PRINCIPALES INDICATIONS

- Rhinite et asthme allergiques améliorés au grand air.
- Peut être essayé pour tenter de ralentir la cataracte, l'opacification de la cornée.

Natrum Carbonicum

GÉNÉRALITÉS

L'origine de ce remède est le carbonate de sodium monohydrate, poudre cristalline blanche soluble dans l'eau. C'est un remède intéressant dans les états de fatigue chez un sujet ne supportant pas les grosses chaleurs.

PRINCIPALES INDICATIONS

▥ Asthénie, état dépressif avec une difficulté pour le travail intellectuel et physique, surtout par temps chaud.

▥ Relâchement ou faiblesse articulaire entraînant des entorses à répétition, surtout des chevilles.

▥ Mauvaise digestion, lenteur digestive, flatulences.

▥ Bronchite chronique, frilosité et tendance à prendre froid rapidement.

▥ Rhinite chronique avec mucosités rétronasales.

Natrum Muriaticum

GÉNÉRALITÉS

Le Natrum Muriaticum est fabriqué à partir de chlorure de sodium. Il est souvent indiqué chez les hyperémotifs introvertis, dans le cadre de sécheresse de la peau et des muqueuses et/ou de troubles de la nutrition. La consolation ainsi que la présence en bord de mer aggravent ces troubles.

PRINCIPALES INDICATIONS

▥ État dépressif, rumination, dépression résistant à la psychothérapie. Sujets peu communicatifs qui souffrent en silence en s'isolant et ne montrent pas leur tristesse.

▥ Désir d'absolu, amour impossible, jalousie de ressentiment.

▥ Dénutrition, déshydratation malgré un désir de sel et une soif intense, amaigrissement de la partie supérieure du corps, œdème des doigts, des paupières et des chevilles.

▥ Sécheresse de la peau, pellicules et acné juvénile, peau grasse et huileuse.

▥ Sécheresse vaginale, frigidité, leucorrhées, vaginisme*.

▥ Inflammation des paupières, larmoiement, orgelets à répétition.

▥ Rhinites à répétition, perte du goût et de l'odorat.

▥ Fissure anale, gynécomastie.

Natrum Sulfuricum

GÉNÉRALITÉS

L'origine de ce remède est le sulfate de sodium anhydre, poudre blanche inodore, facilement soluble dans l'eau. C'est le remède des rétentions d'eau et des troubles digestifs aggravés au bord de l'eau ou par les aliments aqueux.

PRINCIPALES INDICATIONS

▦ Trouble chronique du métabolisme de l'eau, cellulite, œdème des doigts et des mains, prise de poids avant les règles.

▦ Rhumatisme, douleurs articulaires ou musculaires chroniques aggravées par temps humide.

▦ Troubles digestifs, diarrhée, flatulences, constipation, ballonnements.

▦ Leucorrhées chroniques.

▦ Bronchite chronique et asthme aggravé en bord de mer.

▦ Séquelles de traumatisme crânien, irritabilité, dépression, tristesse, douleur crânienne chronique.

Nitricum Acidum

GÉNÉRALITÉS

Comme son nom l'indique, ce remède est fabriqué à partir d'acide nitrique. Il est utile en cas d'inflammation de la peau ou des muqueuses avec ulcération, fissures et verrues, chez des personnalités souvent misanthropes, asociales et irritables.

PRINCIPALES INDICATIONS

▦ Irritabilité, rancune, colère au moindre contretemps.

▦ Asthénie*, anxiété pour sa santé.

▦ Rhinite chronique irritante, pharyngite, craquements temporo-mandibulaires.

▦ Aphtes avec ulcérations profondes, verrues des lèvres.

▦ Verrues, condylomes, polypes* suintant et saignant facilement.

▦ Ulcération des organes génitaux (saignant au moindre contact) et douleurs vives.

▦ Prurit* de l'anus, hémorroïdes, fissure anale.

▦ Bartholinite, psoriasis, ulcération des organes génitaux.

Nux Moschata

GÉNÉRALITÉS

Les dilutions homéopathiques sont fabriquées à partir de noix de muscade. Ce remède est indiqué dans les troubles nerveux avec une tendance au sommeil et dans les sécheresses des muqueuses et de la peau.

PRINCIPALES INDICATIONS

▨ Tendance irrésistible au sommeil, stupeur, incapacité à penser, lenteur à répondre aux questions, perte de mémoire, le sujet se perd dans la rue.
▨ Sécheresse extrême des yeux (absence de larmes) et de la bouche, soif permanente.
▨ Ballonnements importants pendant les repas, constipation.

Nux Vomica

GÉNÉRALITÉS

Le Nux Vomica est fabriqué avec de la noix de vomique, fruit issu d'arbres poussant en Asie du Sud-Est. C'est un des grands remèdes de l'hyperexcitabilité et de l'hypersensibilité. Il est souvent indiqué chez des personnalités impulsives, méticuleuses, jalouses, impatientes, agressives et ne supportant pas la contradiction. Ces patients manifestent souvent un désir d'alcool, de café et de tabac, ce qui aggrave leurs troubles.

PRINCIPALES INDICATIONS

▨ Forte activité, occupation, anxiété, colère, rumination des soucis la nuit, jalousie obsessionnelle.
▨ Insomnie d'endormissement, mauvais réveil, somnolence impérieuse après le repas.
▨ Intolérance aux bruits et aux odeurs.
▨ Libido importante.
▨ Coliques abdominales, constipation, douleurs spasmodiques, indigestion, hoquet.
▨ Douleurs lombaires.
▨ Hémorroïdes internes provoquant de faux besoins.
▨ Crampe musculaire, spasmophilie.

Onosmodium

GÉNÉRALITÉS

L'Onosmodium provient d'une plante de la famille des borraginées de Virginie. C'est un remède utile contre la diminution du désir sexuel.

PRINCIPALES INDICATIONS

▦ Faiblesse des yeux par surmenage oculaire.

▦ Céphalée frontale occipitale, difficultés de concentration après un effort oculaire.

▦ Douleurs utéro-ovariennes chroniques, sensation constante que les règles sont sur le point de venir.

▦ Manque de force musculaire dans les jambes, engourdissement.

▦ Diminution du désir sexuel, érection faible.

▦ Éjaculation précoce, impuissance.

Opium

GÉNÉRALITÉS

L'origine de ce remède est le latex desséché obtenu par l'incision des capsules de pavots. C'est un remède utile dans les exaltations des sens, les hypersensibilités alternant avec des états de somnolence, aggravées par la peur, la chaleur, l'alcool.

PRINCIPALES INDICATIONS

▦ Hyperidéation euphorique, délire, hyperesthésie de tous les sens, (odorat, toucher…), audition, peur et affabulation.

▦ État épileptique.

▦ Constipation bien supportée, subocclusion suite à une anesthésie.

▦ Paralysie vésicale postopératoire.

Origanum

GÉNÉRALITÉS

Ce remède est fabriqué à partir de la marjolaine à coquilles, plante aromatique originaire d'Orient. Il est indiqué en cas de trop forte excitation sexuelle féminine.

PRINCIPALES INDICATIONS

▦ Excitation sexuelle obsédante et constante, surtout chez les jeunes filles précieuses et maniérées.

▦ Nymphomanie, vaginisme*.

▦ Rêves lascifs, tendance à l'onanisme*.

▦ Prurit* des mamelons, douleurs dans les seins.

Palladium

GÉNÉRALITÉS

Ce remède est à base de palladium (métal retrouvé dans les mines de platine). Il est utile en cas de susceptibilité chez les personnes dont l'amour-propre est démesuré.

PRINCIPALES INDICATIONS
- Personnalité hautaine, cherchant la flatterie et à briller en société.
- Sentiment d'injustice non justifié.
- Douleur des ovaires, souvent de l'ovaire droit.

Pareira Brava

GÉNÉRALITÉS

Ce remède est fabriqué à partir du chondodendron tomentosum, liane sarmenteuse poussant en Amérique du Sud.

PRINCIPALES INDICATIONS
- Cystite.
- Urétrite chronique.
- Hypertrophie de la prostate.

Petroleum

GÉNÉRALITÉS

Le Petroleum est du pétrole blanc purifié. Ce remède est utile en cas de sécheresse cutanée chronique chez des sujets très frileux, phénomène qui s'aggrave en hiver.

PRINCIPALES INDICATIONS
- Eczéma fissuré, prurigineux, sur une peau d'aspect épaissie, psoriasis.
- Mal de mer, vertiges et nausées améliorées en mangeant.
- Raideur des genoux, lésion du ménisque.
- Frilosité avec sensation de chaleur de la paume des mains et de la plante des pieds.
- Sueur génitale et axillaire très odorante.
- Prurit* anal, prurit des organes génitaux.

Phosphorus

GÉNÉRALITÉS

Le Phosphorus est fabriqué à partir du phosphore blanc. Ce remède est utile en cas d'alternance de grande excitation et d'abattement, d'anxiété et de peur (notamment des maladies), phénomènes s'aggravant par les émotions fortes et par la solitude. Souvent indiqué chez des sujets longilignes, passionnés, sympathiques, sociables qui désirent être aimés et sont sensibles au malheur des autres. La compagnie et le sommeil peuvent entraîner une amélioration.

PRINCIPALES INDICATIONS

▓ Alternance de l'hyperactivité cérébrale avec fatigue et sensation d'épuisement.
▓ Acouphènes, polypes* nasaux, gencives saignantes.
▓ Loquacité, impudeur, excitation sexuelle, nymphomanie.
▓ Impuissance après une excitation sexuelle excessive.
▓ Fragilité vasculaire, ecchymose au moindre coup.
▓ Hépatite, pancréatite, pneumopathie.

Phosphoricum Acidum

GÉNÉRALITÉS

L'origine de ce remède est l'acide phosphorique. Il est utile dans les troubles du comportement avec grande fatigue, dans les suites de surmenage intellectuel ou de déception sentimentale. Ces troubles s'améliorent par le sommeil.

PRINCIPALES INDICATIONS

▓ Fatigabilité intellectuelle, désintérêt général, tendance dépressive, insomnie.
▓ Indifférence, sentiment de vide existentiel, incapacité de se concentrer pour lire et compter.
▓ Asthénie après une croissance rapide, douleurs musculaires de croissance, lombalgies.
▓ Obnubilation, saturation intellectuelle chez les étudiants.
▓ Cheveux prématurément gris, céphalée du vertex.
▓ Diarrhées chroniques, sueurs nocturnes.
▓ Impuissance chez les sujets jeunes due aux excès sexuels.

Phytolacca

GÉNÉRALITÉS

Ce remède est fabriqué à partir du raisin d'Amérique appelé «phyto-laque». Il est utile dans les atteintes de la sphère ORL et les douleurs rhumatismales, douleurs s'aggravant par temps humide et froid.

PRINCIPALES INDICATIONS

- État grippal, courbatures mais besoin de bouger.
- Angine, amygdalite, douleurs à la racine de la langue, pointe de la langue rouge.
- Gingivites, douleurs dentaires.
- Congestion et tension mammaires avant les règles.
- Douleur rhumatismale du talon, sciatique.

Picricum Acidum

GÉNÉRALITÉS

La base de ce remède est l'acide picrique. Il est indiqué en cas d'ex-citation sexuelle et de neurasthénie*, phénomènes s'aggravant par l'effort mental ou physique.

PRINCIPALES INDICATIONS

- Excitation génitale avec plus ou moins de désir, érection vio-lente.
- Neurasthénie et morosité chez un hypotendu.
- Aversion pour tout effort, manque de volonté, céphalée.
- Eczéma et furoncle, notamment dans la zone du conduit auditif externe.
- Priapisme*.

Platina

GÉNÉRALITÉS

Ce remède, fabriqué à partir de platine, est indiqué dans les troubles de la personnalité avec une aggravation par le refoulement sexuel, ainsi que dans les problèmes d'hyperesthésie génitale aggravée par le toucher.

PRINCIPALES INDICATIONS

▒ Isolement social et affectif par surestimation de soi, dédain, arrogance, mépris et sous-estimation des autres.

▒ Jalousie pathologique avec agressivité.

▒ Hyperesthésie génitale, excitation, vaginisme*.

▒ Leucorrhées, prurit* des organes génitaux.

▒ Nymphomanie, douleur des ovaires.

▒ Constipation, spasmes de l'intestin, de l'œsophage, de l'utérus.

Plumbum

GÉNÉRALITÉS

Comme son nom l'indique, le PLUMBUM vient du plomb. C'est un remède utile contre la constipation et les spasmes, pathologies s'aggravant avec le tabagisme.

PRINCIPALES INDICATIONS

▒ Constipation spasmodique, ténesme*.

▒ Hypertension artérielle par sclérose vasculaire, artérite.

▒ Névralgie fulgurante, sciatique, impuissance.

▒ Gingivite, névrite optique, paralysie des cordes vocales ou de la paupière supérieure.

▒ Tristesse, lenteur intellectuelle, imprécision du langage.

Podophyllum

GÉNÉRALITÉS

Les dilutions homéopathiques sont fabriquées à partir du rhizome de la podophylle, plante herbacée des forêts humides du Canada. C'est le remède des troubles digestifs et hépatiques, aggravés par temps chaud après avoir mangé, améliorés couché sur le ventre.

PRINCIPALES INDICATIONS

▒ Diarrhée abondante le matin avec douleurs abdominales, améliorée couché sur le ventre et par les frictions, sensation de faiblesse, constipation alternant avec la diarrhée.

▒ Céphalée et migraine d'origine digestive (vésicule biliaire).

▒ Poussée dentaire avec diarrhée, besoin de presser les gencives l'une sur l'autre pour calmer les douleurs.

Poumon Histamine

GÉNÉRALITÉS

Les dilutions homéopathiques sont fabriquées à partir d'extrait de poumon d'un cobaye rendu artificiellement allergique. C'est un remède de terrain dans les allergies.

PRINCIPALES INDICATIONS

- Asthme, sinusite, rhinites allergiques.
- Eczéma, œdème, urticaire.
- Conjonctivite d'origine allergique.

Psorinum

GÉNÉRALITÉS

Le Psorinum est issu d'une dilution à partir de lésion de la gale. C'est le remède des maladies chroniques récidivantes, du pessimisme et de la grande frilosité. Ces phénomènes s'améliorent toutefois par la chaleur et l'alimentation.

PRINCIPALES INDICATIONS

- Dermatose* chronique : eczéma, furoncle, urticaire, prurit*.
- Migraine ophtalmique, orgelets à répétition.
- Asthme, rhinite allergique.
- Sujet qui mange beaucoup et ne grossit pas, avec diarrhée et parasitose intestinale récidivante.
- Infection urinaire et génitale chronique.
- Otite chronique.
- Énurésie.

Pulsatilla

GÉNÉRALITÉS

L'origine de ce remède est l'anémone pulsatilla. Il est indiqué dans les troubles de la personnalité avec humeur changeante, émotivité, timidité et larmoiement facile. Il est également utile dans les cas d'inflammation des muqueuses. Ces troubles s'aggravent par la chaleur et en mangeant des graisses ; s'améliorent par la consolation et la compagnie.

PRINCIPALES INDICATIONS

▓ Mélancolie, tristesse, résignation des personnes lunatiques qui cherchent la sympathie.

▓ Timidité, peur du sexe opposé, de la sexualité, attirance religieuse.

▓ Céphalée frontale aggravée par le travail intellectuel ou l'alimentation trop grasse.

▓ Obésité due à l'abus de sucrerie, absence de soif.

▓ Orgelet, conjonctivite, coryza (rhume).

▓ Nez bouché le soir et coulant le matin, perte de l'odorat et du goût, rhinopharyngites à répétition.

▓ Insuffisance veineuse, varicosité, extrémités glacées.

▓ Règles irrégulières et peu importantes, leucorrhées.

▓ Gynécomastie.

▓ Orchite*, oreillons, prostatite chronique.

Radium Bromatum

GÉNÉRALITÉS

Les dilutions homéopathiques sont fabriquées à partir du bromure de radium. Ce remède est utile dans les douleurs rhumatismales et dans certaines maladies de la peau.

PRINCIPALES INDICATIONS

▓ Hypotension artérielle, sensation de chaleur générale.

▓ Arthrose avec douleurs articulaires améliorées au dérouillage après une aggravation au début du mouvement, désir d'étirement, sensation de raideur.

▓ Névralgie faciale, tics et spasmes de la face.

▓ Asthénie avec anémie, hypotension.

▓ Irritation et démangeaisons de la peau.

▓ Cicatrice chéloïde ou rétractile avec démangeaisons (cicatrices inflammées).

▓ Verrues sensibles et douloureuses au toucher.

Rana Bufo

GÉNÉRALITÉS

Le RANA BUFO est fabriqué à partir de venin de crapaud. C'est un remède de l'excitation sexuelle sans retenue avec abrutissement.

PRINCIPALES INDICATIONS
■ Excitation sexuelle irrésistible et manque de contrôle.
■ Retard mental et scolaire, comportement puéril.
■ Colère, rires nerveux et stupides.
■ Alcoolisme, épilepsie.

Rhododendron

GÉNÉRALITÉS
Le RHODODENDRON est fabriqué à base de rose de Sibérie. C'est un remède contre les rhumatismes et les névralgies qui s'aggravent à l'arrivée de l'orage, par temps froid et humide.

PRINCIPALES INDICATIONS
■ Névralgie du trijumeau*, névralgie dentaire, névralgie d'Arnold*, névralgie cervicobrachiale.
■ Douleur du talon.
■ Orchite* chronique, douleur testiculaire.

Rhus Toxicodendron

GÉNÉRALITÉS
Ce remède est produit à base de poison d'oak, issu d'un arbrisseau poussant en Amérique du Nord et au Japon. Il est généralement indiqué en cas d'éruptions cutanées et de douleurs rhumatismales s'améliorant au mouvement et s'aggravant à l'humidité.

PRINCIPALES INDICATIONS
■ Raideur articulaire améliorée au mouvement après dérouillage.
■ État grippal, enrouement de la voix des chanteurs.
■ Douleurs et courbatures après un effort musculaire, palpitations après un effort sportif.
■ Douleur articulaire ou tendineuse chronique, arthrite temporo-mandibulaire, sciatique, torticolis.
■ Herpès, eczéma, infections cutanées, dermatose* vésiculeuse, prurit* amélioré par l'eau très chaude.

Rumex Crispus

GÉNÉRALITÉS

L'origine de ce remède est une plante appelée «patience crépue» poussant dans les régions tempérées ; la teinture-mère est fabriquée à partir de la racine fraîche. Ce remède est utile dans les irritations des muqueuses respiratoires et intestinales améliorées par la chaleur.

PRINCIPALES INDICATIONS

▓ Laryngite, trachéite, bronchite avec chatouillement dans l'arrière-gorge.

▓ Toux sèche, violente, incessante, avec parfois des petites pertes d'urine.

▓ Démangeaisons de la peau, surtout des membres inférieurs, chez les personnes âgées. Aggravation en se déshabillant.

Ruta Graveolens

GÉNÉRALITÉS

L'origine de ce remède est la rue fétide, plante ligneuse vivace poussant dans les régions méditerranéennes. Autrefois, cette plante était employée pour provoquer des avortements. La teinture-mère est fabriquée à partir de la plante en floraison. C'est un remède utilisé en homéopathie dans les traumatismes et les fatigues oculaires qui s'améliorent par le mouvement et qui s'aggravent par le froid humide.

PRINCIPALES INDICATIONS

▓ Traumatisme des tendons et des articulations, sensation de meurtrissure dans les os, lumbago, entorse.

▓ Douleur aux yeux après un surmenage.

Sabina

GÉNÉRALITÉS

Le remède SABINA provient du junepirus sabina, arbrisseau des régions montagneuses d'Europe. Il est préconisé en cas de congestion utérine hémorragique.

PRINCIPALES INDICATIONS

▓ Règles prématurées, longues et abondantes.

■ Excitation sexuelle lors des règles, douleur vaginale irradiant vers les cuisses.

■ Perte de sang pendant l'ovulation, hémorroïdes.

■ Douleurs articulaires aux poignets, aux doigts, aux orteils, aux talons et au pubis.

■ Verrues douloureuses avec prurit* et/ou condylomes saignants.

Sanbuccus Nigra

GÉNÉRALITÉS

L'origine de ce remède est le sureau noir, petit arbuste de haie produisant des baies noires toxiques. C'est un remède utile surtout dans les affections du larynx.

PRINCIPALES INDICATIONS

■ Laryngite avec une gène respiratoire.

■ Toux, irritation du larynx (laryngée).

■ Nez sec et obstrué, enrouement.

Sarcolicum Acidum

GÉNÉRALITÉS

Les dilutions homéopathiques sont fabriquées à partir d'acide lactique. C'est le remède des douleurs musculaires.

PRINCIPALES INDICATIONS

■ Fatigue musculaire après un exercice physique aggravée par le mouvement, avec une sensation d'enraidissement et un besoin de bouger pour se soulager.

■ Fatigue physique et cérébrale avec irritabilité.

■ Cœur forcé des sportifs.

Selenium

GÉNÉRALITÉS

C'est une dilution homéopathique fabriquée à partir du selenium metallicum. Ce remède est indiqué en cas de fatigue aggravée par le coït et les insomnies.

PRINCIPALES INDICATIONS

▨ Asthénie intellectuelle et physique, perte de mémoire, frilosité.

▨ Eczéma des mains, prurit* des paumes ou entre les doigts.

▨ Laryngite chronique avec enrouement de la voix.

▨ Recherche d'alcool et de sucre, aversion pour le sel.

▨ Peau grasse, acné.

▨ Chute de cheveux, cuir chevelu transpirant, transpiration des organes génitaux.

▨ Impuissance avec conservation du désir, éjaculation précoce, hypertrophie de la prostate.

Sepia

GÉNÉRALITÉS

Le SEPIA est fabriqué à partir d'encre de seiche. C'est un remède intéressant dans le traitement des états dépressifs avec indifférence et pessimisme ; il est également utile dans les troubles circulatoires et les ptôses*. On note une amélioration de ces troubles par l'exercice violent et le sommeil, et une aggravation pendant les règles, la grossesse et au contact des odeurs.

PRINCIPALES INDICATIONS

▨ Déprime, sentiment d'infériorité, faible libido, personnes qui fuient la compagnie, irritabilité, humeur maussade, insatisfaction, contrariété, pessimisme et défaitisme.

▨ Céphalée, sensation de pesanteur des paupières, de l'anus et du périnée.

▨ Désintérêt alimentaire, désir d'acide (vinaigre, moutarde, etc.), dégoût du lait.

▨ Ralentissement de la circulation veineuse (surtout au niveau du petit bassin), hémorroïdes.

▨ Eczéma, psoriasis.

▨ Douleurs lombaires, entorses répétées.

▨ Règles irrégulières et insuffisantes, sécheresse vaginale, prolapsus* vaginal, bartholinite, frigidité, troubles de la ménopause.

▨ Cystite, énurésie, prostatite chronique.

▨ Herpès génital, verrues et condylomes ano-génitaux, prurit* vulvaire.

Silicea

GÉNÉRALITÉS

La base de ce remède est la silice. Ce médicament est prescrit en cas de suppurations chroniques ou d'infections diverses à répétition, chez des sujets vite fatigués, pessimistes, ayant besoin d'encouragements pour agir et présentant une grande frilosité.

PRINCIPALES INDICATIONS

▨ Frilosité et grande sensibilité au froid.

▨ Hypersensibilité nerveuse avec présence d'un syndrome d'échec latent. Difficultés scolaires, troubles de l'attention, trac, idées fixes, état dépressif après un surmenage, découragement, peur.

▨ Troubles de la croissance, de la minéralisation (tache blanche sous les ongles), décalcification, consolidation difficile des fractures.

▨ Infection et suppuration chronique, abcès, acné, bronchite chronique, rhinite, otite sinusite, bartholinite, prostatite.

▨ Dents de mauvaise qualité, caries à répétition, gingivites.

▨ Céphalée chronique soulagée par des enveloppements chauds.

Spigelia

GÉNÉRALITÉS

Les dilutions homéopathiques sont fabriquées à partir de macérât de spigelie, plante toxique originaire des Antilles. Ce remède est indiqué dans les migraines et les névralgies.

PRINCIPALES INDICATIONS

▨ Susceptibilité déclenchant des migraines, hypersensibilité au bruit, bégaiement, peur des objets pointus.

▨ Migraine au-dessus de l'œil gauche, névralgie faciale (Arnold*, trijumeau*).

▨ Palpitations violentes avec anxiété.

Spongia Tosta

GÉNÉRALITÉS

Ce remède est fabriqué à partir de l'éponge naturelle qui a été torréfiée. Il est utile dans les atteintes laryngées qui s'aggravent la nuit et en portant des vêtements serrés au cou, et s'améliorent en buvant des boissons chaudes.

PRINCIPALES INDICATIONS
▨ Laryngite suffocante, sensation de spasmes, toux rauque, enrouement de la voix, douleur brûlante en parlant.
▨ Goitre* thyroïdien avec exophtalmie*.
▨ Palpitations des spasmophilies avec angoisse.

Stannum Metallicum

GÉNÉRALITÉS
Les dilutions homéopathiques sont fabriquées à partir d'étain. Ce remède est utile dans les problèmes pulmonaires chroniques.

PRINCIPALES INDICATIONS
▨ Bronchite chronique avec glaires mucopurulentes épuisement, oppression thoracique.
▨ Tendance dépressive avec fatigabilité au moindre effort, paume des mains brûlante, constipation chronique.
▨ Névralgie de la face aggravée au froid.

Staphysagria

GÉNÉRALITÉS
Le STAPHYSAGRIA est une dilution fabriquée à partir de la teinture-mère des graines de staphysaigre, plante herbacée qui pousse dans le bassin méditerranéen. C'est le remède majeur de toutes les frustrations sexuelles, affectives, professionnelles, etc. Ces problèmes sont généralement doublés d'obsession sexuelle et de somatisation.

PRINCIPALES INDICATIONS
▨ Insomnie, grande susceptibilité, jalousie obsessionnelle.
▨ Chagrin silencieux et refoulé, colère contenue puis explosive.
▨ Troubles de la sexualité et de l'humeur après le coït, impuissance.
▨ Excitation sexuelle, tendance à l'onanisme*.
▨ Orgelets, chalazions* et caries à répétition.
▨ Fausse cystite après les rapports sexuels, brûlure cessant en urinant puis réapparaissant après.

■ Prurit* *sine materiæ*, prurit des organes génitaux.
■ Condylomes et verrues, eczéma.

Sticta Pulmonaria

GÉNÉRALITÉS

Les dilutions homéopathiques sont fabriquées à partir du thalles du lichen pulmonaire, plante poussant sur les rochers et les chênes d'Europe. C'est le remède des toux sèches avec obstruction nasale.

PRINCIPALES INDICATIONS

■ Toux sèche, douloureuse, nocturne.
■ Rhinite avec le nez sec et bouché, douleur à la racine du nez améliorée par l'écoulement nasal.
■ Douleurs musculaires osseuses aggravées au mouvement, aux changements de température et la nuit.
■ Sécheresse des muqueuses.
■ Kyste synovial du poignet, épanchement de synovie* au genou.
■ Loquacité et besoin impérieux de parler.

Stramonium

GÉNÉRALITÉS

Ce remède est fabriqué à partir du datura stramonium, grande plante herbacée poussant en Europe. Il est préconisé en cas d'excitation, de spasmes et d'insomnies.

PRINCIPALES INDICATIONS

■ Convulsions, tics du visage, loquacité, agitation physique.
■ Peur de l'obscurité, de l'eau, de la solitude, terreurs nocturnes.
■ Insomnie, jalousie obsessionnelle.
■ Excitation sexuelle.

Strychninum

GÉNÉRALITÉS

Les dilutions homéopathiques sont fabriquées à partir de strychnine, alcaloïde très toxique. Ce remède est utilisé dans les pathologies présentant des spasmes aggravés au toucher ou aux stimulations.

PRINCIPALES INDICATIONS
■ Spasmophilie avec hyperémotivité et hypersensibilité aux bruits, à la lumière.
■ Crampes musculaires et tétanisation.

Sulfur

GÉNÉRALITÉS
Le Sulfur est du soufre sublimé lavé. C'est un grand remède d'action générale notamment indiqué dans les auto-intoxications avec une intolérance à la chaleur, une inflamation des muqueuses et de la peau, les pathologies s'aggravant par la chaleur, la consommation d'alcool ou de sucre, et s'améliorant par la sueur et le grand air.

PRINCIPALES INDICATIONS
■ Personnalités cyclothymiques joviales, sociables puis irritables et tristes. Ce sont généralement des personnes congestives ayant toujours trop chaud, alternant entre l'euphorie et un état dépressif, mégalomanie, mythomanie. Asthénie*, paresse, égoïsme, sommeil léger sont retrouvés.
■ Soif, désir de sucre et d'aliments relevés.
■ Brûlures gastriques, diarrhées, hémorroïdes.
■ Rhinite, pharyngite chronique, asthme allergique.
■ Eczéma, prurit*, intolérance à l'eau, pellicules.
■ Arthrose des petites articulations, raideur articulaire.

Sulfuricum Acidum

GÉNÉRALITÉS
Le Sulfuricum Acidum provient de l'acide sulfurique. C'est un remède efficace contre l'inflammation et l'hémorragie des muqueuses, mais également contre la dépendance à l'alcool.

PRINCIPALES INDICATIONS
■ Humeur instable passant de la tristesse à l'excitation joyeuse. Caractère anxieux et précipité, notamment pour écrire et pour manger.
■ Reflux gastro-œsophagien, gastrite avec une soif de boissons alcoolisées, eau pure mal supportée, dégoût du café. La douleur diminue en buvant des boissons chaudes.

- Aphtes, ulcérations buccales.
- Diarrhée en mangeant des huîtres et des fruits acides.
- Cicatrice douloureuse, fragilité capillaire au niveau de la peau.
- Ménopause, alcoolisme avec tremblements de l'éthylique.

Sulfur Iodatum

GÉNÉRALITÉS

Les dilutions homéopathiques sont fabriquées à partir d'iodure de soufre. C'est un remède indiqué comme draineur sur les organismes auto-intoxiqués.

PRINCIPALES INDICATIONS

- Eczéma, peau avec folliculite* s'infectant facilement.
- Démangeaisons chroniques.
- Rhinopharyngites et angines à répétition, chroniques.
- Rhinites allergiques.
- Conjonctivite chronique.

Sumbul

GÉNÉRALITÉS

Les dilutions homéopathiques sont fabriquées à partir de macérât de racines de musc, plante poussant en Asie mineure. C'est le remède de l'anxiété avec une sensation de constriction à la gorge, aggravée par l'alcool et la chaleur.

PRINCIPALES INDICATIONS

- Constriction ou « boule » au niveau de la gorge lors d'une émotion, tendance aux malaises. Amélioration par la distraction.
- Insomnie d'endormissement par excitation cérébrale.
- Palpitations et tachycardie émotionnelles.

Tarentula Hispana

GÉNÉRALITÉS

Ce remède est fabriqué avec la substance de la tarentule d'Espagne. Il est conseillé en cas d'agitation physique et d'excitation avec des troubles nerveux, symptômes qui s'améliorent par la musique.

PRINCIPALES INDICATIONS

- Colère violente à la moindre contradiction.
- Agitation incessante des mains et des pieds, tics de la face, besoin de danser en public, de marcher, sujet qui ne peut rester sur place. Le fait d'écouter de la musique calme la nervosité.
- Excitation sexuelle violente.
- Douleur prostatique due aux excès sexuels.

Teucrium Marum

GÉNÉRALITÉS

L'origine de ce remède est la germandrée maritime, plante ligneuse de la région méditerranéenne. Il est indiqué dans les polypes* du nez avec des démangeaisons et une allergie nasale.

PRINCIPALES INDICATIONS

- Polype dans le nez avec démangeaisons.
- Rhinopharyngite purulente.
- Sinusite chronique.
- Condylomes anorectaux.

Thuya

GÉNÉRALITÉS

Ce remède est produit à partir du thuya du Canada. C'est le remède des troubles qui suivent la vaccination. Il s'adresse également aux personnes sujettes aux verrues.

PRINCIPALES INDICATIONS

- Insomnie vers 3 heures, idées fixes, humeur maussade, obésité, empattement général.
- Leucorrhées, mycoses récidivantes.
- Verrues et condylomes, peau grasse et infiltrée, mycoses cutanées récidivantes.
- Transpiration à forte odeur, acné kystique, ongles mous, lipomes*, psoriasis.
- Digestion difficile, ballonnements.
- Fissures anales, hémorroïdes.
- Céphalées frontales, sinusites chroniques.
- Douleurs articulaires, rhumatismes chroniques.

■ Orgelets récidivants.
■ Polypes* récidivants du nez et des sinus.
■ Prostate hypertrophiée, prostatite chronique.

Ustilago

GÉNÉRALITÉS

L'Ustilago est une dilution produite à partir d'un champignon parasite du maïs : l'ustilago maydis. Il est utile dans les saignements utérins fréquents et dans les troubles de la libido.

PRINCIPALES INDICATIONS

■ Règles prématurées, abondantes et longues.
■ Douleur des testicules et dans les lombes due aux excès sexuels.
■ Chute de cheveux.

Vaccinotoxinum

GÉNÉRALITÉS

Le Vaccinotoxinum est une dilution préparée à partir de la vaccine brute. C'est un remède intéressant en cas de dermatoses* vésiculeuses.

PRINCIPALES INDICATIONS

■ Zonas et séquelles névralgiques.
■ Herpès.
■ Dermatose vésiculeuse récidivante.

Veratrum Album

GÉNÉRALITÉS

Le Veratrum Album est constitué à partir d'ellébore blanc, plante poussant en Europe. C'est un remède utile contre l'épuisement, la diarrhée et les troubles nerveux, phénomènes qui s'aggravent par la peur, avec les règles et le froid humide, et s'améliorent par la chaleur et la marche.

PRINCIPALES INDICATIONS

▨ Alternance d'états dépressifs, de prostration et d'excitation violente avec des propos impudiques, besoin de se tourmenter et de se plaindre sans raison.

▨ Anxiété et morosité durant la grossesse.

▨ Boulimie, diarrhée aiguë, profuse et épuisante avec vomissements.

▨ Lipothymie*, malaise, sueurs froides, alcoolisme.

▨ Règles douloureuses, excitation sexuelle avant les règles.

Verbascum Thapsus

GÉNÉRALITÉS

L'origine de ce remède est le bouillon blanc, plante herbacée au revêtement cotonneux, poussant dans toute l'Europe. C'est le remède des névralgies revenant strictement à heures fixes, aggravées par le changement de température et par le toucher.

PRINCIPALES INDICATIONS

▨ Névralgie de la face de la région temporomandibulaire, aggravée par la mastication.

▨ Rhinite, laryngite avec une douleur des sinus frontaux et une sensation d'obstruction de l'oreille.

Zincum Metallicum

GÉNÉRALITÉS

Ce remède, fabriqué à base de zinc, est utile dans les cas d'épuisement du système nerveux et dans certaines dermatoses* chroniques. On note une aggravation des troubles par la consommation de vin.

PRINCIPALES INDICATIONS

▨ Alcoolisme, insomnie, épuisement cérébral et nerveux après des veilles nocturnes ou des études prolongées, lenteur de réflexion et faible mémoire.

▨ Impatience des membres inférieurs, tics.

▨ Hypotension.

▨ Dermatose chronique, eczéma, psoriasis.

▨ Excitation sexuelle, énurésie.

Les **oligo-éléments**

Argent (symbole Ag)

L'argent a des propriétés anti-infectieuses, autant antibactériennes qu'antivirales, d'où son intérêt dans les états grippaux, les aphtes buccaux, l'inflammation de la bouche et du pharynx.

Bismuth (symbole Bi)

Le bismuth est intéressant dans les amygdalites et les laryngites en phase aiguë. Il ne faut pas l'utiliser plus de trois jours sans avis médical.

Cobalt (symbole Co)

Régulateur du système neurovégétatif, le cobalt joue un rôle important dans les spasmes des vaisseaux sanguins, d'où son action dans les migraines mais aussi dans les bouffées de chaleur, palpitations, angoisses, ainsi que dans les acrocyanoses (doigts bleus). On l'utilisera aussi dans certains troubles psychiques, comme antitrac et contre les troubles de la ménopause.

Cuivre (symbole Cu)

Le cuivre est un anti-infectieux et un anti-inflammatoire. Il combat les maladies infectieuses à virus, en particulier la grippe, les maladies rhumatismales et inflammatoires chroniques (polyarthrite, rhumatoïde, spondylarthrite ankylosante), notamment lors des poussées évolutives.

CUIVRE-OR-ARGENT

Le remède cuivre-or-argent est utilisé dans les cas suivants :

▨ *Sphère physique* : fatigue générale, baisse de la vitalité et du dynamisme. Mauvaise défense contre les agressions microbiennes ou psychiques, absence de toute réaction de l'organisme, vieillissement, perte brutale de vitalité.

▨ *Sphère psychologique* : tendance dépressive avec une perte de volonté, recherche la solitude, impression d'absurdité de l'existence, idées suicidaires voire tentative de suicide.

▨ *Système digestif* : rectocolite hémorragique, maladie de Chron, fistule anale.

▨ *Dermatologie* : acné, psoriasis, furoncles à répétition.

▨ *Rhumatologie* : arthrose, polyarthrite rhumatoïde, spondyarthrite.

▨ *Sphère ORL* : otites et infections purulentes.

Fer (symbole Fe)

Le fer est un élément indispensable au transport de l'oxygène qui se fait grâce à l'hémoglobine des globules rouges. Une carence en fer provoque une anémie accompagnée d'asthénie. Il est employé dans les anémies, les convalescences, les hémorragies, la puberté et la grossesse.

Fluor (symbole F)

Le fluor peut être administré en tant que modificateur de terrain dans les manifestations consécutives à une perturbation du métabolisme calcique : troubles de la calcification, ostéoporose, prévention des caries. Il est intéressant à donner dans les troubles de la statique (personne ou enfant ne se tenant jamais bien droit) et les modifications pathologiques des courbures vertébrales chez l'enfant et l'adolescent, mais aussi dans les hyperlaxités ligamentaires.

Iode (symbole I)

L'iode peut être administré en tant que modificateur de terrain dans les hypothyroïdies.

Lithium (symbole Li)

Le lithium est indiqué dans les troubles de l'humeur et du comportement, dans les problèmes d'adaptation familiale et professionnelle, ainsi que dans les cas d'irritabilité, d'agressivité, d'agitation, d'anxiété, d'angoisse, de prurits* liés à une manifestation psychosomatique. C'est aussi un améliorateur de terrain dans le cadre des fonctions d'élimination urinaire.

Attention !
Le lithium oligo-élément doit avoir une faible concentration en ion lithium pour être utilisé sans surveillance biologique particulière, et, plus précisément, sans contrôle de la lithiémie.

Manganèse (Symbole Mn)

Le manganèse est utilisé dans les cas suivants :
■ *Sphère psychologique* : asthénie générale du matin (améliorée par l'activité, voire par une hyperactivité), nervosité, irritabilité, agressivité sur fond d'optimisme, dynamisme avec émotivité, timidité, trac et tendance aux tics, palpitations et tachycardies émotionnelles, variabilité de la tension.

▓ *Système génital et endocrinien* : règles abondantes et douloureuses sans cause organique, tendance à l'hyperthyroïdie.

▓ *Système ostéo-articulaire* : articulations inflammatoires, névralgies, sciatiques, névralgie crurale et intercostale.

▓ *Allergies* : migraines d'origine allergique, urticaire, rhinites, œdème de Quincke, asthme, eczéma sans infection, allergie alimentaire.

MANGANÈSE-COBALT

Le manganèse-cobalt est utilisé dans les cas suivants :

▓ *Sphère psychologique* : diminution des capacités intellectuelles, troubles de la mémoire récente sur fond d'hyperémotivité, hypersensibilité au bruit, impatience vis-à-vis de l'entourage, amplification des soucis et contrariété sur fond d'angoisses avec spasmes, boule à la gorge ou estomac noué, tendance névrotique avec paniques irraisonnées, agoraphobie, claustrophobie.

▓ *Système vasculaire et lymphatique* : troubles circulatoires, hémorroïdes, varices, jambes lourdes, œdème des membres inférieurs, engourdissement des membres et des extrémités, fourmillements, crampes, bouffées de chaleur postménopausiques, instabilité de la tension artérielle.

▓ *Sphère digestive* : gastrites, ulcères (surtout du duodénum, organe se situant près de l'estomac), colite, lithiases* urinaires, règles trop abondantes, tendance aux fibromes, impuissance.

▓ *Rhumatologie* : goutte, arthrose.

▓ *Allergies* : eczéma, urticaire, rhume des foins, allergies apparaissant en période ménopausique.

▓ Asthénie générale, impression de vieillissement prématuré.

MANGANÈSE-CUIVRE

Le manganèse-cuivre est utilisé dans les cas suivants :

▓ *Sphère pulmonaire et O.R.L* : phénomènes à répétition, rhinites et rhinopharyngites, bronchites, otites, sinusites, laryngites et trachéites.

▓ *Appareil génito-urinaire* : cystites à répétition, règles peu abondantes, leucorrhées, tendance à l'hypothyroïdie, syndromes infectieux chroniques, séquelles de tuberculose.

▓ *Allergies* : eczéma, asthme évoluant sur fond de bronchite chronique.

▓ Asthénie physique augmentant le soir, fatigabilité intellectuelle avec inattention et difficultés de concentration, manque de volonté sur fond de pessimisme et d'instabilité psychique et psychomotrice.

les oligo-éléments

Magnésium (symbole Mg)

Le magnésium intervient dans la motricité des fibres musculaires, ce qui explique qu'on le retrouve souvent indiqué dans la spasmophilie mais aussi dans les colitiques avec constipation. Il contribue à la régulation du métabolisme du calcium et de l'ossification. Il a également une action anti-allergique et antistress, et participe à plus de deux cents réactions métallo-enzymatiques.

Nickel (symbole Ni)

Le nickel est utile dans les cas d'obésité pour équilibrer les fonctions hépatopancréatiques, ainsi que dans le diabète et le surmenage.

Phosphore (symbole P)

Le phosphore régule l'excitabilité neuromusculaire. Il est donc utile dans la spasmophilie, la tétanie, les fourmillements et l'asthme.

Potassium (symbole K)

Le potassium est indiqué dans les myasthénies (fatigue musculaire), les crampes, certains rhumatismes, comme thérapeutique d'aide au sevrage des médicaments antidouleurs et dans la rétention d'eau. Il y a une bonne complémentarité en association avec le magnésium.

Sélénium (symbole Se)

Le sélénium a une action modulatrice sur les processus inflammatoires et immunitaires, il ralentit le processus de vieillissement cellulaire, protège contre la toxicité des rayonnements ultraviolets, favorise la neutralisation des radicaux libres et protège les anti-oxydants. Il peut aussi être indiqué dans quelques affections cutanées de type mycose et acné ainsi que dans certaines affections musculaires.

Il est utile en supplément associée au zinc, à la vitamine E, à la vitamine C et au bêta carotène, en particulier chez les personnes âgées.

Soufre (symbole S)

Le soufre a une action au niveau respiratoire, articulaire, du foie, de la peau et des phanères, ainsi que sur les migraines. Il apporte une aide dans les maladies allergiques et favorise le bon fonctionnement de la vésicule biliaire et du foie.

Zinc (symbole Zn)

Régulateur des fonctions de l'hypophyse, le rôle du zinc dans l'organisme est primordial. Il intervient dans tous les métabolismes et dans la synthèse des acides aminés du noyau de la cellule (ADN). Il est indispensable dans la division des cellules qui touche la fertilité, la croissance, l'immunité, la cicatrisation. Sa carence se manifeste par des ongles cassants et une vulnérabilité accrue aux infections.

Le fer et l'aspirine ont tendance à limiter les absorptions intestinales du zinc. Le zinc peut être utilisé à doses plus élevées en dermatologie et pendant l'allaitement.

ZINC-NICKEL-COBALT

Le remède zinc-nickel-cobalt est adapté au traitement des états prédiabétiques, en cas de crise d'hypoglycémie accompagnée d'un « coup de pompe » entre les repas avec une perturbation de la glycémie, de digestion lente et difficile avec des ballonnements intestinaux, mais aussi dans l'impuissance ou la frigidité.

ZINC-CUIVRE

Le zinc-cuivre a une action sur les organes génitaux de la femme et de l'homme et se trouve indiqué pour les troubles fonctionnels génitaux : puberté, ménopause, syndrome prémenstruel, incontinence, énurésie, aménorrhée primaire de la jeune fille, retards pubertaires.

Attention !

Ne pas utiliser le zinc ni ses dérivés (zinc-nickel-cobalt et zinc-cuivre) en cas de tuberculose évolutive ou de cancer déclaré.

Les **bourgeons** de

Abies pectinata, bourgeons de sapin pectine

VERTUS

▦ Utile dans les troubles de la minéralisation, la douleur de croissance et le manque d'appétit chez l'enfant.

▦ Utilisé en prévention dans les caries à répétition.

▦ Facilite la formation du cal osseux dans les fractures, assouplit tendons et ligaments.

▦ Utile dans l'asthme, les allergies, l'anémie.

▦ Utile dans les fatigues, la spasmophilie.

Alnus glutinosa, bourgeons de l'aulne

VERTUS

▦ Améliore la circulation sanguine, utile dans les artérites et en prévention des phlébites* et des thromboses* rétiniennes.

▦ Stimule l'activité cérébrale, notamment l'attention et la mémoire.

▦ Utile dans les bronchites, sinusites, rhinites suppuratives et surtout chroniques.

▦ Utile dans les gastrites, les colites chroniques.

▦ Peut être utilisé dans certains urticaires chroniques ainsi que dans les cystites à répétition.

Acer campestris, bourgeons d'érable champêtre

VERTUS

▦ Agit sur l'anxiété et l'angoisse accompagnées de céphalées et de vertiges.

plantes

▨ Favorise la contraction de la vésicule biliaire, aide à diminuer le taux de cholestérol.

▨ A une action hypoglycémiante utile dans le diabète gras de la quarantaine.

▨ Antifongique, il est à prescrire dans les mycoses récidivantes.

Æsculus hippocastanum, bourgeons du marronnier d'Inde

UTILISATION

▨ Problèmes circulatoires veineux, varices, couperose, hémorroïdes.

▨ Congestion de la prostate.

▨ Emphysème*.

Ampelopsis weitchii, jeunes pousses de vigne vierge

UTILISATION

▨ Fibromes et hémorragies utérines de la ménopause.

▨ Rhumatismes, douleurs et déformations des petites articulations, rhumatismes inflammatoires déformants comme la polyarthrite rhumatoïde.

▨ Induration et rétraction des tendons et des ligaments (maladie de Dupuytren* de la Peyronie).

Betula pubescens, bourgeons de bouleau blanc

VERTUS

▨ Améliore les états dépressifs avec fatigue.

▓ Stimule la libido chez l'homme et chez la femme.

▓ Stimule les fonctions endocriniennes en général, le retard de croissance.

▓ Harmonise les fonctions de la thyroïde.

▓ En rhumatologie, il a une action anti-inflammatoire dans les douleurs et les raideurs articulaires, et agit dans la prévention de l'ostéoporose.

▓ Draineur du rein, il est utile dans la rétention d'eau, la présence d'albumine, les excès d'acide urique avec calculs récidivants, les crises de goutte.

▓ Utile dans les maladies de peau inflammatoires, acné, furoncles.

Carpinus betulus, bourgeons de charme

VERTUS

▓ Indiqué dans la périarthrite, la polyarthrite chronique évolutive, l'insuffisance hépatique.

▓ En ORL et pneumologie, il est utile dans les otites à répétition, les sinusites, bronchites et rhinites chroniques.

▓ Aide à la normalisation du nombre de plaquettes et au processus de coagulation. Utile dans les hémorragies chroniques et les chutes de plaquettes suite à une intoxication médicamenteuse.

Castanea sativa, bourgeons de châtaignier

VERTUS

▓ A une action sur le système lymphatique : œdème, cellulite.

▓ Utile dans les congestions veineuses, varices et stases* circulatoires en général, ulcères variqueux.

▓ Utile dans les colites spasmodiques.

Cedrus libani, jeunes pousses du cèdre du Liban

UTILISATION

▓ Dermatologie : peau sèche mal vascularisée (il draine le système cutané), eczéma sec, psoriasis, peau sèche avec démangeaisons, prurit* sénile.

▓ Bronchites et irritation des muqueuses respiratoires.

▓ Inflammation et irritation des muqueuses digestives.

Cercis siliquastrum, bourgeons de l'arbre de Judée

VERTUS

▒ Agit sur le système circulatoire, les thromboses*, notamment les thromboses rétiniennes.

▒ Utile dans les artérites des extrémités provoquées par le tabac.

Citrus médica, écorce de tige de citronnier

VERTUS

▒ Améliore la circulation veineuse et artérielle, les jambes lourdes, les artérites.

▒ Utile dans les insomnies, dans les états dépressifs.

▒ Agit sur les spasmes, les tics douloureux, la toux spasmodique, le hoquet.

▒ Indiqué dans les céphalées et les migraines digestives.

Cornus sanguinea, bourgeons de cornouiller sanguin

VERTUS

▒ Augmente le métabolisme de base.

▒ Harmonise les fonctions de la thyroïde (même avec goitre*).

▒ Améliore la circulation sanguine artérielle, utile dans les extrémités froides des pieds et des mains, dans les artérites diverses, en particulier celles des membres inférieurs, notamment celles des tabagiques et celles de Horton* (inflammation de l'artère temporale).

▒ Proposé comme préventif de l'infarctus grâce à ses propriétés anti-arthérosclérose* et antithrombotique*.

▒ Aide à résorber les hématomes suite à un traumatisme.

▒ Au niveau rénal, le cornouiller est utile dans les syndromes néphrotiques avec protéinurie* et hématurie*.

Corylus avellana, bourgeons de noisetier

VERTUS

▒ Utilisé dans l'asthme, la bronchite chronique, l'emphysème*.

▒ Stimule la production sanguine de globules rouges et blancs, utile dans les hémorragies chroniques, dans l'anémie.

■ Utile dans les hypotensions.

■ Utile dans les stéatoses hépatiques (trop de graisse au niveau du foie), dans les céphalées digestives.

■ Le noisetier agit comme rééquilibrant nerveux. Il est donc utile dans les dépressions, les déséquilibres neurovégétatifs, les céphalées digestives.

■ Par son action diurétique, il aide à la résorption des œdèmes des membres inférieurs.

Cratægus oxyacantha, jeunes pousses d'aubépine

INDICATION

■ États dépressifs, anxiété, insomnie.

■ Boulimie et obésité.

■ Palpitations, tachycardie. C'est le remède des arythmies fonctionnelles, des extrasystoles*, des séquelles d'infarctus.

■ Aide à la normalisation de la tension artérielle tant au niveau de l'hypotension que de l'hypertension.

■ Hyperthyroïdie (pour ses effets calmants).

Fagus sylvatica, bourgeons de hêtre

VERTUS

■ Anti-allergique, antihistaminique, notamment au niveau pulmonaire (asthme allergique, rhinite allergique).

■ Stimule l'immunité, utile dans les infections récidivantes, notamment les cystites et les infections urinaires à répétition.

■ Favorise l'élimination de l'acide urique, de l'urée.

Ficus carica, bourgeons de figuier

INDICATION

■ Tonique général utile dans les états dépressifs avec insomnie, boulimie sur frustration, stress chronique avec douleurs d'estomac, angoisse.

■ Gastrite chronique, tendance à l'ulcère gastrique et duodénal (organe situé près de l'estomac), œsophagite, colite.

■ Céphalées de tension, migraines, névralgies faciales, spasmophilie, palpitations.

Fraxinus excelsior, bourgeons de frêne

VERTUS

▨ Utile dans les surcharges pondérales, il aide à diminuer le cholestérol et l'acide urique, facilite le drainage du foie et de la vésicule biliaire.

▨ Améliore les douleurs articulaires, les tendinites et les inflammations périarticulaires, l'épanchement synovial (liquide sécrété en excès au niveau de l'articulation), et présente des propriétés anti-inflammatoires sur les ligaments en général.

▨ Calme les névroses d'angoisse et le stress.

▨ Utile dans les constipations grasses par ses propriétés laxatives.

Ilex aquifolium, jeunes pousses de houx

VERTUS

▨ Aide à normaliser une tension artérielle trop haute.

▨ C'est un traitement préventif d'appoint dans certaines épilepsies et insuffisances rénales.

Juglans regia, bourgeons de noyer

VERTUS

▨ Contribue à restaurer la flore intestinale et lutte contre les ballonnements, les gaz, les diarrhées chroniques. Agit sur l'insuffisance pancréatique et aide à réguler le diabète gras de la quarantaine.

▨ Au niveau de la peau, indiqué dans le psoriasis, l'acné, l'eczéma infecté.

▨ Utile dans les sinusites, les bronchites, les trachéites, notamment allergiques.

▨ Peut aider à retarder l'évolution d'une maladie de la cataracte.

Juniperus communis, jeunes pousses de genévrier

VERTUS

▨ Indiqué dans l'obésité, la surcharge pondérale.

▨ Remède du foie, il est utile dans les cas d'insuffisance hépatique, les hépatites chroniques, les intoxications médicamenteuses.

▨ Utile dans les varices œsophagiennes et les gastriques.

▨ Contribue à éliminer l'acide urique, l'urée, le cholestérol et à diminuer les taux de sucre dans le sang.

▨ A un effet diurétique et est utile dans les calculs rénaux de nature oxalocalcique.

Olea europæa, jeunes pousses d'olivier

INDICATION

▨ Trous de mémoire, névrose obsessionnelle.

▨ Névralgie faciale.

▨ Insuffisances hépatiques (paresse de la vésicule biliaire) et insuffisances rénales mineures.

▨ A une activité hypoglycémiante, hypocholestérolémiante et hypotensive.

Pinus montana, bourgeons de pin à crochets

VERTUS

▨ A un effet tonique et stimulant.

▨ Apaise les arthroses diverses (gonarthrose*, coxarthrose, petites articulations, colonne vertébrale) et les rhumatismes inflammatoires chroniques.

▨ Agit en prévention de l'ostéoporose et des fractures chez la femme en postménopause.

▨ Reminéralise, combat l'usure et la destruction du cartilage.

Platanus orientale, bourgeons de platane

Ce remède est indiqué dans le vitiligo*, l'acné et possède des propriétés antipsoriasis.

Populus nigra, bourgeons de peuplier noir

VERTUS

▨ Utile dans les trachéites et les bronchites aiguës.

▨ Favorise la circulation collatérale dans les artérites des membres inférieurs, agit sur l'arthérosclérose* (c'est un hypocoagulant global).

▨ Utile dans les bronchites et la goutte.

Prunus amygdalus, bourgeons d'amandier

VERTUS

▨ Agit dans les névroses phobiques et obsessionnelles.

▨ C'est un stimulant thyroïdien.

▨ Agit sur les excès de triglycéride, en prévention de l'artériosclérose*, fait baisser le taux d'acide urique et d'urée.

▨ Aide à évacuer et dissoudre les calculs de la vésicule biliaire.

Quercus robur, bourgeons de chêne

VERTUS

▨ C'est un tonique sexuel chez l'homme et chez la femme, indiqué dans la fatigue et le surmenage.

▨ Actif sur les glandes corticosurrénales, il présente des propriétés cortisone-like (se rapprochant des effets de la cortisone).

▨ Stimulant général de l'organisme, il est utile en période de convalescence et de dénutrition.

▨ Utile dans les gingivites chroniques, le déchaussement dentaire.

▨ Harmonise la tension, surtout dans des cas d'hypotension.

▨ Actif sur les herpès récidivants et les furonculoses à répétition.

Ribes nigrum, bourgeons de cassis

VERTUS

▨ Utile dans les cas de fatigue, d'hypotension, de somnolence, de manque d'appétit, de convalescence.

▨ Dans les allergies, son effet est comparable à la cortisone. Il est donc indiqué dans les migraines d'origine allergique, l'urticaire, le rhume des foins, l'eczéma.

▨ C'est un anti-inflammatoire efficace dans les arthroses, les tendinites, la goutte, les articulations douloureuses.

▨ Utile dans l'asthme, les bronchites chroniques, l'emphysème*, les rhinites allergiques.

▨ Agit dans les cas de maladies chroniques et inflammatoires, artérite de Horton*, eczéma, psoriasis.

Rosa canina, jeunes pousses d'églantier

VERTUS

▨ Utile dans les maladies du système respiratoire, de la sphère ORL avec problèmes chroniques et aigus comme les rhinites, les amygdalites à répétition, les otites, les trachéobronchites, les rhino-pharyngites.

▨ Stimule les défenses de l'enfant et intervient dans les troubles de la croissance.

▨ Utile dans les goitres* et adénomes (tumeurs bénignes) thyroïdiens.

▨ Agit sur les verrues, l'eczéma, la furonculose, l'herpès.

▨ Indiqué dans les pathologies ostéo-articulaires, gonarthrose* avec épanchement de synovie (liquide sécrété en excès au niveau des articulations).

▨ A des propriétés anti-inflammatoires dans les colites.

Rosmarinus officinale, jeunes pousses de romarin

VERTUS

▨ Grand draineur hépatique et hépatoprotecteur, il est utile dans les insuffisances hépatiques, les lithiases* vésiculaires et les dyskinésies biliaires.

▨ Il piège les radicaux libres dans la désintoxication générale de l'organisme.

▨ Il stimule la circulation des extrémités (mains et pieds froids).

▨ Utile dans les asthénies sexuelles fonctionnelles, la frigidité, l'impuissance, la congestion de la prostate et les dysménorrhées (trouble des règles).

▨ Utile dans les surcharges pondérales, les excès de triglycérides.

Rubus fructicosus, jeunes pousses de ronce

INDICATION

▨ Fibrose* pulmonaire, bronchite chronique, emphysème*.

▨ Fibromyalgie avec une faiblesse et des douleurs musculaires.

▨ Arthrose, notamment du genou, à prendre en prévention de l'ostéoporose.

▨ Fibrome de l'utérus et pyélonéphrite* chronique.

Rubus ideaus, jeunes pousses de framboisier

VERTUS

▓ Régulateur de la fonction ovarienne dont il stimule la sécrétion à la fois des œstrogènes et de la progestérone, il a une action antispasmodique utérine, aide à réguler les règles douloureuses ou trop abondantes et agit dans les aménorrhées (absence de règles).

▓ Aide à diminuer une pilosité excessive chez la femme.

▓ Au niveau respiratoire, le bourgeon de framboisier intervient dans les allergies.

▓ Utile dans les colites spasmodiques douloureuses.

Sequoia gigantea, jeunes pousses de sequoia

VERTUS

▓ Tonique sexuel, il rééquilibre la spermatogenèse*, stimule l'immunité et freine le vieillissement tant au niveau sexuel que général.

▓ Exerce un effet tonique au niveau intellectuel (cerveau âgé). Ne pas le prendre le soir car il risque de provoquer des insomnies d'endormissement.

▓ Remède de l'adénome* de la prostate et des prostatites chroniques.

▓ Agit en prévention de l'ostéoporose de la femme, draineur hépatique.

▓ Aide à la consolidation des fractures en assurant une meilleure minéralisation et contribue à assouplir les tendons et les ligaments.

Sorbus domestica, bourgeons de sorbier

INDICATION

▓ Hémorroïdes, varices, jambes lourdes (c'est un draineur veineux).

▓ Acouphènes, bourdonnements d'oreille, surdité, céphalées congestives.

Syringa vulgaris, bourgeons de lilas

VERTUS

▓ Dilate les coronaires, utile en prévention d'infarctus.

▓ Lutte contre l'arthérosclérose*.

▓ Peut être utile dans les impuissances et les dysfonctionnements érectiles.

Tamarix gallica, jeunes pousses de tamaris

VERTUS

▨ Active le métabolisme du fer et donc indiqué dans les anémies par manque de fer, la mononucléose infectieuse, la thrombopénie (chute de plaquettes) médullaire.

▨ Utile dans les problèmes de coagulation sanguine (hypocoagulation).

▨ Augmente l'appétit, améliore le transit intestinal.

Tilla tomentosa, bourgeons de tilleul argenté

VERTUS

▨ Ayant une action calmante, il est utile dans les insomnies, spécialement chez les enfants (hypnotique doux), favorise le sommeil et en augmente la durée.

▨ Indiqué dans les palpitations cardiaques, la spasmophilie, les hernies diaphragmatiques.

▨ Favorise la perte de poids, aide à l'élimination du cholestérol, de l'acide urique, de l'urée.

▨ Améliore les gastrites, les colites spasmodiques et les spasmes œsophagiens.

▨ Régule l'action de la thyroïde.

Ulmus campestris, bourgeons de l'orme champêtre

INDICATION

▨ Eczéma suintant, vésiculeux, inflammatoire, dermatoses* inflammatoires comme l'acné, l'herpès, la furonculose.

▨ Diarrhées chroniques, leucorrhées chroniques.

▨ Améliore la crise de goutte, l'excès de cholestérol.

Vaccinum Vitis Idaea, jeunes pousses d'airelle rouge

VERTUS

▨ Facilite l'assimilation du calcium, lutte contre l'ostéoporose, favorise la souplesse des articulations.

▨ Utile dans les cystites à répétition, la constipation chronique, les colites spasmodiques.

▓ Indiqué dans le vieillissement prématuré du système hormonal féminin, les fibromes utérins, les irrégularités ou l'absence de règles, les bouffées de chaleur à la ménopause, les kystes de l'ovaire.

Viburnum lantanum, bourgeons de viorne

INDICATION

▓ Asthme, allergies chroniques, rhinite spasmodique chronique, asthme infecté, bronchites.
▓ Eczéma inflammatoire et eczéma atopique.
▓ Hyperthyroïdie, maladie de Basedow*.
▓ Douleurs articulaires.

Viscum album, jeunes pousses de gui

VERTUS

▓ Améliore les tendances dépressives et certaines fatigues chroniques.
▓ Au niveau cardiovasculaire, il peut diminuer la tension et être une aide dans les hypertrophies ventriculaires et les gènes respiratoires d'origine cardiaque.
▓ Agit sur le cholestérol et lutte contre l'arthérosclérose* et les dyslipémies*.
▓ Calme les névralgies et les migraines. C'est un traitement d'appoint dans les épilepsies.
▓ Au niveau ostéo-articulaire, il calme les sciatiques, améliore la souplesse des articulations et soulage les rhumatismes et l'arthrose en général.
▓ Utile dans l'hypertrophie de la prostate.

Vitis vinifera, bourgeons de vigne

Ce remède est indiqué dans les inflammations chroniques de tous les organes :
▓ *au niveau cutané* : verrues et inflammations chroniques de la peau ;
▓ *au niveau du système digestif* : inflammations intestinales telles que la rectocolite, etc. ;

■ *au niveau circulatoire* : hémorroïdes, phlébites* douloureuses ;

■ *au niveau articulaire* : diminue les douleurs arthrosiques diverses et améliore les arthroses (coxarthrose, gonarthrose*), notamment celles des petites articulations. Il ralentit les déformations articulaires (maladie de Dupuytren*) ;

■ *au niveau du système génital* : fibromes, kystes ovariens, règles douloureuses et abondantes ;

■ *au niveau du système pulmonaire* : à essayer dans la sarcoïdose*.

Zea mays, radicelle de maïs

VERTUS

■ Indiqué dans l'insuffisance coronarienne car il a une action anti-inflammatoire du tissu artériel et du tissu du myocarde.

■ Favorise la cicatrisation du myocarde après un infarctus.

Trousses de secours

Trousse de secours pour les enfants

HOMÉOPATHIE

▪ ARNICA 7 CH : traumatismes.

▪ ACONITUM NAPELLUS 15 CH : fièvre sans transpiration, peau sèche, à donner au tout début des signes.

▪ BELLADONNA 7 CH : fièvre avec peau moite et transpiration, congestion et joues rouges, gorge douloureuse.

▪ FERRUM PHOSPHORICUM 7 CH : fièvre peu importante (38,5 °C), otite, bronchite.

▪ CHAMOMILLA 7 CH : indiqué lors des poussées dentaires.

▪ NUX VOMICA 7 CH : troubles digestifs.

▪ ARSENICUM ALBUM 7 CH : pour tout début d'intoxication alimentaire.

▪ PHYTOLACCA 5 CH : maux de gorge.

▪ ARSENICUM ALBUM 7 CH : indiqué en cas d'otite, de diarrhée, d'asthme.

▪ STRAMONIUM 15 CH : cauchemars, terreurs nocturnes.

OLIGOTHÉRAPIE

Utiliser le cuivre en cas de problèmes d'infection.

GEMMOTHÉRAPIE

Utiliser Ribes Nigrum bmgd1 en cas d'allergie et/ou d'infection.

Trousse de secours pour le voyage

HOMÉOPATHIE

- ARNICA 5 CH : coups ou douleurs musculaires.
- LEDUM PALUSTRE 7 CH : piqûres de moustiques.
- ACONITUM NAPELLUS 5 CH : coup de froid (attrapé souvent l'été avec la climatisation).
- BELLADONNA 5 CH : fièvre, maux de gorge, coups de soleil.
- ALLIUM CEPA 7 CH : rhume, rhinopharyngite, colique, etc.
- APIS 5 CH : réaction allergique aux piqûres d'insectes, petite allergie au soleil.
- ARSENICUM ALBUM 7 CH : diarrhée, gastro-entérite, intoxication alimentaire.
- COCULUS INDICUS 7 CH : mal des transports.
- GELSEMIUM 9 CH : stress du voyage.
- IPECA 5 CH : nausées, toux.
- ALOE 7 CH : constipation.
- ANTIMONIUM CRUDUM 5 CH : suite de gros repas, indigestion.
- NUX VOMICA 5 CH : indigestion, notamment après un excès de gras et d'alcool.
- COLOCYNTHIS 5 CH : douleur abdominale, colite.
- URTICA URENS 7 CH : crise d'urticaire.
- RHUS TOXIDENDRON 5 CH : douleur musculaire, suite d'effort musculaire ou zone humide.
- COFFEA CRUDA 15 CH : en cas d'insomnie avec une abondance d'idées.
- IGNATIA 7 CH : indiqué chez les sujets contrariés, se faisant du souci.

OLIGOTHÉRAPIE

- Utiliser le cuivre en cas de problèmes d'infection.
- Utiliser le cuivre-or-argent en cas de coup de pompe.

GEMMOTHÉRAPIE

Utiliser Ribes Nigrum bmgd1 en cas d'allergie, d'infection et/ou de fatigue.

Trousse de secours pour les sportifs

HOMÉOPATHIE

▓ ARNICA MONTANA 7 CH : traitement de choix des différents traumatismes ou microtraumatismes du sportif. Indiqué pour tous les phénomènes hémorragiques sous toutes ses formes, choc direct, élongation, claquage, simple fatigue musculaire.

▓ MILLEFOLIUM 7 CH : saignement de nez suite à un traumatisme.

▓ CHINA RUBRA 7 CH : indiqué en cas d'épuisement et grosse fatigue après des excès sportifs avec transpiration importante. Utile aussi dans les diarrhées.

▓ CUPRUM METALLICUM 7 CH : à utiliser si les crampes sont provoquées par un spasme musculaire. Utile dans les spasmes intestinaux.

▓ GELSEMIUM SEMPEVIRENS 7 CH : prévention du trac, anxiété, insomnie.

▓ IGNATIA AMARA 7 CH : prévention de l'anxiété avec hypersensibilité émotionnelle, déception, contrariété.

▓ BRYONIA ALBA 7 CH : douleurs et troubles digestifs lors d'un effort physique important, douleur musculaire suite à l'effort physique.

▓ MAGNESIA PHOSPHORICA 5 CH : douleurs spasmodiques, névralgies, crampes chez le sportif.

▓ NUX VOMICA 5 CH : douleurs gastriques de la diarrhée du voyageur avec crampes abdominales, ou survenant suite aux excès ou aux erreurs alimentaires.

▓ RHUS TOXICODENDRON 5 CH : utilisé chez le sportif dans les problèmes de tendinite et de douleur des muscles : entorse, luxation, raideur articulaire, contracture, etc.

▓ RUTA GRAVEOLENS 5 CH : indiqué en cas de traumatismes dus à un choc direct : périostite*, entorse, douleur de la colonne vertébrale, simple courbature ou crampe.

▓ SARCOLICUM ACIDUM 5 CH : utile pour la récupération musculaire par des efforts prolongés.

▓ SILICEA 7 CH : indiqué pour prévenir et consolider les fractures de fatigue, les entorses et les déchirures musculaires. Ce remède est utile lors des surentraînements.

▓ URTICA URENS 9 CH : indiqué en cas d'urticaire ou d'allergie lors de l'exercice physique.

OLIGOTHÉRAPIE

▓ Utiliser le cuivre-or-argent en cas de fatigue suite à un effort important.

■ Utilser le potassium en cas de douleur musculaire survenant suite à un effort physique.

GEMMOTHÉRAPIE
■ Utiliser Ribes Nigrum bmgd1 en cas d'allergie et/ou de fatigue.
■ Utiliser Quercus Pedonculata bmgd1 en cas d'épuisement, pour récupérer après l'effort.

Glossaire

Adénome : tumeur bénigne touchant une glande.

Antithrombotique : médicament qui empêche la formation de thrombose, c'est-à-dire de caillot de sang.

Artériosclérose : durcissement progressif des artères.

Arthérosclérose : dépôt de lipides (de graisse) au niveau des artères.

Artérite de Horton : maladie inflammatoire au niveau de certaines artères.

Asthénie : état de fatigue générale.

Basedow (maladie de) : maladie due à un fonctionnement excessif de la glande thyroïde.

Chalazion : inflammation et enkystement d'une glande située au niveau de la paupière.

Chron (maladie de) : inflammation de l'intestin, avec ulcères et diarrhée.

Colopathie : souffrance du côlon ou gros intestin.

Dermatose : terme désignant toute affection de la peau.

Dupuytren (maladie de) : rétrécissement des structures tendineuses de la main, dont l'évolution aboutit à une rétraction des doigts en flexion.

Dyslipémie ou dyslipidémie : modification pathologique des lipides dans le sang.

Dysménorrhée : règles douloureuses.

Emphysème : augmentation de la taille des petites bronches terminales des poumons par dilatation des alvéoles.

Épididymite : inflammation de l'épididyme (organes sexuels masculins).

Érythème : lésion dermatologique avec rougeur congestive de la peau, diffuse ou localisée.

Excoriante : substance irritante pouvant provoquer des lésions cutanées.

Exophtalmie : saillie ou propulsion du globe oculaire hors de l'orbite.

Extrasystole : trouble du rythme au niveau des battements du cœur.

Fibrose pulmonaire : altération chronique et progressive du tissu pulmonaire dont les alvéoles sont enserrées et étouffées par des fibres.

Folliculite : inflammation des follicules pileux ou autres.

Goitre : augmentation du volume de la glande thyroïde, visible au niveau de la partie basse et antérieure du cou.

Gonarthrose : rhumatisme chronique non inflammatoire du genou.

Hématurie : présence de sang dans les urines.

Kératite : inflammation de la cornée avec douleurs, larmoiements et rougeurs de l'œil.

Kératose : épaississement de la couche cornée de la peau.

Lithiase : affection caractérisée par l'apparition dans un conduit de l'organisme d'une masse minérale, calcul rénal ou vésicule biliaire par exemple.

Lipome : tumeur bénigne du tissu gras ou adipeux qui se présente comme une tuméfaction souple ou molle située sous la peau.

Lucite : inflammation de la peau due à l'exposition aux radiations lumineuses.

Lypothymie : malaise passager, sans perte de connaissance.

Mastose : terme désignant toute maladie du sein ni tumorale ni inflammatoire.

Ménière (syndrome de) : problème vasculaire concernant l'oreille interne et provoquant des vertiges.

Météorisme : ballonnement abdominal dû à un excès de gaz digestifs.

Nævi : grain de beauté ; malformation bien délimitée de la peau sous forme de petite tache plus ou moins saillante.

Neurasthénie : fatigue nerveuse constituée par un état de fatigue répété qui ne disparaît pas même après le repos.

Névralgie : irritation douloureuse d'un nerf.

Névralgie d'Arnold : névralgie d'un nerf de la face.

Nodosité : forme ayant l'allure d'un nœud.

Odontalgie : douleur au niveau des dents.

Onanisme: synonyme du mot « masturbation ».

Orchite: inflammation du testicule.

Parésie: paralysie partielle ou incomplète manifestée par une simple diminution de la force musculaire.

Périostite: inflammation du périoste de l'os.

Phlébite: formation de caillots au niveau des veines.

Photophobie: crainte de la lumière, celle-ci pouvant être douloureuse.

Polype: tumeur généralement bénigne se développant sur les muqueuses.

Priapisme: érection irréductible, douloureuse, dangereuse si elle dure plus de deux heures, dont les facteurs déclenchants échappent à tout désir sexuel.

Prolapsus: chute ou abaissement d'un organe ou d'une partie d'un organe par suite du relâchement de ses moyens de fixation.

Protéinurie: excès de protéines dans les urines.

Prurit: sensation de démangeaison de la peau.

Ptôse: relâchement des ligaments ou des muscles qui provoque la descente des organes.

Ptôsis: chute involontaire de la paupière supérieure.

Pyélonéphrite: infection des voies urinaires hautes et du parenchyme rénal.

Raynaud (syndrome de): circulation sanguine problématique des extrémités entraînant des fourmillements, un engourdissement et un changement de couleur transitoire des doigts ou des orteils.

Sarcoïdose: maladie de cause inconnue qui atteint préférentiellement les poumons. Elle est généralement sans gravité mais peut occasionner une gêne respiratoire.

Stase sanguine: stagnation du sang dans les veines entraînant varicosités et varices.

Spermatogenèse: c'est l'ensemble des phénomènes permettant la formation des spermatozoïdes.

Synovie: liquide synovial, également clair et visqueux, sécrété par les membranes synoviales et qui agit comme un lubrifiant pour les articulations et les tendons.

Tachyphagie : action de manger trop rapidement.

Ténesme : sensation de tension ou de contraction douloureuse siégeant au niveau de l'anus ou de la vessie.

Thrombose : formation d'un caillot de sang dans les veines ou les artères.

Trijumeau : nerf crânien responsable de la sensibilité de la face, des fosses nasales, de la cavité buccale et de la commande des muscles masticateurs.

Vaginisme : contracture involontaire des muscles du vagin au moment de la pénétration du pénis, rendant celle-ci douloureuse, voire impossible.

Vitiligo : affection de la peau se manifestant par des plaques de dépigmentation blanche.

le grand livre de l'homéopathie

400
—
401

Bibliographie

Andrianne P., *La Gemmothérapie*, Atlantica, 2000.

Barbencey J., *Homéopathie en psychopathologie*, Similia, 1987.

Ferret J.-M., *Médecine du sport et homéopathie*, Boiron, 2000.

Horvilleur A., *Vademecum de la prescription en homéopathie*, Masson, 2003.

Jouanny J., *Notions essentielles de thérapeutique homéopathique*, Boiron, 1985.

Mirce F., *Oligo-éléments et santé de l'homme*, Andrillon, 1979.

Padrazzi P., *Fatigue et oligo-éléments*, Similia, 1997.

Poiriere J et Vannier L., *Précis de matière médicale homéopathique*, CEDH, 1962.

Pommier L., *Dictionnaire homéopathique*, Vigot, 2003.

Sananès R., *Homéopathie et langage du corps*, Laffont, 1982.

Sarembaud A., *100 ordonnances en homéopathie*, Masson, 2008.

Sctrick L., *Oligothérapie exactement*, Jollois, 1992.

Tetau M., *Nouvelles Cliniques de gemmothérapie*, Similia, 1987.

Voisin H., *Thérapeutique et répertoire homéopathique du praticien*, Maloine, 1978.

Index des pathologies

Index des remèdes

www.ingramcontent.com/pod-product-compliance
Lightning Source LLC
Chambersburg PA
CBHW080323270326
41927CB00014B/3082